高等职业教育医学卫生类专业系列教材

全国高职高专院校教材

供中医、护理、助产、临床医学等专业用

中医护理适宜技术

Nursing of Traditional Chinese Medicine

邓尚平 主 编

孙晓丽 徐凤英 梅 蛟 副主编

重庆大学出版社

内容提要

本书共分为十三章，包括绪论，阴阳五行学说，藏象、气、血、精与津液、神，经络，病因病机，病情观察与诊断，辨证施护，养生与防治原则，方药基本知识，中医护理技术，常见病证的中医护理、中医体质辨识与护理，并设有附录，本书结合近几年护士执业资格考试大纲的内容和考题类型，在章末增加了“目标检测”这一环节，目的是让学生在学习过程中强化考证意识，体现职业教育学历证书与执业资格证书对接的要求。本书本着“必需+够用”的原则，坚持实用性和先进性相结合，中医基础理论知识部分（前7章）做到必需、够用，养生与防治原则、方药基本知识、中医护理技术、常见病证的中医护理和中医体质辨识与护理部分按照职业教育“五个对接”的要求，坚持做到专业课程内容与职业标准对接，力求针对性和实用性强。

本书适合高等职业学校中医、护理、助产、临床医学等专业学生使用，也可供中医及护理相关从业者参考。

图书在版编目（CIP）数据

中医护理适宜技术／邓尚平主编. -- 重庆：重庆大学出版社，2022.7

高等职业教育医学卫生类专业系列教材

ISBN 978-7-5689-3356-8

Ⅰ.①中… Ⅱ.①邓… Ⅲ.①中医学—护理学—高等职业教育—教材 Ⅳ.①R248

中国版本图书馆CIP数据核字（2022）第101984号

中医护理适宜技术

ZHONGYI HULI SHIYI JISHU

主　编　邓尚平

副主编　孙晓丽　徐凤英　梅　蛟

策划编辑：袁文华

责任编辑：袁文华　　版式设计：袁文华

责任校对：王　倩　　责任印制：赵　晟

*

重庆大学出版社出版发行

出版人：饶帮华

社址：重庆市沙坪坝区大学城西路21号

邮编：401331

电话：（023）88617190　88617185（中小学）

传真：（023）88617186　88617166

网址：http://www.cqup.com.cn

邮箱：fxk@cqup.com.cn（营销中心）

全国新华书店经销

重庆市远大印务有限公司印刷

*

开本：787mm×1092mm　1/16　印张：20　字数：501千

2022年7月第1版　2022年7月第1次印刷

印数：1—3 000

ISBN 978-7-5689-3356-8　定价：49.00元

BIANWEIHUI 编委会

主　编　邓尚平（湖北三峡职业技术学院康养与护理学院）

副主编　孙晓丽（湖北三峡职业技术学院医学院）

徐凤英（湖北三峡职业技术学院康养与护理学院）

梅　蛟（湖北三峡职业技术学院附属医院）

编　委　（排名不分先后）

邓尚平（湖北三峡职业技术学院康养与护理学院）

孙晓丽（湖北三峡职业技术学院康养与护理学院）

田国美（湖北三峡职业技术学院康养与护理学院）

杨　帆（湖北三峡职业技术学院附属医院）

陈　未（湖北三峡职业技术学院康养与护理学院）

何　琼（湖北三峡职业技术学院康养与护理学院）

徐凤英（湖北三峡职业技术学院康养与护理学院）

梅　蛟（湖北三峡职业技术学院附属医院）

QIANYAN 前　言

国务院印发的《中医药发展战略规划纲要(2016—2030年)》,明确了现阶段我国中医药发展方向和工作重点,进一步促进了我国中医药事业的健康发展。

本书作为高等职业教育医学卫生类专业系列教材之一,在参考、借鉴同类教材的基础上,对部分知识结构和具体内容进行了适当的调整和取舍,增加了现行版《中医医院中医护理工作指南(试行)》《健康教育中医药基本内容》等纲领性文件,以及护士执业资格考试中涉及我国医药学的相关内容,适用于高等职业学校中医、护理、助产、临床医学等专业学生使用,也可供中医及护理相关从业者参考。

考虑到高等职业学校中医、护理、助产专业学生学习中医学知识(特别是阴阳五行学说、辨证施护等内容)有一定的难度,本书的编写重点放在中医学基础理论部分,适当地加入感冒、消渴、胃痛、心悸、中风、痹症、痛经、水痘和小儿疳积类病证的基本知识和中医护理特色,并引入中医护理病历的书写,如《入院首次评估单》《护理记录单》和《健康教育单》,将中医基础理论和临床中医护理有机地结合,便于学生更好地掌握中医护理知识,突出本书的实用性。

本书的编写注重弘扬中华传统文化,要求学生通过本书的学习,不断了解中医基础知识和基本理论,从而培育广大学生的辨证施护和整体护理意识,将传统医学的精髓运用于临床护理之中。

本书的编写,借鉴、参考了大量同行的研究成果和同类教材,得到了重庆大学出版社的大力支持,在此一并表示衷心感谢!本书是全体编写人员共同努力的结果。

由于编者水平有限,书中难免存在诸多不足之处,衷心希望同仁和广大读者提出宝贵意见和建议。

主　编

2022年3月

课程学时分配表（参考）

大　纲	课程内容	学时数	
		理论	实践
绪论	第一节　中医护理学的形成和发展概况 第二节　中医护理的基本特点 中医护理人员的职业要求	1	
第一章 阴阳五行学说	第一节　阴阳学说 第二节　五行学说	2	
第二章 藏象	第一节　五脏 第二节　六腑 奇恒之腑 第四节　脏腑之间的关系	2	
第三章 气、血、精与津液、神	第一节　气 第二节　血 精与津液	2	
	第四节　神 第五节　气、血、精与津液、神之间的关系	1	
第四章 经络	第一节　经络的概念及经络系统的组成 第二节　十二经脉	2	
	第三节　奇经八脉 第四节　现代经络学说的应用 第五节　腧穴		2
第五章 病因病机	第一节　病因 第二节　病机	2	
第六章 病情观察与诊断	第一节　望诊 第二节　闻诊	2	
	第三节　问诊 第四节　切诊	1	1

续表

大　纲	课程内容	学时数	
		理论	实践
第七章 辨证施护	第一节　八纲辨证施护 第二节　脏腑辨证施护	1	1
第八章 养生与防治原则	第一节　养生 第二节　预防 第三节　治则	1	
第九章 方药基本知识	第一节　中药基本知识 第二节　方剂基本知识 第三节　给药护理	2	
第十章 中医护理技术	第一节　中医一般护理	2	
	第二节　八法及护理	1	
	第三节　常用传统疗法及护理		2
第十一章 常见病证的中医护理	第一节　感冒 第二节　消渴 第三节　胃痛 第四节　心悸	2	
	第五节　中风 第六节　痹症 第七节　痛经 第八节　水痘 第九节　小儿疳积	2	
第十二章 中医体质辨识与护理	第一节　体质 第二节　中医体质的分型 第三节　中医体质的辨识 第四节　中医体质的调护 第五节　中医体质健康干预方案	2	2
合　计（36 学时）		28	8

MULU 目 录

绪 论

【学习目标】

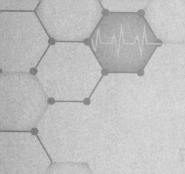

- 能讲述中医护理学的发展简史。
- 掌握中医护理的基本特点。
- 掌握中医护理人员的道德要求。

第一节　中医护理学的形成和发展概况

中医护理学是一门既古老又年轻的科学:说它古老,是因为中医护理学和中医学一样历史悠久,自从有了人类并出现疾病,就有了医和护,医护是同源的;说它年轻,则表现在其作为一门独立的学科,从医学中另立门户起源于20世纪60年代。

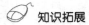

知识拓展

中国历史朝代与中医四大著作

中国历史朝代歌诀——夏商周春秋,战国秦。西汉新。东汉三国,西东晋。隋唐五代,宋辽金。元明清。

中医四大经典著作——《黄帝内经》《难经》《伤寒杂病论》《神农本草经》。

中医护理学是以中医基础理论为指导,运用整体观念,对疾病进行辨证施护,结合预防、保健、康复、医疗等措施,对患者及老、弱、幼、残者加以照料,并施以独特的护理技术,从而保护人民健康。中医护理学科的发展概况,可归纳总结为以下几个时期。

一、萌芽时期(约170万年前)

人类祖先的生活和生存历史,就是个体与疾病作斗争的过程,也是人类尝试、探索、积累、总结医疗和护理知识的历史。例如,氏族公社时期,随着部落间斗争,受伤者采用泥土、树叶、草茎等涂裹伤口的外用护理法;《史记》记载了"神农氏尝百草",表明我们的祖先开始尝试用植物的叶、花、果实、汁、根等护理和治疗生病的同类。

二、基本形成时期(夏、商、周至春秋时期)

周代,人们已懂得凿井而饮食护理。如《左传》记载"土厚水深,居之不疾"和"土薄水浅,其恶易觏",说明当时已知水土等居住条件与人体健康的关系;《周礼》将医生分为疾医(内科医生)、疡医(外科医生)、食医(营养医生)和兽医(动物医生)四大类,负责医疗保健和护理工作。这个时期已经开始出现灭鼠、除虫、改善环境卫生等防病调护活动。

春秋时期,人们已了解四时气候变化与疾病的关系,如《周礼》记载四季发病"春时有痟首疾,夏时有痒疥疾,秋时有疟寒疾,冬时有嗽上气疾",说明四季气候变化影响人体健康,气候失常导致疾病流行。它提示人们要做好气象、起居等护理,顺应四时气候,避免疾病的发生。

《周礼》中"凡民之有疾病者,分而治之。死终,则各书其所以,而入于医师",说明当时已开始分科治疗和护理,并已建立了治疗、书写死亡报告等医疗文件的记录制度。这一时期护理学基本形成的另一标志,是护理和治疗患者不再求助于巫术占卜,而是通过客观检查和观察来判断疾病的吉凶。如《周礼》记载以五音(宫、商、角、徵、羽)、五声(呼、笑、歌、哭、呻)和五色(青、赤、黄、白、黑)来判断疾病的吉凶。这是运用中医五音、五声和五色配肝、心、脾、肺、肾五脏的学说,通过声音和面色观察来推测五脏病变和吉凶。同时随着文化的发展,针药知识也得到发展,从而扩大了给药的途径和方法。

三、理论体系确立时期(战国至三国时期)

《黄帝内经》(分为《灵枢》和《素问》两部),是我国现存最早的医学理论专著。该书系统总结了古代医学成就和护理经验,运用朴素的唯物论和辨证法对人体生理、病理变化及疾病诊断、治疗和护理等方面作了较全面的阐述,初步奠定了中医护理的理论基础。该书关于护理的内容十分丰富,不但提出了"寒者热之""热者寒之""虚则补之""实则泻之"的正护原则,以及"热因热用""寒因寒用""通因通用""塞因塞用"的反护原则,而且提出了中医观察患者的方法和生活起居、饮食、情志、服药等一般护理。

东汉著名医学家张仲景(约 150—219,今河南南阳人),结合实践确立了临床护理学和辨证施护的原则,以六经、脏腑辨证,提出包括理、法、方药、护一体的辨证施护思想,为后世中医护理学的发展奠定了基础。他撰写了我国最早的临床诊疗专书——《伤寒杂病论》(分为《伤寒论》和《金匮要略》两部),该书既讲解丸、散、膏、丹等服药护理,也阐述洗、浴、熏、滴耳、吹鼻等外用药护理,还提出了汗、吐、下、和、温、清、补、消八法的护理。

知识拓展

张仲景对护理学的贡献

(1)创立六经、脏腑经络辨证,确定中医护理的辨证施护。

(2)首创药物灌肠的护理方法。

(3)发明胸外心脏按压和人工呼吸的急救护理。

(4)首创舌下给药法。

此外,三国时代的名医华佗(约 145—208,今安徽亳州人),模仿虎、鹿、熊、猿、鸟五种动物的姿态创造的"五禽戏",把体育和临床护理结合,以促进消化、舒筋通络、行气活血、强身健体,是最早的康复护理方法。他发明的麻沸散运用于外科手术全身麻醉,为中医外科学、伤科学的护理作出了重大贡献,可惜所著的《中藏经》一书已经遗失。

四、向纵深发展时期(晋到五代时期)

晋代王叔和著的《脉经》,深入阐明了脉理,将脉、证、护相结合,把脉象归纳为 28 种,为中医护理观察病情提供了可靠依据。

隋代巢元方等著的《诸病源候论》,对各种病证从病因、病理到治疗护理等内容描述得有相当的深度,如在"漆疮候"中提到"人有禀性畏漆,但见漆便中其毒……",说明当时已认识到疾病与过敏体质的关系,为后世提出共物过敏及进敏试验打开了思路。

晋唐医学兴盛,孙思邈(约 581—682,今陕西铜川人)所著的《千金方》(分为《千金要方》和《千金翼方》),不仅是医学的巨著,也是护理的经典。该书有护理精湛的艺术和丰富的内容,涉及临床内科、妇产科、外科、儿科等方面的护理知识，如消渴病（糖尿病）的护理“其所慎有三：一饮酒，二房室，三咸食及面”。他很重视医德，强调未病先防，如《避瘟》一节记载了井水消毒和空气消毒的方药，首创了葱管导尿方法，对消毒技术、疮疡切开引流术和换药术等护理操作均有很详细的记载。

五、高潮时期（宋元时期）

随着印刷术的发明和造纸业的兴起，给中医学的传播和发展提供了有利条件。由于金元时期战争频发，疾病流行，客观地促进了各医家的学术研究，涌现出金元四大医家。随着医学的分科，护理学也由纵深向高潮发展，主要体现在分科护理方面。

知识拓展

金元四大家

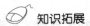

金元四大家是指金元时期出现的中医四大学术流派，即以刘完素为代表的“寒凉派”，以李杲（李东垣）为代表的“补土派（或补脾派）”，以张从正为代表的“攻下派”和以朱震亨（朱丹溪）为代表的“滋阴派”。

内科　内科辨证施护在宋元两代发展尤为突出，如《圣济总录》中对中风的急救、开关、预防已有详细记载；宋代张锐的《鸡峰普济方》，根据水肿起始部位的特征，把水肿分为多种类型，根据不同类型分别给予相应的施护；朱震亨的《格致余论》中还记载了一位瘀血痰积的患者，先通过精心护理，后以药治愈的例子，强调了情志护理的重要性。

外科　宋元时期战争频发，外伤科护理发展尤为迅速，如在病理上重视局部与整体的关系；护理上重视扶正祛邪；治疗上重视内治外治相结合。例如，李迅的《集验背祖方》、危亦林的《世医得效方》等著作，对外科疾病的辨证、护理、用药等都有系统的论述。

妇儿科　妇产科护理到宋代已积累了丰富的经验，如杨子建的《十产论》，详细记载了横产、碍产、倒产等各种难产及助产法；陈自明的《妇人大全良方》，对妇科常见病及孕期、分娩、产后护理都作了详细论述。儿科护理，在钱乙的《小儿药证直诀》中，对小儿的生理、病理特点和常见病的辨证施护都有独特的创见；刘昉的《幼幼新书》，对小儿消化系统疾病的重视和护理，以及对小儿脐风以烧灼脐带预防之法为世界之首创。

六、发展新趋势时期（明清时期）

明清时期，关于医、护、针灸推拿、养生、预防保健和食疗等方面的著作不断涌现，以及人痘接种法的推广、民间推拿手法的流行、温病学及护理的发展，均说明这一时期是中医护理学发展迅猛的重要时期。

著名医学家和药学家李时珍（1518—1593，今湖北黄冈人），医药护兼备，他 35 岁开始撰写《本草纲目》，经三次修改历时 27 年完成，约 190 万字，记载药物 1 892 种，详细记载了 16 世纪前的中医药护理经验，为后世研究饮食、服药等护理提供了重要的理论依据。

温病学家叶天士（1666—1745，今江苏苏州人），首创了对温病采用察舌、验齿以辨别斑疹的护理方法,同时提出“温邪上受,首先犯肺,逆传心包”的外感热病的发展途径和传变规律;根据卫气营血四个发展阶段作为辨证施护的纲领,是中医护理的一大成就,如他认为对老年病的护理宜“颐养工夫,寒暄保摄,尤当加意于药饵之先”,饮食护理宜“薄味”,温病孕妇的护理宜“井底泥,蓝布浸冷,覆盖腹上”等防护知识。

在护理技术方面,有“凡患疫之家,将病人衣服于甑上蒸过,则一家不染”的蒸汽消毒法。到清代,已有对温热患者进行口腔护理的物理降温等方法。

在养生护理方面,清代钱襄所著的《侍疾要语》是我国最早的较全面论述中医护理的专著。

流传民间的《十叟长寿歌》,介绍了10位长寿老人延年益寿、防病防老的经验,从饮食、起居、锻炼、修养等方面总结出长寿的经验,丰富了中医临床护理的内容,是一本具有中国特色的保健常识书。

七、完善和规范时期(中华人民共和国成立以后)

中华人民共和国成立以后,随着中医事业的蓬勃发展,中医护理有了很大发展,主要表现在初步培养了一支中医护理专业队伍。1958年10月11日,毛泽东在《关于西医学中医离职学习班的总结报告》的批示中指出:“中国医药学是一个伟大的宝库,应当努力发掘,加以提高。”

目前,全国有超过2 100个中医医疗机构,有超过6万名护士以上技术职称的人员从事中医护理工作。中医护理已逐步发展并总结出较为系统的辨证施护方法和具有中医特色的操作技术。中医护理的专业教育与在职教育已初具规模,许多中医药学校中开设了中医护理专业,许多还增设了中医高级护理班、护理系和护理学院,培养中医高级护理人才。中医护理学术活动生机勃勃,全国性学术交流会和对外学术活动蓬勃开展,国际学术会议关于中医护理方面的论文也不断受到国际护理界的关注与好评。关于中医护理内涵、概念、模式等方面的研究已经起步,逐渐取得了可喜的成果。

习近平总书记在一次讲话中指出,中医药学凝聚着深邃的哲学智慧和中华民族几千年的健康养生理念及其实践经验,是中国古代科学的瑰宝,也是打开中华文明宝库的钥匙,更是中华文化伟大复兴的先行者。

总之,随着中医事业的振兴,中医护理学已经初步形成了具有中医特色的护理学科。

第二节 中医护理的基本特点

一、整体护理

整体就是统一性和完整性,整体护理是在中医基本理论的基础上发展而成的,是对患者实施全身心的护理。强调人体是一个有机的整体,人和自然环境、社会环境也是统一的,注重急则护标、缓则护本的原则,重视情志调护、饮食调理、因人因时因地护理、预防保健、康复护理对疾病影响和发展的重要性。

中医历来十分重视人体本身的统一性、完整性及其与自然界的相互关系,认为人体是一个有机的整体，构成人体的各个组成部分之间，在结构上是不可分割的，在功能上是相互协调、相互作用的，在病理上是相互影响的。同时，也认识到人体与自然环境有密切关系。人类在能动地适应自然和改造自然的斗争中，维持着机体的正常生命活动。这种内外环境的统一性和机体自身整体性的思想，称为整体观念。

（一）人体是一个有机的整体

人体由若干脏器和组织器官组成，各个脏器、组织和器官都有着各自不同的功能，这些不同的功能又都是整体活动的一个组成部分，决定着机体的整体统一性。因此，各脏器和组织器官在生理上相互联系，以维持其生理活动上的协调平衡，在病理上则相互影响。

人体的整体性体现为以五脏为中心，通过经络系统“内属于腑脏，外络于肢节”的作用，联络六腑五体、五官九窍等，并与自然界的五气、五方、五季、五化相应。脏腑功能失常，可以通过经络反映于肌表，外部疾病也可通过经络影响所属的脏腑，脏与脏、脏与腑、腑与腑之间也可通过经络的联系而互相影响。因此，临床可以通过五官、形体、色脉等外在变化，了解体内脏腑病变，从而采取正确的治疗和护理措施。

（二）人和自然环境的统一性

中医整体观念还认为“人与天地相应”，天有三宝，日月星；地有三宝，水火风；人有三宝，精气神。《黄帝内经》中“人以天地之气生，四时之法成”，合称天地人三才。人既然生活在自然界，生理活动和病理变化必然受自然界的影响，所以人类要想生存，就必须能动地改造和适应自然，才能维持机体的正常生命活动。总之，作为一名医务工作者，除应研究医道外，还必须“上知天文，下知地理，中知人事”，以适应医学发展的需要。

（三）人和社会环境的统一性

人生活在复杂的社会环境中，生命活动必然受到文化背景、家庭教育、风俗习惯、道德法律、战争和宗教信仰等社会环境的影响，因而在生理上可表现为其身心功能和体质特点有一定差异。不稳定的、剧烈的或骤然变化的社会环境，如战争、人事变动、失业下岗、离异等，可从病理上破坏原有生理的、心理的和谐稳定，从而引发某些身心疾病或加剧原发疾病。

二、辨证施护

辨证就是运用中医学的理论和四诊的方法，收集患者的病史、症状、体征等有关资料，通过分析、综合、概括、判断，辨别疾病发生的原因、性质、部位以及邪正之间的关系，进行证候定性，确立相应的施护原则和方法。施护是在辨证的基础上，从疾病的证候定性中确立相应的施护原则和方法，其特色在于运用中医的理论指导观察疾病的动态变化及提出辨证的护理要求，高度重视情志护理在临证护理中的重要作用。

辨证和施护是护理疾病过程中两个不可分割、相互联系的组成部分，辨证是施护的前提和依据，施护是与施治结合解决疾病的重要手段之一，也是辨证的目的之一，同时又是对辨证正确与否的检验。它们是理论和实践相结合的体现，是中医护理的根本原则。

第三节　中医护理人员的职业要求

社会主义医德的基本原则是救死扶伤，防病治病，实行社会主义的人道主义，全心全意为人民的健康服务。

中医护理人员作为人民健康服务医疗工作的重要组成部分，担负着为患者创造良好的医疗环境，实行对患者的全方位护理和服务，减轻患者的身心痛苦，为人民健康服务的崇高使命。护理事业要求从业人员必须具备"四心"，即爱心、耐心、细心和责任心。

中医护理人员的职业道德是护理社会价值和护士理想价值的具体体现。它与护士的职业劳动紧密结合，是指导自己言行，调节护士与患者、集体、社会之间的关系，判断与他人在护理、预防保健、护理管理、护理科研等实践过程中行为是非、善恶、荣辱和褒贬的标准，也是指导中医护理道德发展方向、调节护患关系、促进医疗卫生战线文明建设、造福于人民健康事业的标杆。

一、忠于护理事业　廉洁正直　恪尽职守

孙思邈撰写的《大医精诚》，以及现代护理学奠基人弗洛伦斯·南丁格尔(1820—1910)提出的"护士要有奉献自己的心愿，有敏锐的观察力和充分的同情心，她需要绝对尊重自己的职业"，都在告诉中医护理人员必须具备忠诚廉洁、尽职尽责、敬业奉献的基本道德素养。

二、谨慎认真　作风正派　不畏艰苦

护理工作的对象是人，这些对象中很多是身心异常的患者，他们渴望被关注、关心和关爱，他们对护理人员寄予真挚的期望。因此，护理人员在工作中必须行为规范、热情大方、举止端庄、认真负责、不怕艰苦，尊重患者权利，引导和帮助患者树立战胜疾病的信心和决心。

三、虚心学习　刻苦钻研　尊重同道

护理工作的重点是收集、监测、记录、报告患者的生命信息和病情变化，客观反映疾病的发展和变化，协助医生作出正确的判断和诊疗，为治疗和护理提供可靠的依据。因此，护理工作要求护理人员在实际工作中密切配合、团结协作、相互尊重，虚心学习专业知识，熟练掌握中医护理技术，求实进取，对技术精益求精，提高中医辨证施护的整体水平。

四、加强道德修养　树立整体护理观

护理人员被称为"白衣天使"，是圣洁和美丽的化身，是传递爱的使者。因此，护理人员应该以奉献为本，自尊自爱，自信自强，树立全心全意为患者服务的价值观。

【本章小结】

中医护理学是祖国医学的重要组成部分，该学科是以中医基础理论为指导，运用整体观念，对疾病进行辨证施护，结合预防、保健、康复、医疗等措施，对患者及老、弱、幼、残者进行的从疾病治疗到生活饮食、起居、情感、病情观察及疾病后期的调理和护理为主要内容的一般护理。

中医护理人员必须以中华民族传统伦理道德和社会主义医德为准则，调整、指导自身言行，忠于中医护理事业，热爱本职工作，积极投入医疗实践，全心全意地为患者服务。

（邓尚平）

目标检测

1.下列关于孙思邈的描述，不正确的是（　　）。

A.出生于公元682年，今陕西铜川人　B.《大医精诚》的作者

C.著作有《千金要方》和《千金翼方》　D.首创了葱管导尿方法

2.下列不属于中医四大经典著作的是（　　）。

A.《黄帝内经》　B.《脉经》　C.《伤寒杂病论》　D.《神农本草经》

3.下列关于孙思邈的描述，不正确的是（　　）。

A.创立六经、脏腑经络辨证，确定中医护理的辨证施护

B.首创舌下给药和药物灌肠的护理方法

C.发明胸外心脏按压和人工呼吸的急救护理

D.他是《诸病源候论》的作者

4.金元四大家中，“攻下派”的代表人物是（　　）。

A.刘完素　B.李东垣　C.张从正　D.朱丹溪

5.护理事业要求从业人员必须具备的“四心”不包括（　　）。

A.诚心　B.耐心　C.责任心　D.细心　E.爱心

第一章
阴阳五行学说

【学习目标】

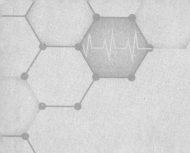

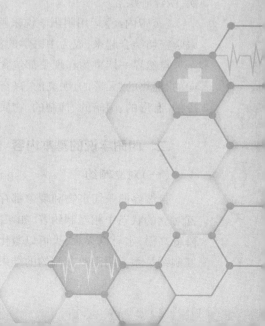

- 掌握阴阳学说和五行学说的基本内容。
- 掌握五行学说在中医护理学中的应用。
- 了解阴阳学说在中医护理学中的应用。

第一节　阴阳学说

阴阳概念见于《周易》中“一阴一阳之谓道”、《素问·阴阳应象大论》中“阴阳者,天地之道也,万物之纲纪,变化之父母,生杀之本始”和《说文解字》中“阴,暗也。水之南,山之北也”“阳,高明也”等文献,由此推测,其起源可追溯到夏商时期或更早,理论形成最迟不超过战国时期。

阴阳学说认为,世界是物质性的整体,自然界的任何事物都包含着相互对立统一的阴阳两个方面,其对立统一是自然界一切事物发生发展和变化消亡的根本原因。

一、阴阳的基本概念和特征

阴阳,是中国古代哲学关于自然界相互关联的某些事物或现象对立双方属性的概括。阴阳既可以为相互对立的事物或现象,又可以为同一事物内部对立着的两个方面。这时的阴阳含义是原始、朴素的,仅指日光的向背,朝向日光则为阳,背向日光则为阴,并不具备哲学上的含义。

随着观察面的扩展,阴阳的含义逐渐引申,如向日光处温暖、明亮,背日光处寒冷、晦暗。于是,古人就以光明、黑暗、温暖、寒冷分阴阳,如此不断引申将自然界所有的事物和现象划分为阴与阳两个方面,这时的阴阳逐步演变为一个概括自然界具有对立属性的事物和现象双方的抽象概念。

阴爻(- -)和阳爻(—)是《易经》中使用的人类社会最原始的符号,是我国远古先民对客观世界所作的第一次成熟的抽象思考,标示了阴阳的概念。《国语·周语》中记载伯阳父用阴阳来解释公元前780年陕西发生的大地震,是由大地内部阴阳两种对立的物质势力运动的不协调所造成的。春秋战国时期,哲学理论进入快速发展时期,作为哲学理论的阴阳学说也逐渐形成。《左传·昭公元年》有“天有六气,降生五味,发为五色,徵为五声,淫生六疾。六气,曰阴、阳、风、雨、晦、明也,分为四时,序为五节,过则为灾。阴淫寒疾,阳淫热疾,风淫末疾,雨淫腹疾,晦淫惑疾,明淫心疾”。

《黄帝内经》运用阴阳学说来阐释医学中的诸多问题以及人与自然界的关系,使阴阳学说与医学密切结合起来,成为中医学的重要思维方法之一。

自然界一切事物和现象都包含阴阳相互对立的两个方面,一般认为凡是运动的、向上的、外向的、温热的、无形的、明亮的、兴奋的、功能的,均属于阳的范畴;凡是静止的、内守的、下降的、寒冷的、有形的、晦暗的、抑制的、物质的,均属于阴的范畴。

二、阴阳学说的基本内容

(一)对立制约

自然界的一切事物和现象都存在着相互对立的阴阳两个方面。对立的阴阳双方时刻都在相互对立的状态中相互制约着,如寒凉与温热、水与火相互对立,同时温热可以驱散寒冷,冰凉可以降低高温,水可以灭火,火可以蒸化水液等。温热与火属阳,寒冷与水属阴,这就是阴阳之间的相互制约关系。阴阳双方制约的结果,使事物取得了动态平衡。就人体的正常生理功能而言,功能之兴奋为阳,抑制为阴,兴奋制约抑制,抑制制约兴奋,兴奋与抑制相互制约,从而维持人体功能的动态平衡。

(二)互根互用

阴阳互根是指一切事物或现象中相互对立着的阴阳两个方面,具有相互依存、互为根本的关系。阴阳任何一方都不能脱离另一方而单独存在,每一方都以相对的另一方的存在作为存在的前提和条件,如上为阳,下为阴,没有上也就无所谓下,没有下也就无所谓上。兴奋属阳,抑制属阴,无兴奋就无所谓抑制,无抑制也就无所谓兴奋,故阳依存于阴,阴依存于阳,中医学把阴阳这种相互依存的关系称为互根。

阴阳的互用是指阴阳之间还存在着相互资生、相互促进和助长的关系,如气主动属阳,血主静属阴,气能生血、行血,血能载气、养气,故有“气为血之帅,血为气之母”之说。

《素问·阴阳应象大论》中“阴在内,阳之守也;阳在外,阴之使也”就是对阴阳互根互用关系的高度概括。“孤阴不长,独阳不生”,由于某种原因,阴阳双方的互根互用关系遭到破坏,就会导致人体物质与功能之间的互根互用关系失常,机体生生不息的功能也就遭到破坏,甚至因“阴阳离决,精气乃绝”而死亡。

(三)消长平衡

“消”是削弱、减少,“长”是增强、增长。阴阳消长是指相互对立又相互依存的阴阳双方,不是处于静止不变的状态,而是处于“阴消阳长”或“阳消阴长”的运动变化之中。阴阳双方在消长变化中,维持着双方的平衡,故阴阳平衡并非静止的、绝对的平衡,而是始终贯穿着阴阳双方的消长变化,是动态的、相对的平衡,这种平衡关系称为消长平衡。

阴阳的消长平衡是普遍存在的,如一年四季由春到夏,寒气(阴)渐减,热气(阳)日增,是“阴消阳长”的过程;由秋到冬,寒气(阴)渐增,热气(阳)递减,是“阴长阳消”的过程。一年四季春夏秋冬寒暑更迭的规律出现,正是阴阳在消长中保持相对动态平衡的结果。从人体的功能活动和物质代谢关系来看,功能活动(阳)的产生必然消耗一定的营养物质(阴),这是阳长阴消的过程。人体在功能与物质消长过程中保持相对动态平衡,维持机体正常的生理活动。如果致病因素使这种平衡遭到破坏,就会造成阴或阳的偏盛或偏衰,形成“阳盛则热,阴盛则寒”的病理状态,从而引起疾病的发生。

(四)阴阳转化

阴阳对立的双方,在一定条件下,可以各自向其相反的方向转化,阴可以转化为阳,阳也可转化为阴,从而使事物的性质发生根本性的改变,如昼夜交替、寒暑变化,疾病过程中寒证、热证的相互转化,都是阴阳转化的实例。

阴阳消长是事物发展变化的量变过程,阴阳转化是事物发展变化过程中的质变阶段。阴阳消长是量变,是阴阳转化的前提;阴阳转化是质变,是阴阳消长的结果。阴阳转化有渐变和突变两种方式,如一年四季中寒暑交替、一天之中昼夜转化即属于渐变方式,夏天极热天气的骤冷和下冰雹则属于突变方式。

阴阳转化必须具备一定的条件,促成转化的条件称为“重”或“极”,所谓“重阴必阳,重阳必阴”“寒极生热,热极生寒”(《素问·阴阳应象大论》),如急性热病热毒极甚,正气大伤,出现高热、大汗淋漓,可能突然出现体温下降、面色苍白、四肢厥冷、脉微欲绝等阳气暴脱的危象,即属于阳证转化为阴证。

三、阴阳学说在中医护理学中的应用

阴阳学说贯穿中医理论体系的各个方面，用以说明人体的组织结构、生理功能、病理变化，并有效指导临床诊断、治疗、护理、预防和养生。

（一）说明人体的组织结构

人体是一个有机整体，根据部位和功能分为阴阳两部分。就人体部位来说，上为阳，下为阴；背部为阳，腹部为阴；体表为阳，体内为阴。按照脏腑功能特点划分，肝、心、脾、肺、肾五脏为阴；胆、小肠、胃、大肠、膀胱、三焦六腑为阳；五脏各有阴阳所属，心、肺居于上部（胸腔）属阳，肝、肾位于下部（腹腔）属阴，脾为至阴。若具体到每一脏腑，则又有阴阳之分，如心有心阴、心阳，肾有肾阴、肾阳。总之，人体组织结构的上下、内外、表里、前后各部分之间，以及内脏之间，无不包含着阴阳的对立统一，故《素问·宝命全形论》有“人生有形，不离阴阳”。

（二）说明人体的生理功能

人体正常的生理活动，是阴阳两方面保持对立统一的协调关系，使之处于动态平衡状态的结果。从阴阳角度来看，功能属阳，物质属阴，即组织结构和精、气、血、津液等物质属阴，脏腑组织器官和精、气、血、津液的生理功能属阳。物质是功能的基础，功能是物质的反映，两者互相对立、互相依存。若阴阳不能保持相对的动态平衡而失调，乃至分离，人体就会生病以致死亡，故有“阴平阳秘，精神乃治；阴阳离决，精气乃绝”之说（《素问·生气通天论》）。

（三）说明人体的病理变化

人体所有疾病的发生均可用阴阳失调来概括说明。一切疾病的发生、发展决定于正气和邪气两方面。正气分阴阳，包括阴精和阳气两部分；邪气也有阴邪和阳邪之分。疾病的发生、发展过程，就是邪正斗争的过程，无论其病机如何复杂，都不外乎阴阳的偏胜或偏衰，阴阳一方高于正常水平，必然导致另一方的相对不足而发病，即“阳胜则阴病”“阴胜则阳病”“阳胜则热”“阴胜则寒”；反之，阴阳的任何一方不足，必然导致另一方的相对亢盛而发病，即“阳虚则寒”“阴虚则热”。此外，由于阴阳互根互用，当阳虚至一定程度时，因阳虚不能生化阴液而同时出现阴虚的现象，称“阳损及阴”；阴虚至一定程度时，因阴虚不能化生阳气而同时出现阳虚的现象，称“阴损及阳”。阳损及阴或阴损及阳最终可导致“阴阳两虚”。因阴阳失调而出现的病理现象，在一定条件下，可向各自相反的方向转化，即阴证可以转化为阳证，阳证可以转化为阴证。

（四）用于疾病的预防、护理、治疗和康复

尽管疾病临床表现错综复杂、病理变化多端，但究其病因病机乃阴阳失调。用阴阳来概括疾病的病变部位、性质及各种证候的基本属性，可作为辨证的纲领。故《素问·阴阳应象大论》曰“善诊者，察色按脉，先别阴阳”。八纲辨证中的阴阳是统领表里、寒热、虚实的总纲，即表证、热证、实证属阳，里证、寒证、虚证属阴。

疾病发生、发展、变化的基本机制是阴阳失调，调整阴阳是中医学治疗、护理疾病的基本原则，也是阴阳学说用于疾病防治和护理的主要内容。调理阴阳，就是损其有余，补其不足，使阴阳重新恢复相对平衡状态。针对疾病阴阳偏胜偏衰的状况，在饮食护理和用药护理中采取“热者寒之”和“虚则补之”等方法，达到“阴平阳秘”，使阴阳和调，恢复平衡。

阴阳学说也可用来概括中药四气五味、升降浮沉的性能，如中药的寒、热、温、凉四气，寒凉药属阴，温热药属阳；酸、苦、甘、辛、咸五味，辛、甘属阳，酸、苦、咸属阴。药物有升、降、浮、沉四种作用趋向，升浮药属阳，沉降药属阴。临床护理可以根据疾病阴阳盛衰的情况，结合药物的阴阳属性，调整恢复阴阳平衡，从而达到科学护理疾病的目的。

阴阳学说还可用于指导疾病的预防和康复，善于调理阴阳是防病养生的关键，养护正气的法则要求人体内部的阴阳变化与天地自然之间的阴阳变化协调。人与自然息息相通，大自然的阴阳消长及转化也必然影响人体阴阳变化，善于保养阴精阳气，则邪气不侵，中医学认为“正气存内，邪不可干”“邪之所凑，其气必虚”“春夏养阳，秋冬养阴”。

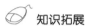

知识拓展

拱手礼中的阴阳和礼仪知识

拱手礼俗称“作揖”，是非常具有中国特色的见面问候礼仪。从西周开始在同辈人见面交往时采用，距今已有3 000多年的历史，有模仿戴手枷奴隶的含义，意为愿做对方奴仆。行礼时，双腿站直，上身直立或微俯，左手在前，右手握拳在后，两手合抱于胸前，有节奏地晃动两三下，并微笑着说出问候话语。因为古人认为杀人时拿刀都是用右手，右手在前杀气太重，所以右手握拳，用代表友好的左手在外，把右手包住。而对于女子来说，应该是右手在前，左手握拳在后。若为丧事行拱手礼，男子为左手握拳在内，右手在外；女子则正好相反。

国人讲究以人和人之间的距离来表现“敬”，这种距离不仅散发着典雅气息，也比较符合现代卫生要求。所以很多礼学专家认为，拱手礼不仅能体现中国人文精神的见面礼节，也是非常恰当的一种交往礼仪。

第二节　五行学说

“五行”一词最早见于《尚书·甘誓》中“有扈氏威侮五行，怠弃三正，天用剿绝其命”和《尚书·洪范》中“鲧堙洪水，汩陈其五行”。五行关乎自然的呈现与持续运作。“行”指一种自然的运行，是依循本身固有的一种规则而持续的运动，是一种自然的作为。郑玄注曰“行者，顺天行气也”，王经石在《太极图谱解析》中认为“五是自然界中五种物质、五种能量、五种气场，而‘五’相互作用产生运动，称为‘行’，五和行合起来就是五行”。

一、五行和五行学说的基本概念

五行是指木、火、土、金、水五种物质的运动。五种物质无所不在，充盈天地之间，既相互资生，又相互制约，通过相生相克维持动态平衡，这就是五行学说的基本含义。木和火在土的上面，水和金在土的下面，所以木、火属阳，水、金属阴，土是中性。

五行学说是指木、火、土、金、水五种物质的相互关系和运动变化规律的理论。五行学说同阴阳学说一样，是一种哲学概念，是一种认识和分析事物的思想方法。五行学说以五行的特性对事物进行归类，木代表生长的物质，火代表可以散发热能的物质，土代表自然本身，水代表可以循环和流动的物质，金代表坚固的物质，由此引申为世间一切事物都是由这五种基本物质之间的运动变化生成的，将自然界各种事物和现象的性质及作用与五行的特性相类比后，将其分别归属于五行之中。

根据五行学说，"木曰曲直"，凡是具有生长、升发、条达舒畅等作用或性质的事物，均归属于木；"火曰炎上"，凡具有温热、升腾作用的事物，均归属于火；"土爰稼穑"，凡具有生化、承载、受纳作用的事物，均归属于土；"金曰从革"，凡具有清洁、肃降、收敛等作用的事物，均归属于金；"水曰润下"，凡具有寒凉、滋润、向下运动的事物，则归属于水。

二、五行学说的基本内容

五行学说认为，五行之间存在着生、克、乘、侮的关系（图 1.1）。

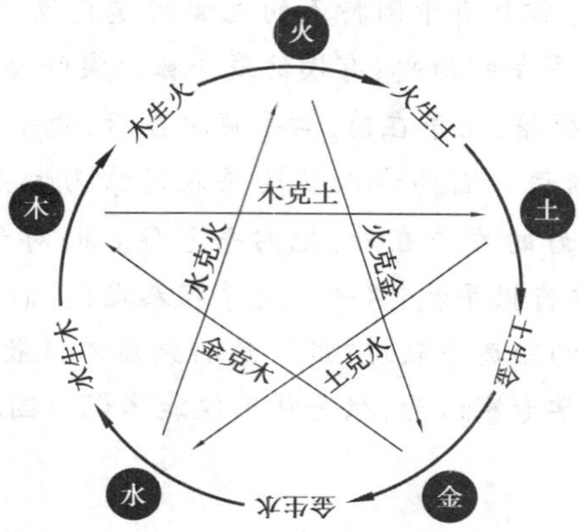

图 1.1　五行之间的关系

（一）相生规律

生，含有资生、助长、促进的意义。五行之间，都具有互相资生和助长的关系，称为"五行相生"。五行相生的次序为木生火、火生土、土生金、金生水、水生木。相生关系中的任何一行都具有生我和我生两方面的关系，即母子关系，生我者为母，我生者为子。以水为例，生我者为金，则金为水之母。

（二）相克规律

克，含有制约、阻抑、克服的意义。五行之间，都具有相互制约和抑制的关系，简称"五行相克"。五行相克的次序为木克土、土克水、水克火、火克金、金克木。相克关系中的任何一行都具有克我和我克两方面的关系，即所胜和所不胜，克我者为所不胜，我克者为所胜。以木为例，克我者为金，则金为木之"所不胜"；我克者为土，则土为木之"所胜"。

（三）相乘规律

乘，含有乘袭的意思，是一种病理的反常现象。相乘与相克意义相似，只是超出了正常范围，达到了病理的程度，即相克太过。相乘与相克的次序也是一致的，即木乘土、土乘水、水乘火、火乘金、金乘木。如木克土，当木气太过，金则不能对木加以正常的制约，因此，木乘土（即过强的木克土），土被乘更虚而不能生金，故金虚弱无力制木。

（四）相侮规律

侮，是欺侮的意思，与相乘一样，同样属于病理的反常现象。但相侮次序与相克相反，又称“反克”，即木侮金、金侮火、火侮水、水侮土、土侮木。表 1.1 为五行归类表。

表 1.1 五行归类表

属 性	内 容				
五 行	木	火	土	金	水
五 方	东	南	中	西	北
十天干	甲乙	丙丁	戊己	庚辛	壬癸
十二地支	寅卯	巳午	辰戌 丑未	申酉	子亥
五 季	春	夏	长夏	秋	冬
五 形	矩形	尖形	方形	圆形	波形
五 色	青	赤	黄	白	黑
五 味	酸	苦	甘	辛	咸
五 志	怒	喜	思	忧	恐
五 智	仁	礼	信	义	智
五 脏	肝	心	脾	肺	肾
五 腑	胆	小肠	胃	大肠	膀胱
五 官	目	舌	口	鼻	耳
五 体	筋	脉	肉	皮	骨
五 神	魂	神	意	魄	志
五 气	风	暑	湿	燥	寒
五 化	生	长	化	收	藏
五 温	温	热	自然	凉	寒
六 神	青龙	朱雀	勾陈 腾蛇	白虎	玄武

三、五行学说在中医护理学中的应用

（一）解释生理现象

1.脏腑的生理特性 运用五行学说将五脏与五行相对应即肝属木、心属火、脾属土、肺属金、肾属水，脾胃为后天之本、气血生化之源，属土，有生化水谷精微之功。

2.五脏之间的相互关系

（1）相互资生的关系：根据五行学说相生规律，归纳为肝生心、心生脾、脾生肺、肺生肾、肾生肝的五脏相互资生的关系，故脾益肺（土生金），脾气健运，将饮食精微运输给肺，从而保持肺的功能正常。

(2)相互制约的关系:根据五行学说相克规律,归纳为肝克脾、脾克肾、肾克心、心克肺、肺克肝五脏相互制约的关系,故肾克心,肾主水,心主火,正常情况下心肾互济,心助肾以阳,肾助心以阴,互相交往,保持平衡状态,中医称心肾相交或水火相济。如肾水不足,则不能滋润心阳,就会引起心火亢盛的症状,出现心肾不交证,治宜滋肾水降心火,使病证得以痊愈。

肾生肝(水生木),肾精能滋养肝脾不和证,即水能生木,肾水不足则肝木失养,患者出现肝阳上亢等水不涵木的病证,治疗宜滋水涵木,改善肝阳上亢的证候。

(二)说明病变影响

1.相生关系的传变　包括母病及子和子病及母两个方面。

(1)母病及子:因母脏疾病累及子脏。如脾为肺之母,脾土生肺金,脾虚精微不升,废浊不降,容易产生痰湿等母病,出现痰多、咳嗽等子症,治疗宜健脾化痰,通过培土生金即健脾补肺的方法治疗,往往能取得较好的效果。

(2)子病及母:也称子病犯母、子盗母气,因子脏疾病上犯母脏发生病变。如脾土为心火之子,脾胃不和常致心神不宁而失眠。

2.相克关系的传变　包括相乘传变和相侮传变两个方面。

(1)相乘传变:一脏病变过盛导致所克之脏患病。如肝气犯脾即肝木乘脾土,正常情况肝(属木)克脾(属土),但相克太过就会木旺乘土,临床上就会出现肝脾不和证,治宜培土抑木(疏肝健脾)。

(2)相侮传变:肾济心(水火相济),肾主水,心主火,肾藏精。正常时,心肾互济,心助肾以阳,肾助心以阴,互相交往,保持平衡状态,中医称为“心肾相交”;如肾水不足,则不能滋润心阳,就会引起心火亢盛的症状,出现心肾不交证。治疗应当滋肾水(阴)降心火,使病证得以痊愈。

(三)用于疾病诊断

根据这些五行联系及其生克乘侮的变化规律来推断病情,如面色青、喜食酸味,患肝病的可能性较大;脾虚而面见青色,预示肝病及脾;七情五志太过,易损伤五脏,具体表现为大怒伤肝、过喜伤心、忧思伤脾、悲伤伤肺、恐惧伤肾。

(四)指导疾病护理

1.控制疾病传变　根据五行生克乘侮规律,五脏六腑有一脏器出现病变,必然累及相关脏器,其他脏器的疾病也必然影响本脏,因此在护理和医疗过程之中,可以根据五脏六腑传变规律,调节他脏,以防传变,做好预防、护理、治疗和康复工作。

2.确定护理治则和治法

(1)依据相生规律确定治则和治法:一是虚则补其母,即子脏亏虚可以通过补益母脏予以治疗,如心血不足可以通过滋补肝血,即木生火予以治疗;二是实则泻其子,即母脏实证通过减弱子脏功能予以治疗,如肝火旺盛通过泻心火协助泻肝火。

(2)依据五行相克规律确定治则和治法:一是抑强,主要用于相克太过引起的相乘和相侮,如肝气太过犯脾致肝脾不和,乃因肝木相克脾土太过,治宜疏肝平肝以削弱过盛的肝气;二是扶弱,主要用于相克不及引起的相乘和相侮,如脾胃虚弱,肝木过克,肾水反侮,治宜健脾养胃以辅助过弱的脾胃之气。

3.指导临床用药　根据中药的寒热温凉“四气”、酸苦甘辛咸“五味”与五脏六腑的木火土金水“五行”对应关系相联系，选择合适的颜色、味道和归经，进行临床用药护理、治疗和康复。如赤色、苦味能入心而治心病，黑色、咸味能入肾而治肾病。

知识拓展

五行与健康的关系

（1）金：体形较消瘦，骨态较露，骨节突出；头、肩、腹、手足较小；脸形偏方，肤色较白；性格较强悍，多心急，能当机立断，也能沉稳观察事态；金主肃杀，严而有威。金耐寒畏火，不耐暖热，故要特别小心春。

（2）木：体形如树，挺直瘦长，头较小，身背较宽，手足也小；皮肤略青，命中多操劳，有任劳任怨之佳行；木喜春夏，畏秋冬，故感风邪易伤肝，秋冬之时必须加强肝的保护，注意营养，不宜疲劳。

（3）水：喜秋冬之季，金水相生；春时木泄水气显枯，夏时火蒸水气呈涸，故春夏之时易患腰肾疾病。

（4）火：面尖头小，肩背宽，身体强壮，手足较小，肤色偏红；性情暴躁易怒，不重视钱财，变化无常，信用较差；考虑问题全面，缺乏勇气，耐力较差；火喜春夏不耐秋冬，易生心证。

（5）土：肌肉饱满，四肢匀称，脸圆头大，肤色较黄；性情温和，不喜趋炎附势，也不玩弄权势；不喜春夏，得时于秋冬，故春夏之时易患脾胃消化吸收疾病。

生辰八字与天干地支、十二生肖

生辰八字，是《周易》中术语“四柱”的另一种说法，即用天干和地支各出一字相配合，分别表示出生的年、月、日、时，如甲子年、丙申月、辛丑日、壬寅时等，包含了一个人出生时天体运行的基本状态。每柱两字，四柱共八字，所以有“测八字”之说。

天干地支相传出自炎黄时期，天干地支纪年法以立春作为一年的开始，而非以农历的正月初一。天干地支简称“干支”，取义于树木的“干枝”。

十天干：甲、乙、丙、丁、戊、己、庚、辛、壬、癸。其中，甲、丙、戊、庚、壬为阳干，乙、丁、己、辛、癸为阴干。

十二地支：子、丑、寅、卯、辰、巳、午、未、申、酉、戌、亥。其中，子、寅、辰、午、申、戌为阳支，丑、卯、巳、未、酉、亥为阴支。

十二地支对应十二生肖：子鼠、丑牛、寅虎、卯兔、辰龙、巳蛇、午马、未羊、申猴、酉鸡、戌狗、亥猪。

【本章小结】

阴阳五行学说是中国古代哲学的重要组成部分，也是中医学的哲学基础。本章主要介绍了阴阳和五行的基本概念和特征、阴阳学说和五行学说的基本内容，概括了阴阳学说和五行学说在中医护理学中的应用。

学生通过本章内容的学习，必须掌握阴阳学说和五行学说的基本内容，掌握五行学说在中医护理学中的应用，了解阴阳学说在中医护理学中的应用，结合自然现象和症状体征逐步理解阴阳对立制约、互根互用、消长平衡、阴阳转化以及五行生克乘侮的关系，不断熟悉阴阳、五行等中国古代哲学思想在祖国医学理论中的运用，进一步强化整体护理观念。

（梅　蛟）

目标检测

1.阳依存于阴，阴依存于阳，中医学上把阴阳这种相互依存的关系称为(　　)。

A.对立制约　B.互根互用　C.消长平衡　D.阴阳转化

2.按照脏腑的功能特点，根据阴阳学说划分，肝、心、脾、肺、肾五脏属于(　　)。

A.阴　B.阳　C.阴中之阳　D.阳中之阴

3.根据五行学说，凡具有清洁、肃降、收敛等作用的事物均归属于(　　)。

A.木　B.火　C.土

D.金　E.水

4.根据五行学说相生相克的次序，木生与木克分别是五行中的(　　)。

A.火与土　B.火与金　C.水与土　D.水与金

5.中医所说自然界中的“五色”是指(　　)。

A.青赤黄白黑　B.蓝绿紫橙黑　C.青赤紫橙黑　D.赤橙黄绿紫

第二章
藏　象

【学习目标】

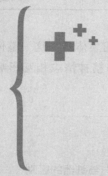

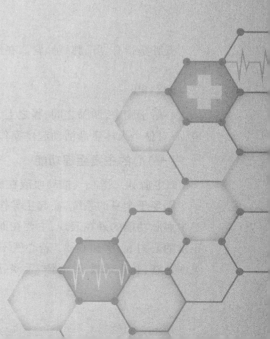

- 掌握藏象学说的基本概念与特点。
- 掌握各脏腑的主要生理功能。
- 熟悉六腑的生理功能。
- 了解血的生成、功能及运行。

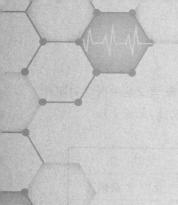

藏象,"藏"即脏,指隐藏于体内的脏腑,象是表现于体外的现象。藏象学说是中医学对脏腑的生理功能、病理变化及相互关系带的理论学说。脏腑类型及其结构与功能,见表 2.1。

表 2.1 脏腑类型及其结构与功能

脏 腑	名 称	结 构	功 能
五脏	心、肝、脾、肺、肾	实质性脏器	化生、贮藏精气
六腑	胃、胆、大肠、小肠、膀胱、三焦	囊状或管腔性脏器	受盛、传化水谷
奇恒之腑	脑、髓、骨、脉、胆、女子胞	似六腑	似五脏

藏象学说的主要特点是以五脏为中心的整体观。这一整体观体现在五脏与六腑相互配合,五脏与形体诸窍相互联系,五脏生理活动与精神情志相互影响。此外,五脏虽有各自的生理功能,但相互作用。

知识拓展

"藏"与脏器的区别

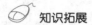

"藏"是中医学特有的概念,中医学的整体观察和"以象测藏"的认识方法,决定了"藏"的结构是在形态性结构框架的基础上赋予功能性结构的成分,即形态功能合一性结构;脏器是西医学的一个形态学概念,指机体内外的器官,属纯形态学的或实体性的结构,其功能是通过直接对该器官的解剖分析而获得。

第一节 五 脏

五脏是指心、肝、脾、肺、肾。在经络学说中,心包络也作为脏,故有六脏之说。

一、心

心居于胸中,两肺之间,膈之上,外有心包护卫。心为阳中之阳,在五行中属火,与小肠相表里,心对整个人体生命活动起主宰作用,故称"君主之官""五脏六腑之大主"。

(一)心的主要生理功能

1.主血脉 指心气推动血液在脉中运行,流注全身而发挥营养和滋润作用。心、脉、血组成一个循环于全身的系统,心起主导作用。血液在脉管中运行必须心气充沛、脉管通畅、血液充盈。心主血脉功能的外在表现,主要在面色、舌色、脉象、心胸部的感觉等方面。心气充沛,才能维持正常的心力、心率和心律。若心气不足,则见面色淡白、乏力少气、心悸、脉弱无力;心血亏少,则见面色苍白、头晕眼花、心悸、舌淡、脉细;心血瘀阻,又可出现面色青紫晦暗、心悸、心前区刺痛、舌暗、脉结代或涩等症状。

2.藏神　指心具有主宰和协调人体一切生理活动和心理活动的功能。若心神正常，人体各部分功能相互协调；若心神不明，人体各部分功能紊乱，发生疾病，表现为失眠、多梦、神志不宁等症状。人的精神意识活动是在心主宰下，由五脏共同参与完成的。

心主血脉和心藏神相互影响，心主血脉是心藏神的基础，而心藏神是心主血脉的主宰。

（二）心与体、窍、志、液的关系

1.在体合脉，其华在面　在体合脉是指全身的血脉统归心所主；其华在面是指头面部的血脉极为丰富，心的功能正常与否，可以由面部的色泽变化显露出来。心气充沛，血脉充盈，则面部红润而有光泽；反之，心之气血虚弱，则面色淡白。

2.开窍于舌　是指舌为心之外候，舌为心之苗。若心血充盈，则舌体红润、灵活；心血不足，则舌淡；心血瘀阻，则舌紫暗。

3.在志为喜，在液为汗　在志为喜是指心的功能与情志活动的喜密切有关，喜有益于心主血脉等生理功能。在液为汗是指汗为津液所化生，津液与血液同出一源，故有“血汗同源”的说法。血又为心所主，故有“汗为心之液”之称。

病理上，喜乐过度，可使心气耗损而弛缓，渐至神气狂乱等病理表现。血与汗也相互影响，出汗过多，常伤津耗血，使心的气血不足，每见心悸怔忡；反之，津亏血少，又会使汗源不足。

知识拓展

心包络

心包络又称心包，是心脏外面的包膜，为心脏的外围组织，其上附有络脉，是通行气血的经络，合成心包络。心包与三焦相表里。心包络有保护心脏的作用。心包受邪所表现的病证与心是一致的，在诊断、治疗和护理上大体相同。

二、肝

肝，又称“将军之官”，为胁下。肝为阴中之阳，五行属木，与胆相表里。肝为罢极之本，魂之处，血之藏，筋之宗。

（一）肝的主要生理功能

1.主疏泄　肝具有保持全身气机疏通畅达、通而不滞、散而不郁的作用。古人以木气生发冲和条达之象，来形容肝疏泄功能的正常。因此，疏泄即代表肝柔和舒适的生理状态。既非抑郁也不亢进，而是经常保持一种活泼的生机。肝的疏泄功能，主要影响人体气机的条畅。所谓“气机”，泛指气的运行变化，是对人体脏腑功能活动基本形式的概括。疏泄功能的具体表现，主要有以下几个方面。

（1）调理气机：气机即气的升降出入运动，机体各脏腑组织的功能活动，全赖于气的升降出入运动。肝的疏泄功能正常，则气机调畅，气血调和，经络通利，脏腑组织器官的活动就正常和调；反之，肝的疏泄功能失常。一方面，疏泄功能减退，升发不足，则气机不畅、气机郁滞，出现胸胁、两乳或少腹等部位胀痛不适；另一方面，疏泄过度，升发太过，则形成肝气上逆的病理变化，出现头目胀痛、面红目赤、易怒等症状，甚者，气升太过，血随气逆表现出吐血、咯血或猝然昏倒。

(2)调畅情志：肝的疏泄功能正常则气机调畅、气血和调，心情开朗舒畅。若肝的疏泄功能失常，一方面，肝的疏泄不及，肝气郁结，则情志抑郁，出现郁郁寡欢、善太息等；另一方面，肝的疏泄太过，肝气上逆，又可引起情志活动亢奋，表现为急躁易怒、失眠多梦等。同时，异常的情志活动又可导致肝气郁结或肝气上逆的发生。故中医认为“肝喜条达而恶抑郁”“暴怒伤肝”。

(3)促进消化：肝的疏泄是脾胃气机升降正常发挥的前提。肝失疏泄，气机失调，一可横逆犯脾，影响脾的升清功能，出现眩晕、飧泄；二可横逆犯胃，影响胃的降浊功能，出现嗳气、呃逆、脘腹胀痛。另外，肝的疏泄功能有助于胆汁的分泌和排泄，而胆汁也具有促进消化的作用。肝气郁结，则可影响胆汁分泌与排泄，出现腹胀、口苦，甚则出现黄疸。

(4)疏通水道：人体正常水液代谢是在肺、脾、肾等脏腑的作用下，以三焦为通道进行的。肝的疏泄功能正常，气机调畅，三焦水道的通畅，保证了正常的水液代谢。若肝失疏泄，气机不畅，则会导致三焦水道不利，水液代谢障碍，产生痰、水、饮等病理产物。

(5)调理冲任：冲脉为血海，其血量靠肝疏泄功能的调节；任脉为阴脉之海，与肝经相通。疏泄功能正常，气机调畅，冲任二脉通利协调，则男子精液排泄有度，女子月经按时来潮和排卵。若肝失疏泄，肝气郁结，临床上常可出现妇女月经过少、经闭或无排卵，以及男子精少或不能排精等症状。

2.主藏血　指肝脏具有贮藏血液和调节血量的功能。人体内各部分的血流量，常随着不同的生理状况而改变，以供应机体活动需要，人动而血运于诸经，人静则血归于肝脏。肝脏调节血量的功能，是以贮藏血液为前提的。如果肝脏有病，藏血的功能失常，就会影响人体正常活动，同时也容易出现血液方面的病变。例如，肝血不足，可见两目昏花、筋肉拘挛、屈伸不利，以及妇女月经量少，甚至经闭等病症。若肝气横逆，气机紊乱，还可出现吐血、衄血及妇女血崩等病变。

(二)肝与体、窍、志、液的关系

1.在体合筋，其华在爪　筋包括肌腱、韧带和筋膜，附着于骨而聚于关节，是连接肌肉、骨和关节的一种组织。肝血充足，筋得所养，则关节运动有力而灵活。若肝的气血不足，筋膜失养，则表现为关节屈伸不利，手足震颤，肢体麻木。由于肝血亏虚而筋骨活动无力，容易疲劳，故称“肝者罢极之本”。爪，即爪甲，包括指甲、趾甲，为筋之延续，故称“爪为筋之余”。爪甲的荣枯直接反映了肝血的盛衰。若肝血旺盛，爪甲坚韧光泽；肝血不足，则爪甲枯槁不荣，甚则变形脆裂。

2.开窍于目　肝的经脉上联到目系，目的视力有赖于肝的疏泄和肝血的营养，肝血充足，上荣于目，才能发挥视觉功能。若肝血不足，不能濡养于目，则两目干涩、视物不清；肝经风热，则目赤痒痛；肝阳上亢，则头晕目眩；肝风内动，则两目斜视等。

3.在志为怒，在液为泪　怒是人体情绪激动时的一种情志变化，主要以肝之气血为基础，与肝的疏泄、升发密切相关。肝血充足，肝气平和，一般表现为怒而不过，有所节制；肝火上炎、肝阳亢盛者，往往急躁易怒。大怒导致肝气上逆，甚者气血溢于头部而突然昏厥，故怒伤肝。泪出自目，具有濡润、保护眼睛的功能。若肝血不足，则可致泪液分泌减少，出现两目干涩等；若肝经湿热或风热，又可致泪液分泌增加，出现迎风流泪、目眵增多等。

三、脾

脾位于中焦，在膈之下。脾为阴中之阴，五行属土，与胃相表里。脾为气血生化之源，为后天之本。

（一）脾的主要生理功能

1.主运化 指脾具有把水谷化为精微并转输至全身的生理功能，包括运化水谷和运化水液两方面。

（1）运化水谷：指脾对饮食物的消化以及对精微物质的吸收和输布作用。饮食入胃，经过胃的初步腐熟，然后下降到小肠以分别清浊。这期间，必须依赖脾的运化，才能把饮食水谷消化成可以被人体利用的精微物质，并通过脾的转输，将这些精微物质输送到全身，以发挥营养作用。若脾运化水谷功能旺盛，则气血充沛、身体健康；脾运化水谷功能减退，则出现食欲不振、腹胀、便溏、消瘦、倦怠等气血不足的症状。

（2）运化水液：指脾对水液的吸收、转输和布散功能，是脾主运化的重要组成部分。脾运化水液的功能包括两方面：一是将摄入的水液吸收和转输至肺，继而布散全身；二是将人体利用后的多余水液转输至肺，通过肺的通调水道、肾的气化功能，一部分水液再化为清者，濡润全身。脾运化水液功能减退，必然导致水液不能布散而在体内停滞，产生水、湿、痰、饮及水肿等病理变化。

2.主升清 指通过脾的运化，将水谷精微向上输送至心肺、头目，以营养机体上部的组织器官，并通过心肺的作用化生气血，以营养全身。脾气的升举，有维系人体脏器位置的相对恒定、防止内脏下垂的作用。当脾气虚弱、脾不升清时，常表现出神疲乏力、头晕目眩、腹胀、腹泻等症状，严重时还可出现“中气下陷”而表现为久泄脱肛、内脏下垂等症状。

3.主统血 指脾有统摄或控制血液在脉中运行而不致溢出脉外的功能。脾主统血其实质就是脾气对血液的固摄作用。在生理情况下，脾气健旺，脾统血功能正常，血液循行于脉内而不致外溢；若脾气虚衰，气血不足，气不摄血，血液就会溢出脉外而引起各种出血症状，如便血、尿血、崩漏等。

（二）脾与体、窍、志、液的关系

1.在体合肉，主四肢 在体合肉是指脾与四肢和全身肌肉关系密切。人体肌肉的丰满健壮和四肢的正常活动，皆与脾的运化功能有密切关系。若脾的运化失常，长期食欲不振，营养匮乏，则肌肉失养而瘦削、四肢倦怠，甚至四肢痿废不用。

2.开窍于口，其华在唇 食欲、口味与脾的运化功能有密切联系，如脾气健运，则食欲健旺、口味正常；脾气健旺，气血生化有源，则口唇红润、光泽。若脾失健运，则口淡无味、不思饮食，或出现口甜、口腻等异常感觉。

3.在志为思，在液为涎 思为脾之志，脾脏与思的情志有密切关系。若思虑过度，常可使脾气郁结而不升，影响脾的运化，使气血生化乏源。初则不思饮食，脘腹胀闷而太息；久则暗耗心血，出现面色萎黄、头目眩晕、心悸、气短、健忘等心脾两虚的症状。涎为口津，是唾液中较清稀的部分，能润泽口腔，并将咀嚼之食物润软，便于吞咽和消化。病理情况下，若脾胃不和，则导致涎液化生异常增多，出现涎自口角流出的现象。

四、肺

肺居胸中，左右各一。肺为阳中之阴，五行属金，与大肠相表里。肺为气之本。在脏腑中，肺位置最高，故为“华盖”。肺系通过鼻与外界相通，易受邪气侵袭，故为“娇脏”。

（一）肺的主要生理功能

1.主气，司呼吸　肺主气是指人身之气均由肺所主持，包括主呼吸之气和主一身之气两方面。司呼吸是指肺的呼吸功能，呼吸功能是肺主气作用的基础。

（1）肺主呼吸之气（司呼吸）：指肺主持机体的呼吸活动，为体内外气体交换的场所。通过呼吸功能吸入自然界的清气，呼出体内的浊气，实现体内外气体的交换，保证人体新陈代谢的正常运行。肺司呼吸功能正常，则气道通畅，呼吸均匀；反之，则可见胸闷、咳嗽、呼吸不利等症状。

（2）肺主一身之气：肺有主持、调节全身之气的作用。一是体现在气的生成方面，特别是宗气的生成与肺的关系最为密切；二是体现在对全身气机的调节作用方面。肺气通过呼吸运动，在宣发和肃降这一升降出入的过程中，对其他脏腑之气的运动变化起着促进和调节作用。

2.主宣发，肃降　主宣发和肃降是肺气运动的两种基本形式。宣发是宣布、发散，即肺向上的升宣和向外周的布散。肃降即清肃、下降，是肺气向下的通降和向内的运动。

肺的宣发作用体现在：一是通过肺将体内的浊气排出体外；二是将脾转输到肺的水谷精微和津液布散于全身，外达皮毛；三是宣发卫气外合皮毛，以司腠理之开合，将津液的代谢产物化为汗液排出体外。肺失于宣散，可出现呼气不利、胸闷、咳嗽、鼻塞等病理现象。

肺的肃降作用体现在：一是由于肺气的下降，使肺能充分吸入自然界的清气；二是将吸入的清气和脾转输的津液及水谷精微向下布散周身，并将代谢后的水液输送至膀胱；三是肃清呼吸道的异物，保持其清洁畅通。肺的肃降功能失常，可出现呼吸短促和表浅、咳痰、咯血等病理现象。

3.通调水道　指肺的宣发和肃降对体内水液的输布、运行和排泄起着疏通和调节的作用。肺气的宣发，将水液布散全身，并调节汗液的排泄；肺气的肃降，将水液向下输送，经肾和膀胱的气化，形成尿液排出体外。肺的通调水道功能失常，则水液停聚而生痰饮，甚则水泛为肿。

4.朝百脉，主治节　朝百脉是指全身的血液通过百脉会聚于肺，通过肺的呼吸运动，进行体内外气体交换，然后在心肺的共同作用下输布到全身。主治节，即治理调节，通过肺的有节律的呼吸运动，调节全身之气的升降出入运动。肺主治节是对肺主要生理功能的高度概括。

（二）肺与体、窍、志、液的关系

1.在体合皮，其华在毛　皮毛主要包括皮肤、汗腺、毫毛等组织，为一身之表，依赖卫气和津液的温养和润泽，是抵御外邪的屏障。肺气宣发，可以把卫气、水谷精微输布到体表，温养肌肤，润泽皮毛，使皮肤致密，毫毛光泽，抗御外邪的能力增强。若肺气虚损，宣发卫气及输精于皮毛的功能减弱，则卫表不固，抗御外邪侵袭之能力低下，即可出现多汗或自汗，或皮毛憔悴枯槁等病理表现。

2.开窍于鼻　鼻与喉相通而连于肺，鼻和喉是呼吸的门户，故有“鼻为肺之窍”。鼻的通气和嗅觉都依赖于肺气的功能。肺气宣畅则呼吸平和、嗅觉灵敏。若肺失宣肃则鼻塞、呼吸不利、嗅觉失灵。此外，肺的病变也多为外邪经鼻入侵所致。

3.在志为悲（忧）　指肺脏与悲或忧的情志有密切的关系。悲、忧的情绪刺激，可使气不断地消耗，而肺主气，所以悲、忧易伤肺；反之，肺气虚时，也易产生悲、忧的情绪。

4.在液为涕　指鼻为肺之窍，肺的生理功能正常与否，能从涕的变化中反映出来。生理上鼻涕润泽鼻窍而不外流。若风寒袭肺，则鼻流清涕；燥邪犯肺，则鼻干。

五、肾

肾位于腰部，脊柱两侧，左右各一。肾为阴中之阴，五行中属水，与膀胱相表里。由于肾藏先天之精，为人体生命之本源，故称"先天之本"。

（一）肾的主要生理功能

1.藏精　是指肾对精气具有封藏作用。精是构成人体和维持人体生命活动的基本物质，也是人体生长发育及各种功能活动的基础，有广义和狭义之分。广义的精，泛指一切精微物质；狭义的精，是指肾中所藏之精，包括先天之精和后天之精。先天之精来源于父母的生殖之精；后天之精来源于饮食物的水谷之精，两者相互交融，合为一体，藏于肾中，统称肾精。精能化气，肾精所化之气为肾气。肾精和肾气相互转化，相辅相成，可分而不离，合称为肾中精气。

肾中精气在人体内的生理作用主要有两个方面：一是促进机体的生长发育和生殖。肾精不足时，在小儿可见生长发育五迟（站迟、语迟、行迟、发迟、齿迟）、五软（头软、项软、手足软、肌肉软、口软）；青年时期可见生殖器官发育不良，性成熟迟缓；中年人可见性功能减退或早衰；老年人则衰老更快。因此，肾中精气成为判断机体生长发育状况和衰老程度的重要指标。二是调节机体的代谢和生理功能活动。这一功能是通过肾阴肾阳体现出来的：肾阳主要有促进机体温煦、运动、兴奋和化气的功能；肾阴主要有促进机体滋润、宁静，制约阳热和成形的功能；古代医家称肾阳为"真阳""元阳"，称肾阴为"真阴""元阴"，并认为全身脏腑经络及组织器官的阴和阳都根源于肾阴和肾阳。肾阳促进全身之阳，肾阴加强全身之阴。肾阴肾阳的平衡对人体阴阳平衡起着非常重要的作用。

2.主水　是指主持和调节人体津液代谢的生理功能。津液的代谢包括生成、输布和排泄，虽然涉及脾胃、肺、大肠、小肠、膀胱和三焦等多个脏腑的气化功能，但实质上是以肾中精气的蒸腾气化为主宰；尤其以尿液的生成和排泄，直接受肾气化主宰。所以，若肾气化失常，临床常见水肿、小便不利等。

3.主纳气　是指肾具有摄纳肺气以助肺完成呼吸，保持呼吸深度的作用。呼吸主要是肺的功能，由肺所主，但肺又必须依赖肾摄纳作用的协助，才能保证气的有效吸入，促进体内外气体的交换，完成整个呼吸过程。若肾中精气不足，摄纳无力，则会出现呼吸浅表、呼多吸少或动则气短等病理表现，称"肾不纳气"。

（二）肾与体、窍、志、液的关系

1.主骨生髓，其华在发　是指肾脏与骨、髓有密切关系。其华在发，是指发的生长有赖于精和血的滋养，由于肾藏精、肝藏血，精血相互转化，故有"发为血之余"之说。髓为肾中精气所化生，肾中精气的盛衰会影响骨髓、脊髓和脑髓的充盈与发育，进而影响智力发育。骨的生长发育有赖于骨髓的充盈并对其提供营养。当肾中精气不足、髓海空虚时，在小儿可出现囟门迟闭，骨软无力；在老年则骨质脆弱，易于骨折，或骨伤后不易愈合。

2.开窍于耳和二阴　耳的听觉功能灵敏与否，与肾中精气的盈亏有密切关系。若肾精充沛，髓海得养，则听觉灵敏；反之，肾精亏损，髓海失养，则可见听力减退、耳鸣耳聋、头晕目眩等症状。

人到老年,肾中精气渐衰,髓海空虚,故听力多减退。二阴即前阴和后阴,其功能的实现依赖肾的气化,因此肾开窍于二阴。肾精充盈到一定程度,才能促进性成熟,并维持生殖功能。若肾精亏虚,则见前阴发育不良、性功能减退等;肾的气化功能失常,常出现小便异常,如尿频、遗尿或小便不利,甚则癃闭等;肾阴不足,则肠液枯涸,常致便秘;肾阳虚弱,则脾阳也不足,常表现为五更泄泻、下痢清谷。

3.在志为恐　是指肾与恐的情志有密切的关系。肾精充足,蛰藏有度,则人在受到外界刺激时,一般表现为恐而不过、有所节制。若肾精气不足,蛰藏失司,则稍有刺激,即出现畏惧、惶恐不安等;反之,肾藏精而居下焦,恐则气下,气迫于下而下焦胀满,甚至遗尿。

4.在液为唾　唾即口津,为唾液中较为稠厚的部分。唾为肾精所化,能滋润口腔,帮助消化。肾精不足,常导致唾液分泌减少;反之,多唾、久唾,则耗损肾中精气。

知识拓展

命　门

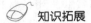

“命门”一词,始见于《黄帝内经》,谓“命门者,目也”。自《难经》始,命门被赋予“生命之门”的含义,是先天之气蕴藏之所在,人体生化的来源,生命的根本。于是命门就成了脏象学说的内容之一,遂为历代医家所重视。

第二节　六　腑

六腑是胃、胆、大肠、小肠、膀胱、三焦的总称。它们的共同生理功能是“传化物”,其生理特点是“泻而不藏”“实而不能满”。

一、胃

胃位于人体腹腔上部,上接食管,下连小肠,又称为“胃脘”,分为上、中、下三部,分别称为上脘、中脘、下脘。胃与脾之间有经脉相互络属,互为表里。胃的主要生理功能有主受纳,腐熟水谷;主通降,以降为和。

1.主受纳,腐熟水谷　指胃接受、容纳饮食物,并对饮食物进行初步消化,形成食糜,故胃有“太仓”“水谷之海”之称。若胃的受纳、腐熟水谷功能失常,则胃纳不佳,饮食无味,甚或不思饮食。

2.主通降,以降为和　指饮食物经胃腐熟形成食糜以后,还必须由胃下行入小肠进一步消化吸收。胃的通降和胃的受纳关系十分密切,胃不受纳则无以通降,不通降则不能受纳。若胃失和降,则出现口臭、脘腹胀满、腹痛、便秘等。若胃气上逆,还可以出现嗳气、呃逆、恶心、呕吐等。

二、胆

胆附于肝，肝胆之间有经脉相互络属，互为表里。胆居六腑之首，胆又为奇恒之腑。胆的主要生理功能是贮藏与排泄胆汁，主决断。

1.贮藏与排泄胆汁　胆汁为肝之余气所化生，在肝内生成后，在肝的疏泄功能下，流入胆囊，贮藏起来，在进食时，贮藏于胆囊的胆汁又流入肠腔，以助消化。胆的排泄功能依靠肝的疏泄功能来调节。若肝失疏泄，则胆汁排泄不利，影响脾胃运化，出现胁下胀满、厌食油腻、腹胀腹泻等。若胆汁外溢，则出现黄疸。

2.主决断　胆与人体情志活动密切相关，主要表现为对事物的决断及勇怯方面。若胆气虚，则出现惊悸、虚怯、善太息、优柔寡断等。

三、大肠

大肠居于腹中，其上口在阑门处与小肠相接，其下端连肛门。大肠与肺在经脉相互络属，互为表里。大肠的主要生理功能为传化糟粕。

传化糟粕　传化即传导、变化。大肠接受小肠下传的食物残渣，再吸收其中的水分，形成粪便后传送至大肠末端，由肛门排出体外。“大肠主津”是指大肠可以吸收水液。若大肠传化糟粕的功能失常，则出现排便异常。

四、小肠

小肠位于腹腔，其上端与胃相通，下端与大肠相连，迂回叠积于腹腔内。小肠与心在经脉上相互络属，互为表里。小肠的主要生理功能有主受盛化物，泌别清浊。

1.主受盛化物　受盛即接受，以器盛物之意；化物即消化、转化饮食物之意。一是接受胃初步消化之食糜；二是将食糜进一步化为水谷精微。如小肠受盛化物功能异常，则可见腹胀、肠鸣、腹痛或腹泻等。

2.泌别清浊　泌即分泌；别即分别。清指水谷精微；浊指食物残渣。泌别清浊是指小肠将消化后的水谷精微与食物残渣分开，并将水谷精微吸收，将食物残渣下输于大肠，同时吸收大量水液，“小肠主液”就是指这一作用。若小肠功能失常，不仅引起消化吸收功能失常，出现腹胀、腹痛、消化不良等，还可导致大小便排泄异常，出现大便稀薄、小便短少等。

五、膀胱

膀胱位于下腹部，是一个中空的囊状器官，为人体水液代谢的器官，被称为“州都之官”。膀胱的生理功能是贮藏和排泄尿液。

贮藏和排泄尿液　膀胱的贮尿功能依赖于肾气的固摄功能，如肾气不固则膀胱不约，可见遗尿，甚则小便失禁。膀胱的排尿功能依赖于肾和膀胱的气化作用，如气化失司则排尿不畅，出现癃闭现象。

六、三焦

三焦是上焦、中焦、下焦的合称，为六腑之一。三焦又称为“决渎之官”“孤腑”等。三焦有部位划分的概念。上焦指膈以上，中焦指膈以下至脐上，下焦指脐以下部位。三焦主要的生理功能有通行元气，运行水液。

1.通行元气　指三焦作为元气的通道使根于肾的元气充沛全身，以推动、激发各脏腑组织器官的功能活动。《难经》称三焦为“原气之别使”，三焦通利则元气畅通，全身气的升降出入运行正常。

2.运行水液　指全身水液的输布代谢虽然是在众多脏腑共同作用下完成的，但必须以三焦为通道。如三焦水道不通，则肺、脾、肾等脏腑调节水液的功能难以实现。

第三节　奇恒之腑

奇恒之腑指脑、髓、骨、脉、胆、女子胞。奇恒之腑在结构上中空与六腑相似，在功能上主藏与五脏相似。因其似腑非腑，似脏非脏，故被称为奇恒之腑。本节仅介绍脑与女子胞。

一、脑

脑位于颅腔之内，由髓汇集而成，被称为髓海。脑的主要生理功能有主精神活动，主感觉运动，主生命活动。

1.主精神活动　指脑为精髓汇聚之处，脑是精神的发源所在，李时珍《本草纲目》曰“脑为元神之府”。

2.主感觉运动　指脑与听觉、视觉、嗅觉及思维、记忆、言语等功能的关系。《灵枢 · 海论》中就有“髓海不足，则脑转耳鸣，胫酸眩冒，目无所见”。

3.主生命活动　指脑是一个与生命攸关的重要器官。《素问 · 刺禁论》曰“刺头，中脑户，人脑立死”。

二、女子胞

女子胞位于小腹部，在膀胱之后，直肠之前，下口与阴道相连，呈倒梨形，又称“胞宫”“子宫”“子脏”。女子胞主要的生理功能有主月经和孕育胎儿。

1.主月经　女子 14 岁左右，肾中精气旺而天葵至，任脉通，太通脉盛，月经来潮，能生育。

2.孕育胎儿　月经正常来潮后，女子胞具备生殖和孕育胎儿的能力。受孕之后女子胞可保护胎元，成为孕育胎儿的器官。

知识拓展

精　室

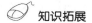

男子胞谓之精室，是男性的生殖器官，包括睾丸、附睾、精囊和前列腺等。精室具有贮藏精液、生育繁衍的功能。与肾的精气和冲任二脉密切相关，也与肝主疏泄有关，为人的生殖之官。

第四节　脏腑之间的关系

人体是一个有机的整体，脏腑之间在生理和病理上有密切的联系。脏腑之间的关系主要包括脏与脏的关系、腑与腑的关系和脏与腑的关系。

一、脏与脏的关系

脏与脏的关系是指五脏之间的相互关系。

1.心与肺　心肺同居上焦，心主行血，肺主气司呼吸。心与肺的关系，主要表现为气和血的关系，气是血液运行的动力，血液是气运行的载体。心气的推动和肺气的辅助，是血液正常循行的必备条件，正常血运又能维持肺主气功能的正常进行，积于胸中的宗气是连接心和肺的中心环节。若心肺功能失调，人体就会出现心血瘀阻、胸闷、咳喘等气血运行失调的表现。

2.心与脾　心主行血生血，脾主生血统血。心与脾的关系，主要表现在血液的生成和运行两方面。脾运化水谷而生成血液的初始物质即水谷精微，并将其上输于心，在心气作用下才能化赤为血。血液的运行既需要心气的推动，又需要脾气的约束。心脾功能正常，人体血液才充足，并正常行于脉中而不外溢。心脾功能异常，易出现失眠、健忘、心悸、纳呆、便溏等心脾两虚的病证。

3.心与肝　心主行血，肝主藏血。心藏神，肝主疏泄、调畅情志。心与肝的关系，主要表现在血液及精神情志两方面。心主行血，既需要肝藏血提供物质保障，又需要肝之疏泄协助推动心行血正常，肝才有血可藏；人体的精神情志既由心所主，又受肝主疏泄的调节。心肝功能正常，人体血液才能正常运行，而气血运行平才能精神情志安和；反之，则常出现心肝血虚证、心肝血瘀证、心神不安等。

4.心与肾　心位于上焦，属火，属阳；肾位于下焦，属水，属阴。心藏神，肾藏精。心肾之间相互依存、相互制约的关系，称心肾相交，又称水火相济。若失其平衡，则心肾不交或水火失济，易出现失眠、男子遗精、女子梦交等症。精能生神，神能御精，所以心与肾之间还存在精神互用的关系。

5.肺与脾　肺司呼吸，神主运化；肺主行水，脾主运化水液。肺与脾的关系，主要表现在气的生成与水液代谢两方面。人体气的生成，主要依赖于肺的呼吸功能和脾的运化功能，肺所吸入的清气和脾胃所运化的水谷精气，是组成气的主要物质基础。在水液代谢方面，肺主宣发肃降、通调水道；脾主运化输布水液。肺通调水道，使脾所运化的水液得以宣降，从而防止内湿的产生；而脾的转输津液，散精于肺，则是肺宣降的前提。病理上，脾气虚会导致肺气不足，即“土不生金”，脾失健运致水液内停成为痰饮，从而影响肺的宣发和肃降，出现咳、喘、痰等症。

6.肺与肝　肺与肝的关系，主要体现在气机升降方面。肺气主降而肝气主升，两者协调，对于全身气机的调畅起着重要作用。肝升太过或肺降不及，多致气火上逆，出现咳嗽，甚至咯血等；肺失清肃，燥热内盛，亦可影响肝的疏泄，在咳嗽的同时，出现胸胁胀痛、头晕头痛、面红目赤等。

7.肺与肾　肺主行水，肾主水；肺主呼吸，肾主纳气；肺金肾水关系为金水相生。肺与肾的关系主要表现在水液代谢和呼吸运动两方面。呼吸方面，肺主呼气，肾主纳气，肺的呼吸深度需要肾的纳气作用来维持。水液代谢方面，肺为“水上之源”，肾主水，肺的宣发肃降和通调水道，有赖于肾阳的推动作用；反之，肾的主水功能，亦有赖于肺的肃降协助。病理上，两者相互影响，肺失宣肃，通调水道失职，累及肾，则尿少，甚则水肿。肾阳不足，关门不利，则水泛为肿，甚则咳逆倚息不得平卧。肾气不足，摄纳无权，或肺气久虚，久病及肾，均可致肾不纳气，出现呼吸表浅等。

8.肝与脾　肝主疏泄，脾主运化；肝主藏血，脾主统血。肝与脾的关系，主要表现在饮食物的消化和血液调控两方面。肝主疏泄，调畅气机，协调脾胃升降，并能化生和排泄胆汁，从而促进脾胃对饮食物的消化；脾能将饮食物化为水谷精微，提供血液生成的初始物质，保障血液来源充足，使肝藏血和疏泄功能正常。病理上，肝失疏泄，无以助脾之升散，出现精神抑郁、胸胁胀满、腹胀腹痛、泄泻便溏等；脾气虚运化无力，气血生化不足，或脾不统血，必然会致肝血不足。

9.肝与肾　肝藏血，肾藏精，肝肾之间，阴液互相滋养，精与血之间相互资生和相互转化，故肝肾之间的关系称为肝肾同源、精血同源。另外，肝主疏泄，肾主闭藏，藏与泄相互制约，相辅相成，则女子月经来潮和男子泄精功能正常。

10.脾与肾　肾为先天之本，脾为后天之本，肾与脾之间的关系为先、后天相互资生，相互促进的关系；脾主运化水湿，肾主水，故在水液代谢方面关系密切。脾之健运，化生精微，须借助于肾阳的推动，故有“脾阳根于肾阳”；肾中精气亦有赖于水谷精微的培育和补养，才能不断充盈和成熟。

二、脏与腑的关系

脏与腑的关系主要是指脏腑之间阴阳表里的关系。由于脏属阴为里，腑属阳为表；一脏一腑，一表一里，一阴一阳，相互配合，由其经脉互相络属，使其生理、病理相互联系，相互影响。

1.心与小肠　手少阴心经属心络小肠，手太阳小肠经属小肠络心，故心与小肠通过经脉的相互络属构成脏腑表里关系。生理上，心火下移于小肠，则小肠受盛化物，分别清浊的功能得以正常进行。小肠在分别清浊过程中，将清者吸收，通过脾气升清而上输心肺，化赤为血，使心血不断得到补充。病理上，心与小肠相互影响，心火下移小肠则尿少、尿热赤、尿痛。小肠火循经上炎于心，可心烦、舌赤、口舌生疮等。

2.肺与大肠　手太阴肺经属肺络大肠，手阳明大肠经属大肠络肺，故肺与大肠通过经脉的相互络属，构成脏腑表里关系。肺的肃降有助于大肠的传导，大肠的传导又有助于肺的肃降。如大肠实热则腑气不通，影响肺的肃降，出现胸满咳喘等症。而肺失清肃则津液不能下行，出现大便秘结等症。

3.脾与胃　足太阴脾经属脾络胃，足阳明胃经属胃络脾，构成脏腑表里配合关系。在生理上，两者相互协调配合。脾主运化而胃主受纳，脾主升清而胃主降浊，脾喜燥恶湿而胃喜润恶燥。两者阴阳相合，纳运协调，升降平衡，燥湿相济，共同完成食物的转化过程，故合称“后天之本”。在病理上，两者相互影响，如脾为湿困则运化失司，导致胃失和降，出现恶心、呕吐、食少、腹胀等症；如胃失和降则食滞胃脘，影响脾的运化升清，出现泄泻、腹痛、头晕、目眩等症。

4.肝与胆　胆附于肝叶之间，经脉又互相络属，构成脏腑表里配合关系。肝与胆之间的关系，主要表现在消化功能和精神情志活动方面。肝主疏泄，分泌胆汁；胆附于肝，贮藏、排泄胆汁。胆汁来源于肝之余气，胆贮藏和排泄胆汁，依靠肝的疏泄。肝失疏泄则影响胆汁的分泌与排泄。胆汁排泄不畅则影响肝的疏泄。肝病常波及胆，胆病亦影响肝。临床上常出现肝胆火旺、肝胆湿热等肝胆同病的情况。

5.肾与膀胱　肾与膀胱在结构上有“系”（输尿管）相通，在经脉上互相络属，构成脏腑表里相合的关系。肾与膀胱之间的关系，主要表现在小便的生成、贮藏和排泄上。膀胱的贮尿和排尿功能有赖于肾的气化固摄，肾气充足则膀胱开合有度。肾气不足则膀胱失约，出现尿频、尿失禁等症，也可导致膀胱气化不利，出现小便不畅、尿少，甚至癃闭等症。

三、腑与腑的关系

“传化物”是六腑的共同生理特点，六腑之间的关系主要表现在饮食物的消化、吸收和排泄过程中相互配合、相互协作。首先，胃、胆、小肠密切协作，共同完成饮食物的消化、吸收，然后将糟粕传入大肠，经过大肠燥化后，形成粪便排出体外；其次，膀胱的贮尿排尿，与三焦的气化及其通利水道密切相关。因此，六腑之间必须相互协调，才能维持其正常的“实而不满”、升降出入的生理状态。由于六腑传化水谷，需要不断地受纳排空，虚实更替，故有“六腑以通为用”的说法。

在病理上，六腑之间相互影响，任何一腑功能失常，都会影响整个消化系统对饮食物的消化、吸收和排泄，出现各种病变。如大肠传导失司，腑气不通，影响胃的通降，则胃气上逆，或胃失和降。胃气上逆，影响大肠的传导，均可出现恶心呕吐、腹胀便秘等症。

【本章小结】

藏象学说是中医基础理论中独特的生理病理学理论体系，脏腑不单纯是一个解剖学的概念，更是一个概括了人体某一系统生理和病理学的概念。

肝、心、脾、肺、肾等脏腑名称，虽与现代人体解剖学的脏器名称相同，但在生理或病理的含义中，却不完全相同。一般来讲，中医藏象学说中一个脏腑的生理功能，可能包含现代解剖生理学中几个脏器的生理功能，而现代解剖生理学中一个脏器的生理功能，也可能分散在藏象学说某几个脏腑的生理功能之中。中医护理人员在工作中必须将人看成一个有机的整体，才能更好地护理患者，促进患者早日康复。

（陈　未）

目标检测

1.下列属于六腑的是(　　)。

A.心　B.脾　C.肝　D.肾　E.胃

2.下列属于五脏的是(　　)。

A.胆　B.膀胱　C.胃　D.肾　E.三焦

3.心开窍于(　　)。

A.目　B.耳　C.口　D.鼻　E.舌

4.五脏中,脾在志为(　　)。

A.喜　B.怒　C.恐　D.悲　E.思

5.五脏六腑之间的关系为(　　)。

A.表里关系　B.相生关系　C.相克关系　D.虚实关系　E.连带关系

6.元阴、真阴是指(　　)。

A.心阴　B.肝阴　C.肾阴　D.肺阴　E.脾阴

7.后天之本是指(　　)。

A.心　B.肝　C.脾　D.肺　E.肾

8.具有"主肃降"生理功能的脏是(　　)。

A.心　B.肝　C.脾　D.肺　E.肾

9.具有"主统血"生理功能的脏是(　　)。

A.心　B.肝　C.脾　D.肺　E.肾

10.藏象学说的主要特点是(　　)。

A.以脑为中心的整体观　B.以经络为中心的整体观

C.以六腑为中心的整体观　D.以五脏为中心的整体观

E.以精气神为中心的整体观

11.在脏腑分类中,既属于六腑又属于奇恒之腑的是(　　)。

A.脑　B.髓　C.女子胞　D.胆　E.膀胱

第三章 气、血、精与津液、神

【学习目标】

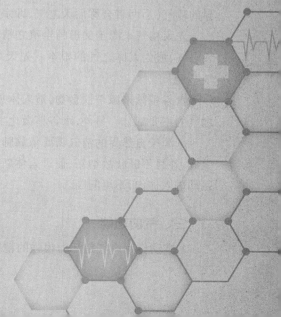

- 掌握气的概念、生成、运动和分类。
- 掌握元气、宗气、营气、卫气的生成、分布和主要生理功能。
- 掌握血、精、津液的概念、生成、循行，主要生理功能和气、血、精、津液之间的关系。
- 了解气、血、精、津液与脏腑之间的关系。

气、血、精、津液是构成人体的基本物质，也是维持人体生命活动的基本物质。既是人体脏腑经络等组织器官生理活动的产物，又为脏腑经络等组织器官进行生理活动提供必需的物质和能量。所以，气、血、精、津液也是脏腑经络活动的物质基础。气、血、精、津液通过经脉来运行、输布，而经脉依靠气、血、精、津液来滋养。所以，气、血、精、津液和脏腑、经脉之间，有着相互依存、相互影响的密切关系。气是不断运动、具有很强活力、极其细微的物质。血是循行脉内的红色液体。精是指构成人体和维持人体生命活动的精微物质，也是人体生长发育及各脏腑器官生理功能活动的物质基础。津液是人体一切正常水液的总称。

从气、血、津液的相对属性来看，气具有温煦、推动的作用，属于阳；血和津液是液态物质，具有滋润、濡养作用，属于阴。

第一节　气

一、气的基本概念

在中医学中，“气”具有多种含义。例如，称致病的六淫为“邪气”，称机体的生理功能和抗病能力为“正气”，称中药的寒、热、温、凉为“四气”。本书所论述的气，专指构成人体和维持人体生命活动的最基本物质。

中国医学对“气”的概念归纳起来，包含两种含义：一是指构成人体和维持人体生命活动的精微物质，如呼吸之气、水谷精气等；二是指脏腑、经络组织的功能活动，如心气、肺气、经气等。

二、气的生成和来源

构成人体和维持人体生命活动的气，一是来源于父母生殖之精，即构成人体胚胎发育原始物质的先天之精；二是来源于从后天吸入的饮食中的营养物质和自然界的清气。

人体之气来源于先天精气所化生的先天之气（元气）、水谷之精气所化生的水谷之气和自然界的清气（后两者合称后天之气，即宗气），三者结合而成一身之气，《黄帝内经》称其为“人气”。

先天精气来源于父母的生殖之精相结合。人尚未出生之前，受之于父母的先天之精化生先天之气，成为人体之气的根本。先天之气是人体生命活动的原动力，《难经》称为“原气”或“元气”。

水谷精微来源于饮食物，被人体吸收后化生为水谷之气，简称“谷气”，布散全身后成为人体之气的主要部分。另外，水谷精微化生的血和津液，也可作为化气之源。

来源于自然界的清气需要依靠肺的呼吸功能和肾的纳气功能才能吸入体内。清气参与气的生成，并且不断吐故纳新，促进人体新陈代谢活动，因而是生成人体之气的重要来源，清气随呼吸运动进入体内，不可间断。

三、气的功能

1.推动作用　气是活力很强的精微物质，具有推动和激发人体生长发育以及各脏腑经络的生理功能，并且推动血液的生成、运行，以及津液的生成、输布、排泄。当气的推动作用减退时，就会影响人体的生长发育或出现早衰，各脏腑经络生理功能会减退，还会引起血和津液生成不足，输布和排泄受阻等。

2.温煦作用　主要是讲阳气能产生热量，温煦人体的作用。人体各脏腑经络的生理活动需要气的温煦作用来维持；血和津液都是液体，都需要气的温煦才能正常运行。阳气越多，产热越多，故有“气有余便是火，气不足便是寒”的说法。

3.防御作用　气有维护肌肤、防御邪气的作用，与现代医学的防御屏障相关联。气的防御功能强，人体不易发病。

4.固摄作用　主要是统摄和控制体内的液体，不使其无故流失。其中对血液则是防止血液溢出脉外，保证血液在脉中正常运行。

5.气化作用　即通过气的运动产生各种变化，其实就是气、血、津液各自的新陈代谢及其相互转化，即物质和能量转化的过程。

6.营养作用　指气与各种营养物质结合，运行到全身发挥营养作用，是人体生命活动的原动力。

四、气的运动

（一）气机的概念

气的运动称为气机。人体之气是不断运动着的活力很强的极细微物质，它流行全身，内至五脏六腑，外达筋骨皮毛，发挥其生理功能，推动和激发人体的各种生理活动。

知识拓展

气机失调的病机表现

(1)气滞，指气的运行不畅，或在局部发生阻滞不通。

(2)气逆，指气的上升太过或下降不及，或横行逆乱。

(3)气陷，指气的上升不及或下降太过。

(4)气脱，指气不能内守而大量外逸。

(5)气闭，指气不能外达而郁结闭塞于内。

（二）气运动的基本形式

气的运动形式，因气的种类与功能的不同而有所不同。总的来说，可以简单归纳为升、降、出、入四种基本形式。升，是指气自下而上的运行；降，是指气自上而下的运行；出，是指气由内向外的运行；入，是指气自外向内的运行。

（三）气的运动规律

气的运动是有规律的，相对平衡协调才能发挥其维持人体生命活动的作用，这种生理状态称为“气机调畅”，如气机失调，就会出现各种病理现象。由于气的运动形式多样，故“气机失调”的形式也很复杂。例如，气的上升运动太过，称“气逆”；气的运动受阻，在局部发生瘀滞，称“气滞”;气的出入运动受阻郁结在内,称“气郁”。如平时听得比较多的“肝气郁结”,是因为肝气是上升的、疏散的,一旦肝气运动受阻,郁滞不通,就会出现嗳气、喜叹息、肝区疼痛等“肝气郁结”的表现。

五、气的分类

历代医家推崇“气本一元”之说,亦即人体的气从整体而言,是由生殖之精气、水谷之精气和自然界之清气组成,由于组成、分布部位和功能不同,又可以分为元气、宗气、营气和卫气四种。

(一)元气

1.基本含义　又名原气、真气,是人体最基本、最重要的根源于肾的气,包括元阴和元阳。

2.生成分布　由肾中精气所化生,依赖后天水谷精微物质培养。元气起源于肾,通行全身,内达五脏六腑,外至肌肤腠理。

3.主要功能　一是推动人体的生长发育,机体的生、长、壮、老、已,都与肾中精气的盛衰密切相关;二是激发、调节各脏腑经络等组织器官的生理功能,是人体生命活动的原动力。

(二)宗气

1.基本含义　由清气和水谷精气结合而成,聚于胸中之气。

2.生成分布　由肺从自然界吸入的清气和脾胃所化生的水谷精微之气组成。积聚于胸中,贯注入心和肺,从肺而出,行走呼吸道;贯注入心的,则经心脏注入血脉中,推动气血运行。

3.主要功能　一是帮助呼吸,凡言语、声音、呼吸的强弱,均与宗气的盛衰有关,常听到人们称赞对方声音洪亮时讲“宗气足”;二是帮助心脏推动气血运行。

(三)营气

1.基本含义　行于脉中,具有营养作用之气。由于行于脉中,可化生血液,与血液不可分离,故又称“营血”。因行于脉中,与卫气相对而言,在内属阴,故又称“营阴”。

2.生成分布　由脾胃所化生的水谷精气生成,通过十二经脉和任督二脉运行全身,贯注五脏六腑。

3.主要功能　一是化生血液,营气注入脉中,成为血液的组成部分;二是营养全身,为各脏腑经络等生理活动提供营养物质。

(四)卫气

1.基本含义　行于脉外,起保护作用之气。因行于脉外,属阳,故又称“卫阳”。

2.生成分布　也是来自脾胃所化生的水谷精微之气。卫气的循行路径,历代医家说法不一,大致有三种:一是卫气与营气并行;二是昼行于阳,夜行于阴,即白天行走于体表六腑和阳经,夜晚行走于体内五脏和阴经;三是散行全身,无处不到。

3.主要功能　一是温养作用,维持人体体温,保证机体生命活动的正常进行;二是调节作用,卫气统管汗孔的开合,调节汗液的排泄,维持体温的相对恒定,调节气血,维持机体内外环境的阴阳平衡;三是防御作用,肌肤毛发是机体的第一道防御屏障,通过卫气温养肌肤毛发,调节汗孔开合,使肌肤致密,充分发挥其防御功能;四是与人体睡眠有关的功能,当卫气行于体内时,人便入睡;当卫气出于体表时,人便醒寤,如卫气行于体表的时间过长则少眠,行于体内的时间过长则多眠。

营气和卫气都来源于水谷精气,其中精专柔和部分构成了营气,慓疾滑利部分构成了卫气;营气营养于内为阴,卫气护卫于外为阳,一阴一阳,互为其根。故营卫之间必须协调,不失其常,才能发挥正常的生理功能。营气和卫气的异同见表 3.1。

表 3.1　营气和卫气的异同

<table>
<tr><td rowspan="2">类　型</td><td rowspan="2">相同点</td><td colspan="4">不同点</td></tr>
<tr><td>性　质</td><td>分　布</td><td>功　能</td><td>属性</td></tr>
<tr><td>营气</td><td rowspan="2">宗气所分
生于水谷
源于脾胃</td><td>精纯柔和</td><td>行于脉中</td><td>生化血液,营养周身</td><td>阴</td></tr>
<tr><td>卫气</td><td>慓疾滑利</td><td>行于脉外</td><td>温养脏腑,卫护体表</td><td>阳</td></tr>
</table>

中医学将人体的生命活动看作一个运动的行为过程,正如一台运行着的机器,运行正常则功能发挥正常;同样,人体内气体的升降出入正常,人体就健康,否则即出现病态。

第二节　血

一、血的基本概念

血是运行于脉中具有很强营养和滋润作用的红色液体,是构成人体和维持人体生命活动的基本物质之一。

二、血的生成

血液的主要来源,是由脾胃所摄取的水谷精激,化为营气,经过肺的作用,贯注心脉而成为血。《灵枢·营卫生会篇》有“中焦受气取计,变化而赤,是谓血”,故称脾胃为“气血生化之源”。此外,肾取五脏六腑之精而藏之,精能生髓,髓可生血,故有“精血同源”之说。

三、血的循行

血在血管中运行到达全身,为全身脏腑器官提供营养。血,属阴主静,需要气的推动作用才能运行至全身,同时也需要气的固摄作用,防止在运行当中溢出血管外。血液能否正常运行,取决于气的推动和固摄作用之间的协调平衡和血管是否通利。如果以上因素失调,就会导致血液运行失常,出现运行速度异常,或导致出血。

四、血的功能

血具有很强的营养和滋润作用。血液在脉中运行,内至脏腑,外达皮肉筋骨,对全身各脏腑组织器官起着营养和滋润作用,以维持正常的生理功能。

如果血液的营养和滋润功能正常,则面色红润、肌肉丰满壮实、皮肤毛发润泽有华、感觉活动灵活自如等。如果血液生成不足或过度耗损导致血液的营养和滋润功能减弱,就会出现面色苍白、唇色指甲淡白无华、头晕目眩、肢体麻木、筋脉拘挛、心悸怔忡、皮肤干燥、头发枯焦等一系列血虚失于濡养的症状。

此外,血液还是机体精神活动的物质基础。人的精力充沛,神志清晰,感觉灵敏,活动自如,均有赖于气血的充盛。所以,不论何种原因所造成的血虚,均可出现精神不振、健忘、失眠、多梦、烦躁,甚至精神恍惚、惊悸不安、谵狂等神志失常的病理表现。

知识拓展

先天之精与后天之精

(1)先天之精是指禀受于父母的生殖之精,是与生俱来,构成人体胚胎的原基物质。实际上是人类生命的本源,即狭义之精。

(2)后天之精是指来源于饮食水谷,经过脾胃运化而生成的精微物质。在脾胃生理功能的作用下,饮食水谷化生为精微物质,转输到五脏六腑,营养全身。因此,《灵枢·大惑》又称之为"五脏六腑之精"。

第三节 精与津液

一、精与津液的基本概念、津与液的区别

精,是构成人体和维持生命活动最本原的物质。中医学对于人体之精的认识,由于受到古代精气学说的直接影响,同时通过对生命现象,尤其是对生殖繁衍过程的观察,对人体之精的内涵进行了不同层面的解释和限定。从概念的外延来看,有广义之精和狭义之精的区别;从生理功能而言,有生殖之精和脏腑之精的不同;从生命的起源来看,则有先天之精和后天之精的差异。

津液,是机体一切正常水液的总称,包括各脏腑组织器官的内在体液及其正常的分泌物,如胃液、肠液、涕、泪等,同样也是构成人体和维持人体生命活动的基本物质。

津液其实是津和液两个概念,虽同属水液,都来源于水谷精微物质,但根据其性状、功能、分布部位不同,有一定的区别。一般性质较清稀、流动性较大,分布于体表皮肤、肌肉和孔窍,并能渗注到血管中,发挥滋润作用的,称为津;性质较稠厚、流动性较小,灌注于骨关节、脏腑、脑和髓等组织,发挥濡养作用的,称为液;因津和液可相互转化,故津和液常并称。

二、精与津液的生成、输布与排泄

(一)生成

人体之精来源于父母生殖之精和后天饮食水谷所化生。《景岳全书·脾胃》中"人之始生,本乎精血之原;人之即生,由乎水谷之养。非精血,无以立形之基;非水谷,无以成形体之状"。父母生殖之精是基础,饮食水谷之精是补充。

津液来源于饮食物，通过脾胃的运化及有关脏腑的生理功能化生而成。

胃主受纳腐熟，吸收饮食水谷的部分精微。小肠泌别清浊，将水谷精微和水液大量吸收后并将食物残渣下送大肠。大肠主津，在传导过程中吸收食物残渣中的水液，促使糟粕成形为粪便。胃、小肠、大肠所吸收的水谷精微及水液，均上输于脾，通过脾气的转输作用布散到全身。

（二）输布与排泄

人体之精的代谢方式主要有两个途径，一是脏腑之精濡养脏腑组织，化气以激发、推动、控制、调节各脏腑的生理功能；二是生殖之精在先天之精的基础上，得到后天之精的不断资助所化生而逐步旺盛。在男女两性进入生育期后，肾中精气充沛，生殖功能成熟，天癸按时而至。在天癸的促进作用下，生殖之精有规律地排泄，维持和调控着人类正常的生殖功能。《素问·上古天真论》曰“女子二七而天癸至，任脉通，太冲脉盛，月事以时下，故有子；男子二八，肾气盛，天癸至，精气溢泻，阴阳和，故能有子”。生殖之精的不断化生和有节律的排泄，是保持人体生殖功能正常状态的基本要素和重要条件。

知识拓展

天癸的作用

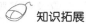

促进人体生长、发育和生殖功能，维持妇女月经和胎孕，维持男子产生精子和具备生育能力所必需的物质。它来源于男女之肾精，受后天水谷精微的滋养而逐渐充盛。

在男子则为“精”，是精气的别称。《黄帝内经》曰“天癸，精气也”。

元阴、元气的别称。《类经》曰“故天癸者，……其在人身，是为元阴，亦曰元气”。

津液的输布排泄主要是通过脾的转输、肺的宣降和肾的蒸腾气化来完成。

通过脾的转输，一方面将津液输送到全身；另一方面将津液往上输送到肺。肺对津液的输送和排泄，主要是宣发和肃降发挥功能。通过肺的宣发作用，将津液向外向上布散到全身，并将多余的转化为汗液排出。通过肺的肃降作用，向下输送到肾和膀胱，多余的形成尿液排出。肾所藏的精气是机体生命活动的原动力，也是气化作用的原动力。通过肾脏精气的蒸腾气化作用，将有用的部分布散到全身，将代谢废物排出体外。

三、精与津液的功能

精的属性是闭藏和静守于内，具有重要而强大的生理功能，决定和影响着生命个体的繁衍、生长、发育以及脏腑器官的生理过程。

津液的功能主要是滋润和濡养作用，即润泽皮毛、肌肤，滋润脏腑、经脉，充养骨髓、脑髓、润滑眼、鼻、口等孔窍和滑利关节等，津液在脉内又是血液的组成部分。因津液与血、汗、尿都有密切关系，故《灵枢·营卫生会篇》有“夺血者无汗，夺汗者无血”的论述，《伤寒论》也有“衄家不可发汗”和“亡血家不可发汗”的告诫。

第四节　神

神,既是中医学的概念,也是中国古代哲学中的概念。在古代哲学范畴中,神是指调控宇宙万物发生发展变化的一种力量,是宇宙的主宰及规律。

一、神的基本概念

神是人体生命活动的主宰及其外在总体表现的统称。神的内涵是广泛的,既是一切生理活动、心理活动的主宰,又包括生命活动外在的体现。其中,将精神、意识、思维活动归纳为狭义之神的范畴。

二、人体之神的生成

精、气、血、津液是化神养神的基本物质。神的产生,不仅与这些精微物质的充盈及相关脏腑功能的发挥有关,而且与脏腑精气对外界刺激的应答反应密切相关。

1.精、气、血、津液为化神之源　精、气、血、津液是产生神的物质基础,神是不能脱离这些精微物质而存在的。《素问·八正神明论》中"血气者,人之神",说明精、气、血、津液不仅是构成人体的基本物质,而且还是神所赖以产生的基本物质。神寓于形体之中,脱离了形体组织的神是不存在的。

2.脏腑精气对外界环境的应答　在自然环境与社会环境的外界刺激下,人体内部脏腑将作出反应,于是便产生了神。其中,尤以心的生理功能最为重要。心藏神,主宰和协调人体脏腑形体官窍的生理活动,同时也主宰人体的心理活动,故称心为"五脏六腑之大主"。

三、人体之神的分类

(一)情志

此处主要论述七情和五志的有关知识。

七情,即喜、怒、忧、思、悲、恐、惊七种情志变化。七情与脏腑的功能活动有着密切的关系,七情分属五脏,以怒、喜、思、悲、恐为代表,称为五志。七情是人体对外界客观事物的不同反映,是生命活动的正常现象,不会使人发病。但在突然、强烈或长期性的情志刺激下,超过了正常的生理活动范围,使脏腑气血功能紊乱,就会导致疾病的发生,这时的七情就成为致病因素,而且是导致内伤疾病的主要因素之一,故称为内伤七情。

(二)思维

主要是指思维活动,即《黄帝内经》所述"意、志、思、虑、智"。

正常人的精神活动的高级形式是思维,这是一个复杂的生理现象,中医学受我国古代哲学思想体系"心灵论"的启发,认为心是主要思维器官,心能够反映外界事物而产生思维活动,《素问·灵兰秘典》和《灵枢·本神》分别有"积神于心,以知往今"和"所以任物者谓之心","任物"即指心担任接受与外界事物接触,并给予相应的反应。《黄帝内经》将思维活动的全过程概括为意、志、思、虑、智五个方面,《灵枢·本神》指出“心有所忆谓之意,意之所存谓之”。

四、人体之神的功能

神是生命活动的主宰,又是生命活动的总体现,对人体生命活动具有重要的调节作用。

(一)调节精气血津液的代谢

神即由精、气、血、津液等作为物质基础而产生,又能反作用于这些物质。神具有统领、调控这些物质在体内进行正常代谢的作用。

(二)调节脏腑的生理功能

脏腑精气产生神,神通过对脏腑精气的主宰来调节其生理功能。以五脏精气为基础物质产生的精神情志活动,在正常情况下对脏腑之气的运行起到调控作用,使之升降出入运行协调有序。

(三)主宰人体的生理活动

神的盛衰是生命力盛衰的综合体现,因此神的存在是人体生理活动和心理活动的主宰。精、气、血、津液的充盈与运行有序,物质转化与能量转化的代谢平衡,脏腑功能的发挥和协调,情志活动的产生和调畅,心理状态的宁静怡然,祛病延年的养生之道,都离不开神的统帅和调节。神是机体生命存在的根本标志,形离开神则形亡,形与神俱,神为主宰。

第五节　气、血、精与津液、神之间的关系

气、血、津液都是构成人体和维持人体生命活动的最基本物质,水谷精微物质都是其中的组成部分,三者相互依存、相互制约、相互为用。

一、气与血的关系

气属阳,主动,主煦之;血属阴,主静,主濡之。这是气与血在属性和生理功能上的区别,但两者都源于脾胃化生的水谷精微和肾中精气,在生成、输布等方面关系密切,故《难经本义》曰“气中有血,血中有气,气与血不可须臾相离,乃阴阳互根,自然之理也”。《医学真传·气血》载“人之一身,皆气血之所循行,气非血不和,血非气不运,故曰:气主煦之,血主濡之”,这种关系可概括为“气为血之帅”“血为气之母”。

(一)气对血的作用

气对血的作用,是气为血之帅。

1.气能生血　气能生血是指气的运动变化是血液生成的动力。从摄入的饮食物转化成水谷精微,从水谷精微转化成营气和津液,从营气和津液转化成赤色的血,其中每一个转化过程都离不开气的运动变化,而气的运动变化又是通过脏腑的功能活动表现出来的。气的运动变化能力旺盛,则脏腑的功能活动旺盛,化生血液的功能亦强;气的运动变化能力减弱,则脏腑功能活动衰退,化生血液的功能亦弱。气旺则血充,气虚则血少。故在临床治疗血虚疾患时,常配合补气药,就是补益生血的动力,所以周学海在《读医随笔·气能生血血能藏气》曰:“前

贤谓气能生血者……人身有一种气,其性情功力能鼓动人身之血,由一丝一缕化至十百千万,气之力止而后血之数亦止焉。常见人之少气者,及因病伤气者,面色络色必淡,未尝有失血之症也,以其气力已怯,不能鼓化血汁耳。此一种气,即荣气也,发源于心,取资于脾胃,故曰心生血,脾统血,非心脾之体能生血统血也,以其藏气之化力能如此也。"

2.气能行血　气能行血是指气的推动作用是血液循行的动力。气,一方面可以直接推动血行,如宗气;另一方面又可促进脏腑的功能活动,通过脏腑的功能活动推动血液运行。故《血证论·阴阳水火气血论》曰"运血者即是气",《素问·五脏生成论》曰"气行乃血流"。气生成于血中而固护于血外,气为血之帅,血在脉中流行,实赖于气之率领和推动。故气之正常运动,对保证血液的运行有着重要意义。总之,气行则血行,气止则血止,气有一息之不运,则血有一息之不行;所以临床上治疗血行失常,常以调气为上,调血次之。如气虚不能行血则面色㿠白,补气行血则面色润泽;气滞则血瘀,妇女月经闭止,行气活血则经通。

3.气能摄血　气能摄血即气对血的统摄作用。气的固摄作用使血液正常循行于脉管之中而不逸于脉外。《血证论·脏腑病机论》曰"人身之生,总之以气统血""血之运行上下,全赖乎脾";《张聿青医案》载"血所以丽气,气所以统血。非血之足以丽气也,营血所到之处,则气无不丽焉;非气不足以统血也,卫气所到之处,则血无不统焉。气为血帅故也"。气摄血,实际上是脾统血的作用。《类证治裁·内景综要》曰"诸血皆统于脾",脾为气血运行上下之总枢,其气上输心肺,下达肝肾,外灌溉四旁,充溢肌肤,所谓居中央而畅四方,血即随之运行不息。若脾虚不能统血,则血无所主,因而脱陷妄行。气不摄血则可见出血之候,故治疗时,必须用补气摄血之法,方能达到止血的目的。如临床上每见血脱之危候,治本"血脱者固气"之法,用大剂独参汤补气摄血而气充血止。

(二)血对气的作用

血对气的作用,即血为气之母,指气在生成和运行中始终离不开血。血为气之母的含义:一是血能生气。气存血中,血不断地为气的生成和功能活动提供水谷精微,而水谷精微又赖血以运之,为脏腑的功能活动供给营养,使气的生成与运行正常地进行,故血盛则气旺,血衰则气少。二是血能载气。《血证论·阴阳水火气血论》曰"守气者即是血""载气者,血也"。气存于血中,赖血之运载而达全身。血为气之守,气必依附于血而静谧,如《医论三十篇》云"气阳而血阴,血不独生,赖气以生之;气无所附,赖血以附之",否则"血不载气,则气将飘浮不定,无所归附"。所以临床上每见大出血之时,气也随之而涣散,形成气随血脱之候。

综上所述,气与血,一阴一阳,互相维系,气为血之帅,血为气之母。如《不居集》曰"一身气血,不能相离,气中有血,血中有气,气血相依,循环不已"。若血气不和,则百病丛生。

二、气与津液的关系

气属阳,津液属阴,这是气和津液在属性上的区别,但两者均源于脾胃所运化的水谷精微,在其生成和输布过程中有着密切的关系。病机上病气即病水,病水即病气,治疗上治气即是治水、治水即是治气。

(一)气对津液的作用

1.气能生津　气是津液生成与输布的物质基础和动力。津液源于水谷精气,而水谷精气赖脾胃之腐熟运化而生成。气推动和激发脾胃的功能活动,使中焦之气机旺盛,运化正常,则津液充足。《血证论·阴阳水火气血论》曰"水化于气",《程杏轩医案续录》云"气可化水",故津液的生成、输布和排泄均离不开气的作用，三焦之气失职，则津液停聚而为湿为水为肿，如太阳蓄水证，水热互结于膀胱，气化不行，津液不布，则口渴而小便不利，治以五苓散助气化而散水邪，膀胱津液得以化气，升腾于上，敷布于脏腑而还为津液，不生津而渴自止。所以气旺则津充，气弱则津亏。

2.气能行津　气能行津指气的运动变化是津液输布排泄的动力。气的升降出入运动作用于脏腑，表现为脏腑的升降出入运动。脾、肺、肾、肝等脏腑的升降出入运动完成了津液在体内的输布、排泄过程，故《血证论·阴阳水火气血论》曰“气行水亦行”。当气的升降出入运动异常时，津液输布、排泄过程也随之受阻；反之，由于某种原因，使津液的输布和排泄受阻而发生停聚时，则气的升降出入运动也随之而不利。由气虚、气滞而导致的津液停滞，称作气不行水；由津液停聚而导致的气机不利，称作水停气滞。两者互为因果，可形成内生之水湿、痰饮，甚则水肿等病理变化。这是在临床上治疗水肿行气与利水法常并用的理论依据之一。

3.气能摄津　气能摄津是指气的固摄作用控制着津液的排泄。体内的津液在气的固摄作用控制下维持着一定的量。若气的固摄作用减弱，津液任意经汗、尿等途径外流，出现多汗、漏汗、多尿和遗尿的病理现象，临床治疗时应注意补气固津。

（二）津液对气的作用

《程杏轩医案续录》曰“水可化气”，《血证论·阴阳水火气血论》云“气生于水”。水谷化生的津液，通过脾气升清散精，上输于肺，再经肺之宣降通调水道，下输于肾和膀胱，肾阳蒸动化而为气，升腾敷布于脏腑，发挥其滋养作用，以保证脏腑组织的正常生理活动，故《素问·经脉别论》云“水精四布，五经并行”。此外，津液是气的载体，气必须依附于津液而存在，否则就将涣散不定而无所归。因此，津液的丢失，必导致气的耗损，如暑病伤津耗液，不仅口渴喜饮，且津液虚少无以化气，见少气懒言、肢倦乏力等气虚之候。若因汗、吐太过，使津液大量丢失，则气也随之而外脱，形成“气随液脱”之危候，故《金匮要略心典》曰“吐下之余，定无完气”。

三、血与精、津液的关系

精能化血，血能生精，精血互生，故有“精血同源”之说。

（一）血对精的作用

《赤水玄珠·调经门》曰“夫血者，水谷之精气也，和调于五脏，洒陈于六腑，男子化而为精，女子上为乳汁，下为经水”，《读医随笔·气血精神论》云“精者，血之精微所成”。血液流于肾中，与肾精化合而成为肾所藏之精。由于血能生精，血旺则精充，血亏则精衰。临床上每见血虚之候往往有肾精亏损之征。

（二）精对血的作用

血与津液均是液态物质，均有滋润和濡养作用，与气相对而言，两者均属于阴，生理上相互补充，病理上相互影响。

（三）血对津液的作用

运行于脉中的血液，渗于脉外便化为有濡润作用的津液。《灵枢·邪气脏腑病形》曰“十二经脉，三百六十五络，其血气皆上于面而走空窍，……其气之津液，皆上熏于面”。当血液不足时，可导致津液的病变，如血液瘀结，津液无以渗于脉外，以濡养皮肤肌肉，则肌肤干燥粗糙甚至甲错。失血过多时，脉外之津液渗入脉中以补偿血容量的不足，因之而导致脉外的津液不足，出现口渴、尿少、皮肤干燥等表现,故有“夺血者无汗”“衄家不可发汗”和“亡血者,不可发汗”之说。

(四)津液对血的作用

津液和血液同源于水谷精微,被输布于肌肉、腠理等处的津液,不断地渗入孙络,成为血液的组成成分,故有“津血同源”之说。汗为津液所化,汗出过多则耗津,津耗则血少,故又有“血汗同源”之说。若津液大量损耗,不仅渗入脉内之津液不足,甚至脉内之津液还要渗出于脉外,形成血脉空虚、津枯血燥的病变。故对于多汗夺津或精液大量丢失的患者,不可用破血逐瘀之峻剂,故《灵枢·营卫生会》云“夺汗者无血”。

血与津液均是周流于全身的液态物质,不仅同源于水谷精微,而且在运行输布过程中相辅相成,互相交会,津可入血,血可成津,故《血证论·阴阳水火气血论》曰“水中有血,血中有水”“水与血原并行而不悖”。血与津液共同发挥滋养、濡润作用。病理上血与津液相互影响,故《金匮要略·水气病脉证并治》曰“经为血,血不利则为水,名曰血分”。血能病水,水能病血。水肿可导致血瘀,血瘀亦可导致水肿,临证屡见不鲜。瘀血也可是水肿形成后的病理产物,水肿则往往有瘀血见证,故《血证论·阴阳水火气血论》云“汗出过多则伤血,下后亡津液则伤血,热结膀胱则下血,是水病而累血也”。

另外,血与水还可以同时发病,如妇女经闭水肿、外伤瘀血水肿等。由于血与津液病理上常互相影响而并存,故在治疗上应注意水病治血、血病治水、水血兼顾等。

四、精气神之间的关系

(一)气能生精摄精

只有全身脏腑之气充足,功能正常,才可以运化吸收饮食水谷之精微,因而精的化生依赖于气的充盛,五脏六腑之精充盈,流注于肾而藏之。

(二)精能化气

精为气化生的本源,精足则人身之气得以充盛,分布到各脏腑经络,则各脏腑经络之气亦充足;各脏之精充足则各脏之气化生充沛,自能推动和调控各脏腑形体官窍的生理活动。故精足则气旺,精亏则气衰。临床精虚及失精患者常同时见到气虚的病理表现。

(三)精气化神

精盈则神明,精亏则神疲,故《黄帝内经》倡导“积精全神”以养生。气充则神明,气虚则神衰,故称气为“神之母”。总之,神是生命活动的主宰,而精与气,包括血、津液等均是产生神的物质基础,这些基本物质属于人的形体,是根本。神寓于形体之中,脱离形体的神是不存在的。

(四)神驭精气

明代汪绮石《理虚元鉴》云“夫心主血而藏神者也,肾主志而藏精者也。以先天生成之体质论,则精生气,气生神;以后天运用之主宰论,则神役气,气役精”。人体脏腑形体官窍的功能活动及精气血等物质的新陈代谢,均必须受神的调控和主宰。形是神之宅,但是神乃形之主,神安则精固气畅,神荡则精失气衰。故有“得神者昌,失神者亡”之说。精神意识活动对形体健康的反作用这一辩证观点,无疑是正确的。

【本章小结】

本章主要介绍了中医基础理论关于气、血、精、津液与神的基本含义、生成分布和主要生理功能，以及气、血、津液与神之间的关系。

本章要求学生在学习过程中必须掌握气的基本含义、生成分布和分类，以及元气、宗气、营气、卫气的生成、分布和主要生理功能，同时熟悉血、精、津液的概念、生成、循行、主要生理功能，了解气、血、精、津液与脏腑之间的关系。

（何　琼）

目标检测

1~8 题为单选题，9~16 题为多选题。

1.头晕眼花，少气倦怠，腹泻，脱肛，舌淡苔白，脉弱，辨证属（　　）。

A.气虚证　　B.气血两虚证　　C.气陷证
D.气滞证　　E.血虚证

2.胸胁胀闷，窜痛，胁下痞块，性情急躁，刺痛拒按，舌紫暗，脉涩，辨证属（　　）。

A.气虚血瘀证　　B.气滞血瘀证　　C.血寒证
D.血瘀证　　E.气血两虚证

3.头晕目眩，少气懒言，乏力自汗，面色淡白，心悸失眠，舌淡嫩，脉弱，辨证属（　　）。

A.血虚证　　B.气虚证　　C.气血两虚证
D.气不摄血证　　E.气滞血瘀证

4.临床表现为口燥咽干，唇燥而裂，皮肤干枯无泽，小便短少，大便干结，舌红少津，脉细数，辨证属（　　）

A.血虚证　　B.温燥证　　C.阴虚证
D.津液不足证　　E.阳虚证

5.下列不属血虚证表现的是（　　）。

A.两颧潮红　　B.头晕目眩　　C.心悸失眠
D.手足麻木　　E.面色淡白

6.腹部坠胀，子宫脱垂，多属（　　）。

A.气虚证　　B.气陷证　　C.气血两虚证
D.血虚证　　E.气不摄血证

7.面白无华，短气，身倦乏力，便血，舌淡，脉细弱，辨证属（　　）。

A.气随血脱证　　B.气不摄血证　　C.气血两虚证
D.气陷证　　E.血虚证

8.胁痛咳更甚，转侧牵引而痛，气短息促，此属（　　）。

A.痰饮　　B.悬饮　　C.溢饮

D.支饮　　E.水饮

9.气逆证主要以(　　)的病变为多见。

A.肺　　B.心　　C.脾

D.胃　　E.肝

10.气滞疼痛的特征是(　　)。

A.攻痛　　B.胀痛　　C.窜痛

D.针刺痛　　E.隐痛

11.下列为血瘀证表现的是(　　)。

A.脉细涩　　B.出血　　C.疼痛

D.肿块　　E.瘰疬

12.阳水与阴水的临床表现均有(　　)。

A.脉沉　　B.水肿　　C.小便短少

D.舌淡苔白滑　　E.发热

13.下列可见于痰证的是(　　)。

A.癫狂　　B.瘕聚　　C.乳癖

D.瘰疬　　E.梅核气

14.下列属饮证的临床表现是(　　)。

A.倚息不得平卧　　B.脉浮　　C.苔白腻

D.心悸　　E.下肢浮肿

15.下列属血瘀证的临床表现是(　　)。

A.痛如针刺　　B.腹内癥积　　C.手足麻木

D.反复出血　　E.眼眶暗黑

16.下列与气陷证无关的是(　　)。

A.脱肛　　B.子宫脱垂　　C.胃下垂

D.大小便失禁　　E.下肢痿软

第四章 经 络

【学习目标】

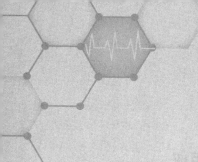

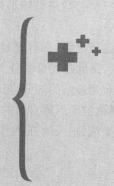

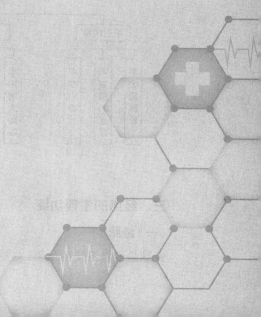

- 掌握经络的概念和经络系统的组成。
- 理解十二经脉的名称、走向、交接、分布规律、表里关系及流注次序。
- 理解经络的生理功能和经络学说的应用。
- 熟悉常用腧穴的定位、主治与操作。

第一节　经络的概念及经络系统的组成

一、经络的概念

经络，是经脉和络脉的总称；是运行全身气血，联络脏腑形体官窍，沟通上下内外，感应传导信息的通路系统；是人体结构的重要组成部分。

经络分经脉和络脉两大类。经有路径、途径之意，经脉是经络系统的主干，是气血之气运行和信息传导的主要通道；络有联络、网络之意，络脉是经脉的分支，网络全身。在经络中运行的气称经络之气，简称经气。经气是一身之气分布到经络的部分，与脏腑之气相通。经气是信息的载体，有感应和传导信息的作用，是经络沟通联络脏腑形体官窍的中介。经络相贯，遍布全身，通过有规律的循行和广泛的联络交会，构成经络系统，把人体五脏六腑、四肢百骸、器官孔窍及皮肉筋骨等组织连接成一个有机整体。

二、经络系统的组成

人体的经络系统，由经脉、络脉和连属部分组成（图 4.1）。

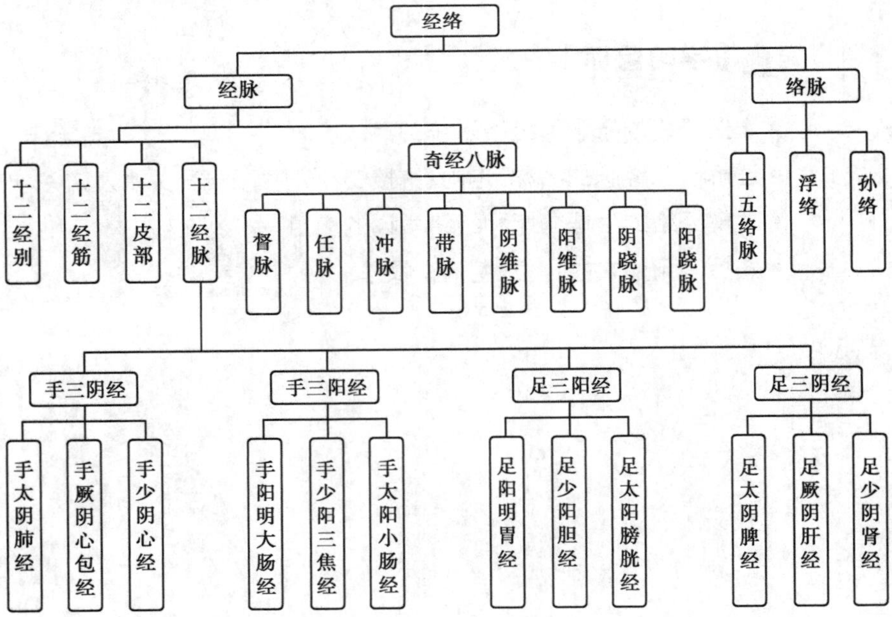

图 4.1　经络系统简图

三、经络的生理功能

（一）经脉

经脉是经络系统的主干，主要有正经、奇经和经别三大类。

1.十二正经　即手足三阴经和手足三阳经，又称“十二经脉”。左右对称，各自分属于一个脏或一个腑，是气血运行的主要通道。

2.奇经八脉　即督脉、任脉、冲脉、带脉、阴跷脉、阳跷脉、阴维脉、阳维脉，合称“奇经八脉”。奇经有统率、联络和调节十二经脉中气血的作用。这些经脉“别道而行”，它们的分布不像十二经脉那样规则，且无脏腑络属关系，与正经有别，故名奇经。

3.十二经别　是指十二经脉由四肢肘、膝以上分别出来的循行于胸、腹及头部的支脉。分别起于四肢肘、膝以上部位，能够加强十二经脉中互为表里的两经联系，并能到达某些正经未到的器官与形体部位，因而能补正经之不足。

（二）络脉

络脉是经脉的分支，有别络、浮络、孙络之分。

1.别络　是较大的络脉，有本经别走邻经之意。十二经脉和任、督二脉各有一支别络，再加上脾之大络，合为“十五别络”。主要功能是加强表里两经之间在体表的联系，并能通达某些正经所没有到达的部位，补正经之不足。

2.浮络　是循行于人体浅表部位的络脉。

3.孙络　是络脉中最细小的络脉，属络脉的再分支，分布全身，难以计数。

（三）连属部分

经络系统的组成中，还包括其连属部分。经络对内连属各个脏腑，在外连于筋肉、皮肤而称为经筋和皮部。

1.十二经筋　是十二经脉之气濡养和支持筋肉骨节的体系，为十二经脉的附属部分，具有约束骨骼、屈伸关节的功能。

2.十二皮部　是十二经脉及其所属络脉在体表的分区，经气布散之所以，具有保卫机体、抗御外邪的功能，并能反映十二经脉的病症。

第二节　十二经脉

一、十二经脉的名称、走向、交接及分布规律

（一）十二经脉的名称

十二经脉的名称，是以经脉所属的脏腑和循行部位的上下内外，结合阴阳理论而命名的。其命名原则如下：

（1）内为阴，外为阳：分布于肢体内侧面的经脉为阴经，分布于肢体外侧面的经脉为阳经。肢体内侧面有前、中、后之分，称为太阴、厥阴、少阴；肢体外侧面也有前、中、后之分，称为阳明、少阳、太阳。

（2）脏为阴，腑为阳：脏的经脉叫阴经，腑的经脉叫阳经，各经都以所属脏腑命名。

（3）上为手，下为足：分布于上肢的经脉为手经，分布于下肢的经脉为足经（表 4.1）。

表 4.1　十二经脉名称分类

类别	阴经 （属脏）	阳经 （属腑）	分布部位	循行部位 （阴经行于内侧，阳经行于外侧）
手	太阴肺经 阳明大肠经 厥阴心包经	少阳三焦经 少阴心经 太阳小肠经	上肢	前线 中线 后线
足	太阴脾经 厥阴肝经 少阴肾经	阳明胃经 少阳胆经 太阳膀胱经	下肢	前线 中线 后线

（二）十二经脉的走向和交接规律

十二经脉的走向和交接有一定的规律，《灵枢·逆顺肥瘦》曰“手之三阴，从脏走手；手之三阳，从手走头；足之三阳，从头走足；足之三阴，从足走腹”，即手三阴经从胸腔内脏走向手指末端，交手三阳经；手三阳经从手指末端走向头面部，交足三阳经；足三阳经从头面部走向足趾末端，交足三阴经，足三阴经从足趾走向腹腔、胸腔，交手三阴经。这样就构成了“阴阳相贯，如环无端”的循环路径（《灵枢·营卫生会》）。由于手、足三阳经皆在头面部相汇交接，故有“头为诸阳之会”的说法（图 4.2）。

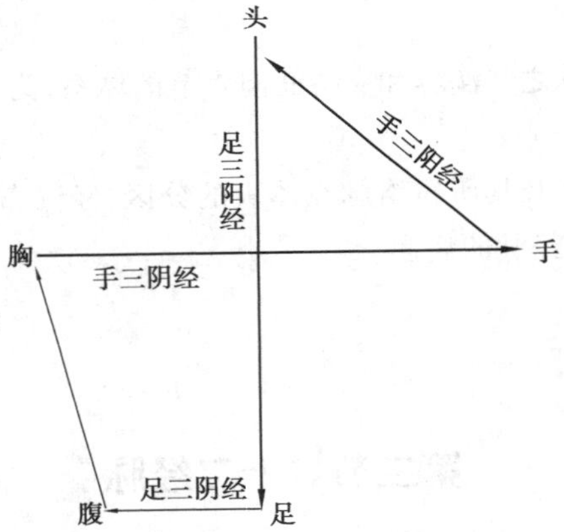

图 4.2　十二经脉走向交接规律示意图

（三）十二经脉的分布规律

1.四肢部　三阴经行于内侧面，三阳经行于外侧面；就前中后来说，基本是太阴、阳明在前缘，少阴、太阳在后缘，厥阴、少阳居中。其中，需要说明的是在内踝上 8 寸（1 寸≈3.33 cm）以下，肝经在前缘，脾经在中线；向上至内踝上 8 寸处两经交叉，脾经在前缘，肝经在中线。

2.头面部　阳明经行于面部、额部；太阳经行于面颊、头顶及头后部；少阳经行于头侧部。

3.躯干部　手三阴经均从胸部行于腋下；手三阳经行于肩胛部；足三阳经中阳明经行于躯干前面（胸腹面），太阳经行于后面（背面），少阳经行于躯干侧面；足三阴经均行于腹面、胸面。循行于胸腹面的经脉，自内向外依次为足少阴肾经、足阳明胃经、足太阴脾经和足厥阴肝经。

二、十二经脉的流注次序及表里关系

1.十二经脉的流注次序　十二经脉中的气血运行是循行贯注的，即从手太阴肺经开始，依次经手阳明大肠经、足阳明胃经、足太阴脾经、手少阴心经、手太阳小肠经、足太阳膀胱经、足少阴肾经、手厥阴心包经、手少阳三焦经、足少阳胆经传至足厥阴肝经，再传至手太阴肺经，首尾相贯，如环无端。其流注次序如图 4.3 所示。

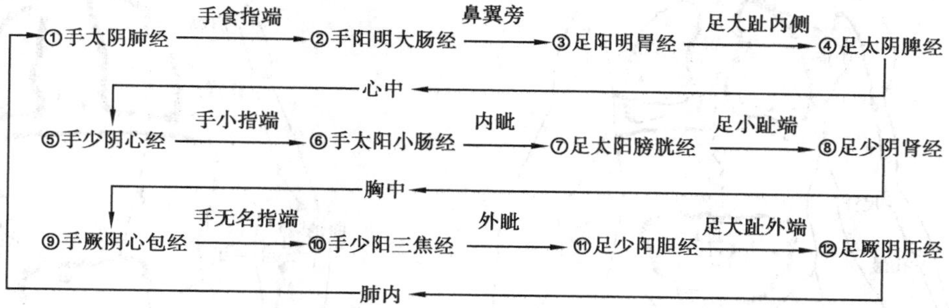

图 4.3　十二经脉流注次序

2.十二经脉的表里关系　手足三阴三阳经脉，通过经别和别络互相沟通，组合成六对“表里相合”关系（表 4.2）。相为表里的两条经脉，分别循行于四肢内、外侧的相对位置，并在手或足末端相互交接。

表 4.2　十二经脉的表里关系

表	里	表	里
手阳明大肠经	手太阴肺经	足阳明胃经	足太阴脾经
手少阳三焦经	手厥阴心包经	足少阳胆经	足厥阴肝经
手太阳小肠经	手少阴心经	足太阳膀胱经	足少阴肾经

三、十二经脉的循行路线

（一）手太阴肺经

图 4.4 为手太阴肺经循行路线。起于中焦，下络大肠，还循胃口（下口幽门，上口贲门），通过膈，属肺，至喉部，横行至胸部上方（中府穴），出腋下，沿上肢内侧前缘下行，过肘，至腕入寸口，上鱼际，直出拇指之端。

分支：从腕后（列缺穴）分出，沿掌背侧走向食指桡侧端（商阳穴），交于手阳明大肠经。

（二）手阳明大肠经

图 4.5 为手阳明大肠经循行路线。起于食指桡侧端（商阳穴），经过手背，行于上肢伸侧前缘，上肩，至肩关节前缘，向后到第 7 节颈椎棘突下（大椎穴），再向前下行入缺盆，进入胸腔，络肺，向下通过膈下行，属大肠。

分支：由缺盆上行，经颈部至面颊，入下齿中，回出夹口两旁，左右交叉于人中，至对侧鼻旁

（迎香穴），交于足阳明胃经。

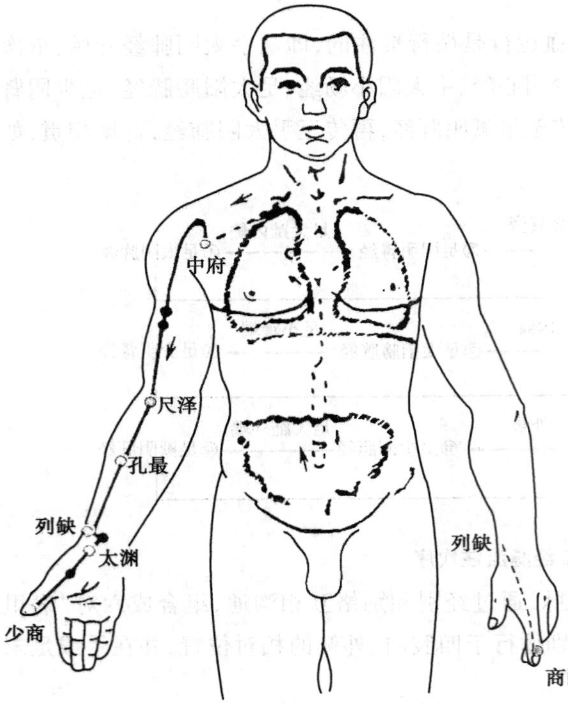

图 4.4　手太阴肺经

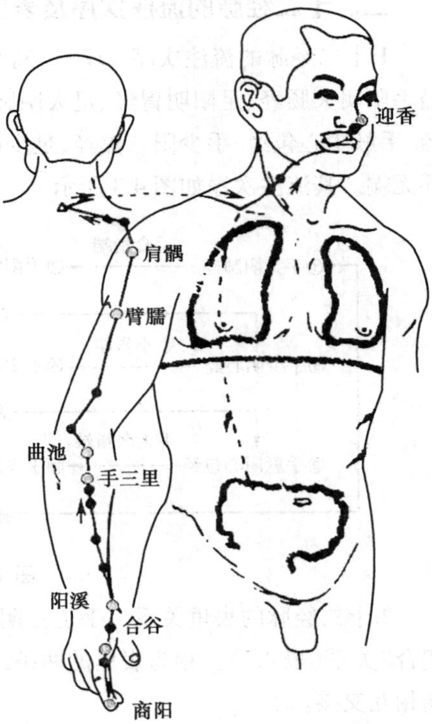

图 4.5　手阳明大肠经

（三）足阳明胃经

图 4.6 为足阳明胃经循行路线。起于鼻旁（迎香穴），夹鼻上行，左右二脉交会于鼻根部，旁行入目内眦，与足太阳经脉相会，下行沿鼻柱外侧入上齿中，还出，环口绕唇，下交承浆，分别沿下颌骨后下缘到大迎穴处，沿下颌角上行过耳前，沿发际至前额。

分支一：从大迎前下行到人迎穴，沿喉咙，进入缺盆部，向下通过膈，属胃，络脾。

直行支：从缺盆出体表，沿乳中线下行，夹脐两旁（旁开 2 寸），下行至腹股沟处的气街穴。

分支二：从胃下口分开，沿腹腔内下行到气街穴，与直行之脉会合，而后下行大腿前侧，至膝膑，沿下肢胫骨前缘下行足背，达足第 2 趾外侧端（厉兑穴）。

分支三：从膝下 3 寸处（足三里穴）分出，下行至中趾外侧端。

分支四：从足背（冲阳穴）分出，前行至足大趾内侧端（隐白穴），交于足太阴脾经。

（四）足太阴脾经

图 4.7 为足太阴脾经循行路线。起于足大趾内侧端（隐白穴），沿内侧赤白肉际，上行过内踝前，沿小腿内侧正中线上行，在内踝上 8 寸处，交出足厥阴肝经之前，上行沿大腿内侧前缘，进入腹部，属脾，络胃。向上穿过膈，沿食道两旁，连舌根，散舌下。

分支：从胃别出，上行通过膈，注入心中，交于手少阴心经。

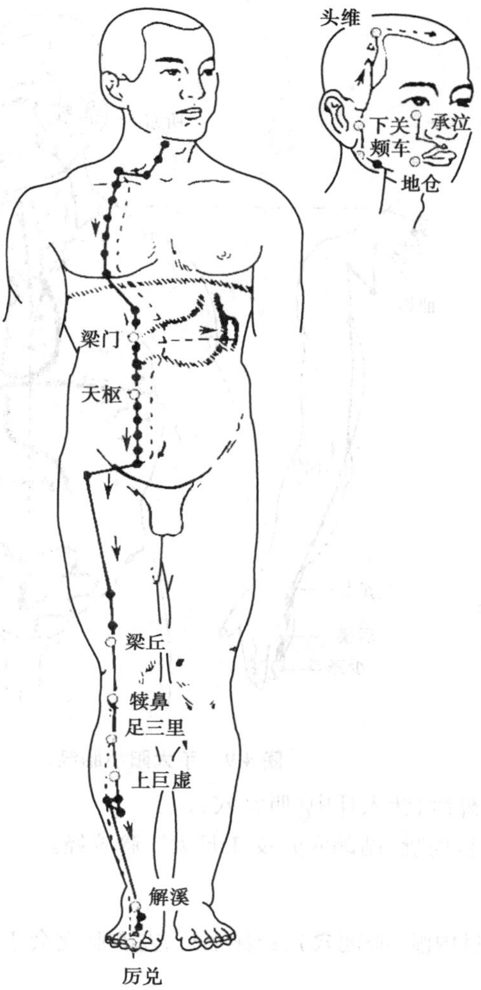

图 4.6　足阳明胃经

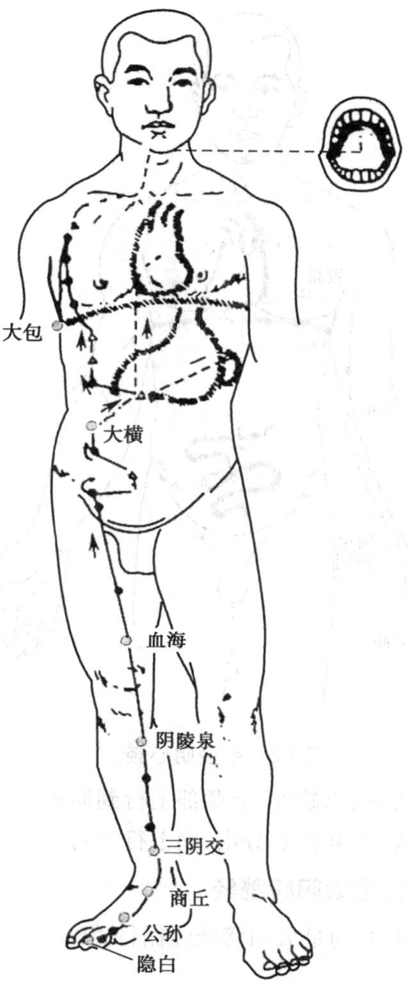

图 4.7　足太阴脾经

（五）手少阴心经

图 4.8 为手少阴心经循行路线。起于心中，走出后属心系（心与其他肺腑相连的脉络），向下穿过膈，络小肠。

分支：从心系分出，夹食道上行，连于目系（目与脑相连的脉络）。

直行支：从心系出来，退回上行经过肺，向下浅出腋下（极泉穴），沿下肢内侧后缘，过肘中，经掌后锐骨端进入掌中，沿小指桡侧，出小指桡侧端（少冲穴），交于手太阳小肠经。

（六）手太阳小肠经

图 4.9 为手太阳小肠经循行路线。起于小指外侧端（少泽穴），沿手掌、上肢外侧后缘，过肘部，上行达肩关节，绕肩胛，交肩（大椎穴），前行入缺盆，深入体腔，络心，沿食道下行，穿过膈，到达胃部，下行，属小肠。

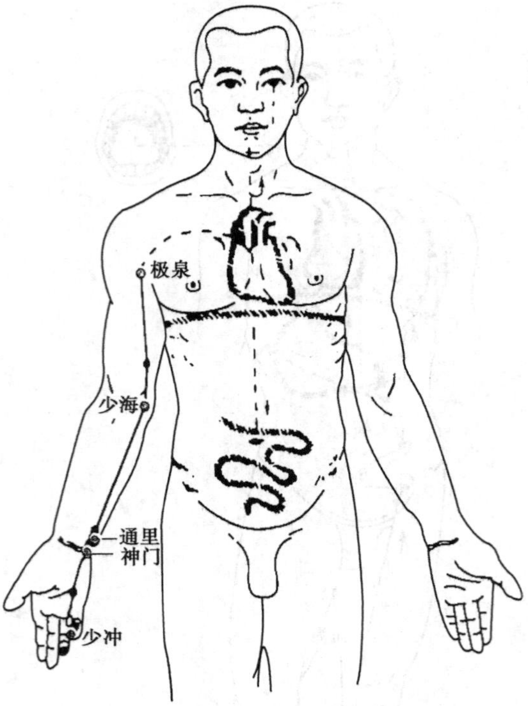

图 4.8　手少阴心经

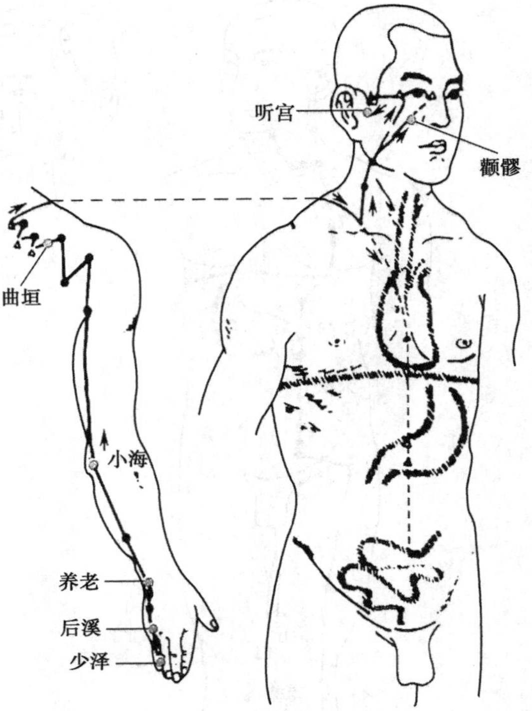

图 4.9　手太阳小肠经

分支一：出缺盆，沿颈部上行到面颊，至目外眦，转入耳中（听宫穴）。

分支二：从面颊分出，向上行于目眶下，至目内眦（晴朗穴），交于足太阳膀胱经。

（七）足太阳膀胱经

图 4.10 为足太阳膀胱经循行路线。起于目内眦（晴朗穴），经额上行，左右脉交会于头顶（百会穴）。

分支：从头顶部分出，下行至耳上角的头侧部。

直行支：从头顶部分出，向后行至枕骨处，进入颅内，络脑，复出于外，分别下项（天柱穴），下行会大椎，再分左右沿肩胛内侧，脊柱两旁（脊柱正中旁开 1.5 寸），抵腰（肾俞穴），络肾，属膀胱。

分支一：从腰部分出，沿脊柱两旁下行，穿过臀部，从大腿后侧外缘下行至腘窝中（委中穴）。

分支二：从颈部分出下行，经肩胛内侧，从附分穴夹脊（脊柱正中旁开 3 寸）下行至髀枢，经大腿后侧至腘中与前一支脉会合后继续下行，穿过腓肠肌，向外下至足外踝后，沿足背外侧至小趾外侧端（至阴穴），交于足少阴肾经。

（八）足少阴肾经

图 4.11 为足少阴肾经循行路线。起于足小趾下，斜走足心（涌泉穴），出行于舟骨粗隆之下，至内踝后，下入足跟；向上沿小腿内侧后缘，至腘窝内侧，上股内侧后缘入脊内（长强穴），贯脊至腰部，属肾，络膀胱。

直行支：从肾向上通过肝和隔，入肺，沿喉咙，夹舌根。

分支：从肺中分出，络心，注于胸中，交于手厥阴心包经。

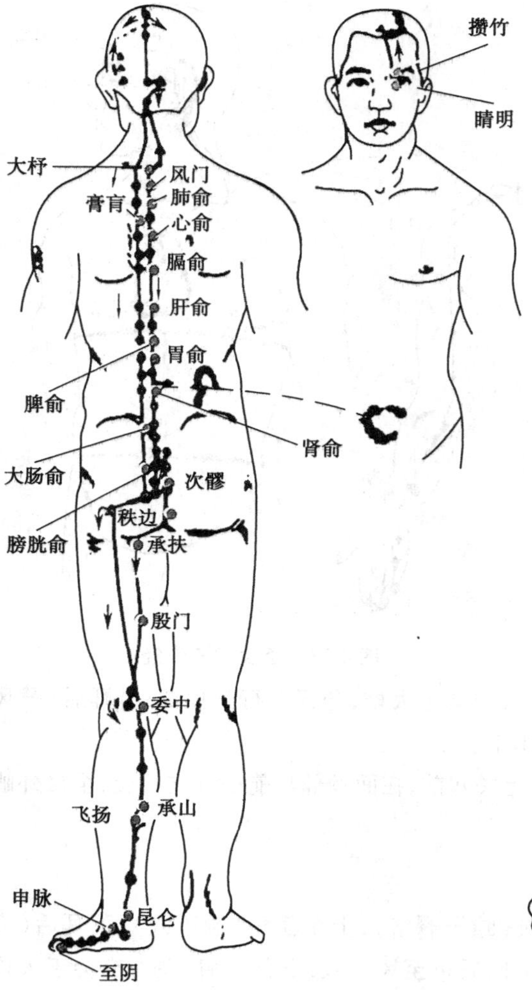

图 4.10 足太阳膀胱经

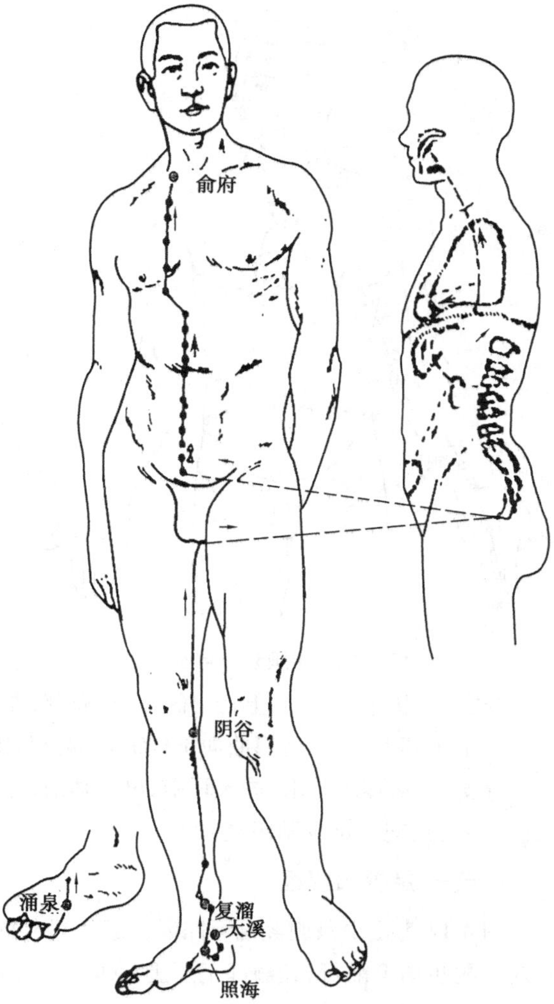

图 4.11 足少阴肾经

(九)手厥阴心包经

图 4.12 为手厥阴心包经循行路线。起于胸中，出属心包络，向下穿过膈，依次络于上、中、下三焦。

分支一：从胸中分出，横行至腋下 3 寸处（天池穴），上抵腋下，沿上肢内侧中线入肘，过腕部，入掌中（劳宫穴），沿中指桡侧，出中指桡侧端（中冲穴）。

分支二：从掌中分出，沿无名指出其尺侧端（关冲穴），交于手少阳三焦经。

(十)手少阳三焦经

图 4.13 为手少阳三焦经循行路线。起于无名指尺侧端（关冲穴），向上沿无名指尺侧至手腕背面，经前臂外侧中线，过肘，上肩，向前行入缺盆，布于膻中，散络心包，穿过膈，依次于上、中、下焦。

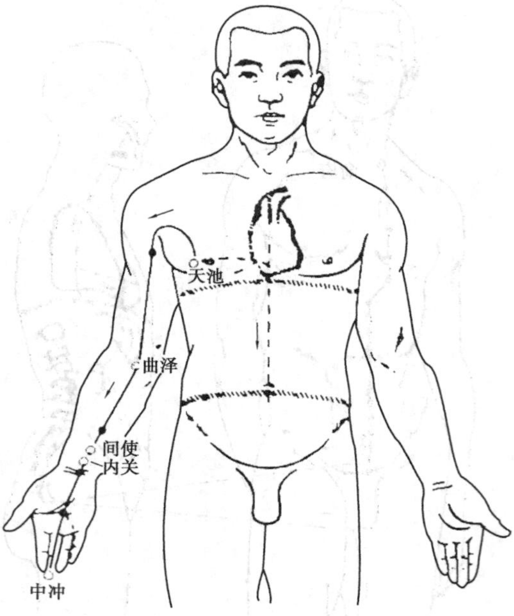

图 4.12　手厥阴心包经

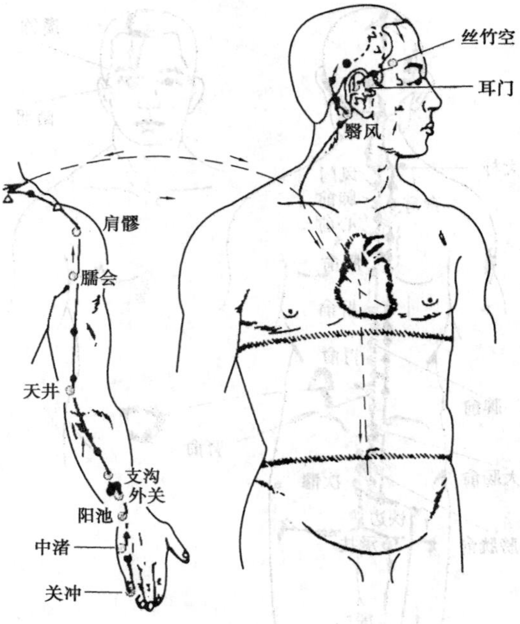

图 4.13　手少阳三焦经

分支一:从膻中分出,上行出缺盆,至肩部,左右交会于大椎,分开上行到顶部,沿耳后(翳风穴),直上出耳上角,然后屈曲向下经面颊部至目眶下。

分支二:从耳后分出,进入耳中,出走耳前,经上关穴前,在面颊部与前一分支相交,至目外眦(瞳子髎穴),交于足少阳胆经。

(十一)足少阳胆经

图 4.14 为足少阳胆经循行路线。起于目外眦(瞳子髎穴),上至额角(颔厌穴),下耳后(完骨穴),再折向上前行,经额部至眉上(阳白穴),又向后折至风池穴,下行之肩,左右交会于大椎穴,前行去缺盆。

分支一:从耳后入耳中,出走耳前,至目外眦后方。

分支二:从目外眦分出,下行至大迎穴处,同手少阳经分布于面颊部的支脉相合,复行至目眶下,又折向后下方,过颊,下颈,与前脉会合于缺盆,入里下行至胸中,穿过膈,络肝,属胆,沿胁里浅出气街,绕毛际,横至环跳穴处。

直行支:从缺盆下腋,沿胸侧,过季肋,下行至环跳穴处与前脉会合,再下行沿下肢外侧中线,过股、膝、颈至外踝之前,沿足背行出于足第 4 趾外侧端(足窍阴穴)。

分支三:从足背(足临泣穴)分出,前行出足大趾外侧端,折回穿过爪甲,分布于足大趾爪甲后丛毛处,交于足厥阴肝经。

(十二)足厥阴肝经

图 4.15 为足厥阴肝经循行路线。起于足大趾爪甲后丛毛处,经大敦穴,向上沿足背至内踝前 1 寸处(中封穴),再向上沿胫骨内缘,在内踝上 8 寸处交出足太阴脾经之后,上行过膝,

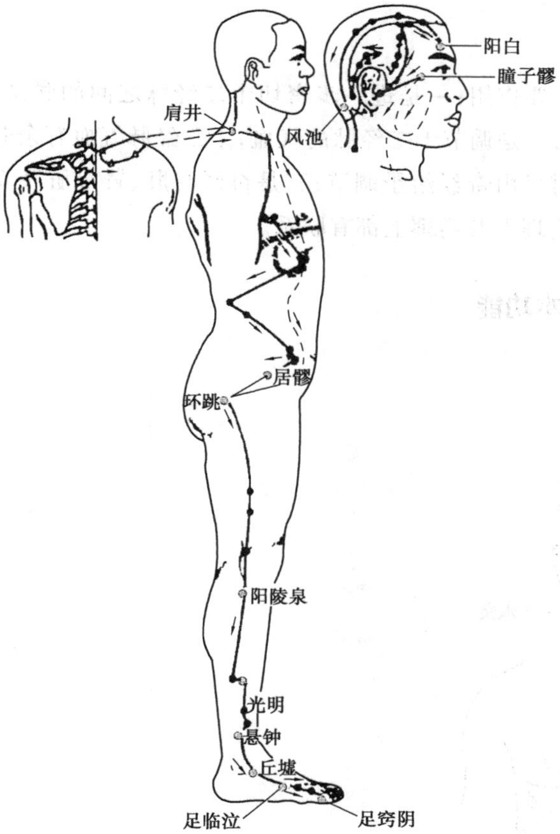

图 4.14　足少阳胆经

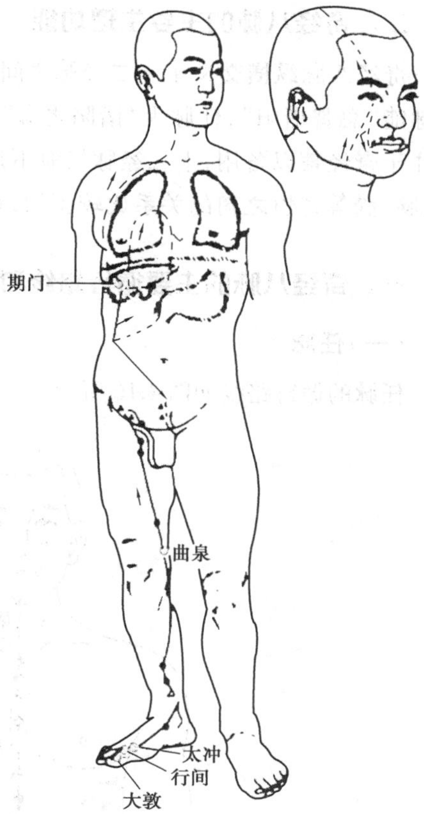

图 4.15　足厥阴肝经

沿大腿内侧中线进入阴毛中,绕阴部,至小腹,夹胃两旁,属肝,络胆,向上过膈(期门),分布于胁肋部,沿喉咙的后边,向上进入咽部,上行连目部,出于额,上行与督脉会于头顶部。

分支一:从目系分出,下行颊里,环绕口唇。

分支二:从肝分出,穿过膈,注肺中,交于手太阴肺经。

第三节　奇经八脉

一、奇经八脉的基本概念

奇经八脉,是督脉、任脉、冲脉、带脉、阳跷脉、阴跷脉、阴维脉、阳维脉的总称。奇经是与正脉相对而言的,由于其分布不像十二经脉那样规则,与脏腑没有直接的相互络属,相互之间也没有表里关系,与十二正经不同,故称奇经。

二、奇经八脉的主要生理功能

奇经八脉纵横交叉于十二经脉之间，主要作用：一是进一步密切十二经脉之间的联系，如督脉能“总督诸阳”，任脉为“诸阴之海”等；二是调节十二经脉的气血，十二经脉气血有余时则流注于奇经蓄以备用，十二经脉气血不足时可由奇经给予调节；三是奇经与肝、肾等脏及女子胞、脑、髓等奇恒之腑的关系比较密切，在生理上及病理上都有联系。

三、奇经八脉的主要循行路线和基本功能

（一）任脉

任脉的循行路线如图 4.16 所示。

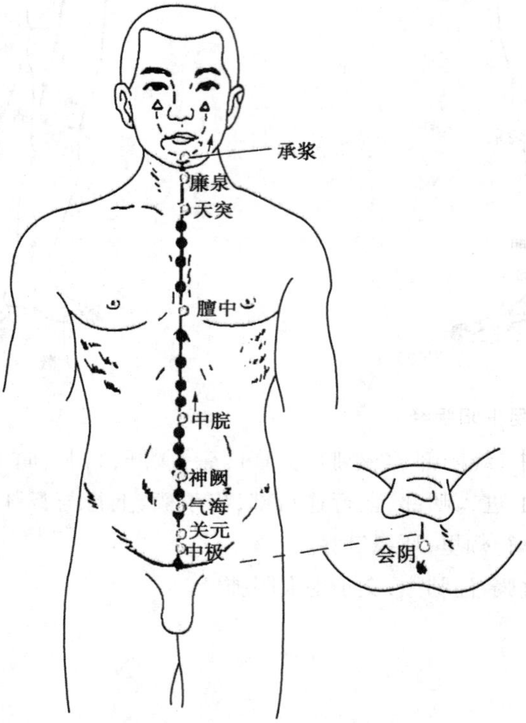

图 4.16　任脉

1.循行部位　起于胞中，下出会阴，经阴阜，沿腹部和胸部正中线上行，至喉部，上行至下颌部，环绕口唇，沿面颊，分行至目眶下。

分支：由胞中别出，与冲脉相并，行于脊柱前。

2.基本功能　任，有担任、妊养之意。任脉行于腹面正中线，其脉多次与手足三阴经及阴维脉交会，能总任一身之阴经，故又称“阴脉之海”。任又与“妊”意义相通。其脉起于胞中，与女子妊娠有关，称“任主胞胎”。

（二）督脉

督脉的循行路线如图 4.17 所示。

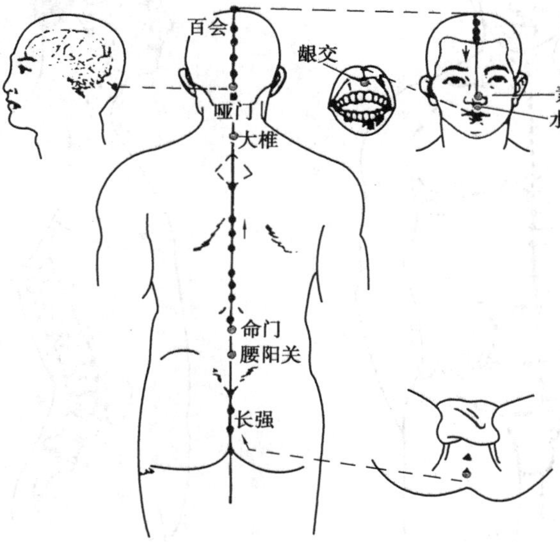

图 4.17 督脉

1.循行部位 起于胞中，下出会阴，沿脊柱里面上行，至项后风府穴处进入颅内，络脑，并由项沿头部正中线，经头顶、额部、鼻部、上唇，到上唇系带处。

分支一：从脊柱里面分出，络肾。

分支二：从小腹内分出，至上贯脐中央，上贯心，到喉部，再向上到下颌部，环绕口唇，向上至两眼下部的中央。

2.基本功能 督，有总管、统率的意思。督脉行于背部正中，其脉多次与手足三阳经及阳维脉交会，能总督一身之阳经，故又称“阳脉之海”。其次，督脉行于脊里，上行入脑，并从脊里分出洛肾，与脑、脊髓和肾有密切的联系。

（三）冲脉

冲脉的循行路线如图 4.18 所示。

1.循行部位 起于胞中，下出会阴后，从气街部起与足少阴经相并，夹脐上行，散布于胸中，再向上行，经喉，环绕口唇，到目眶下。

分支一：从气街部浅出体表，沿大腿内侧进入腘窝，再沿胫骨内缘，下行到足底。

分支二：从内踝后分出，向前斜入足背，进入大趾。

分支三：从胞中分出，向后与督脉相通，上行于脊柱内。

2.基本功能 冲，有要冲之意。冲脉上至于头，下至于足，贯穿全身，成为气血的要冲，能调节十二经气血，故有“十二经脉之海 ”之称。冲脉又称“血海”，与妇女的月经有密切的关系。

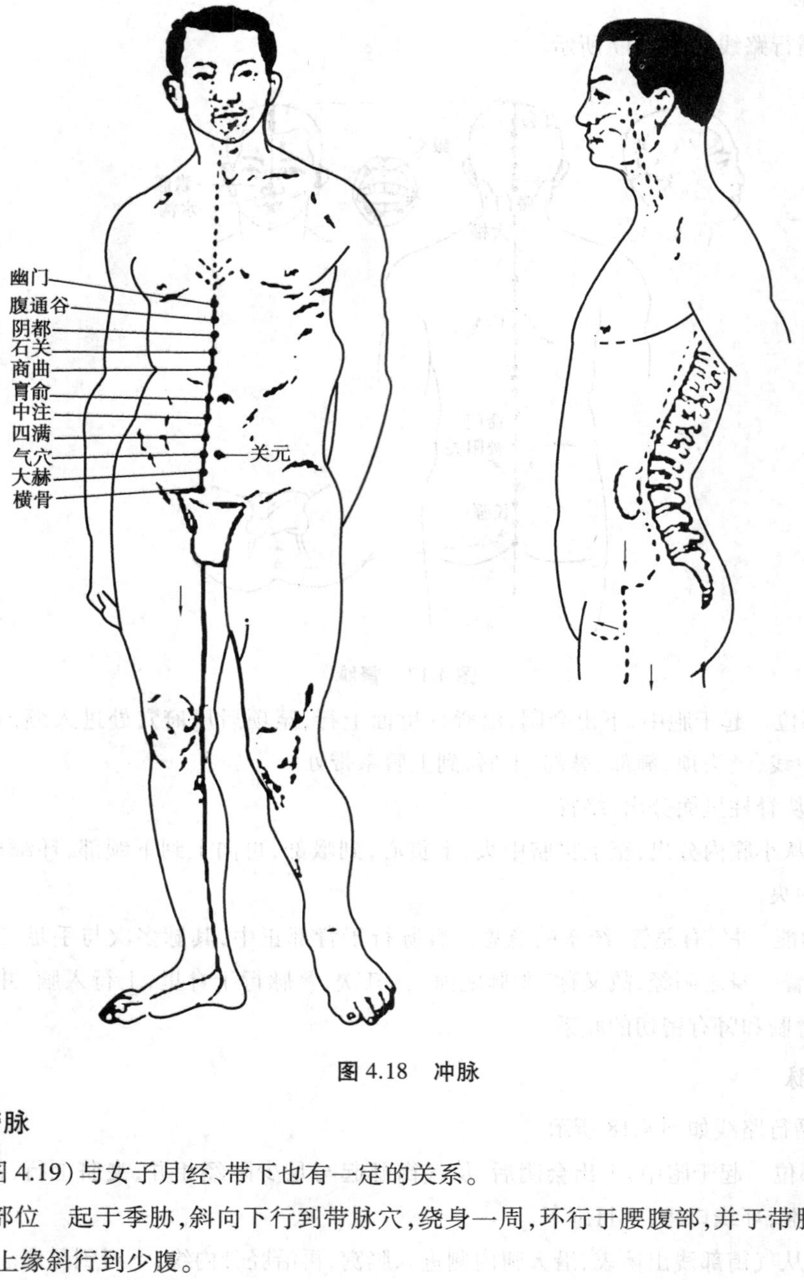

图 4.18　冲脉

(四)带脉

带脉(图 4.19)与女子月经、带下也有一定的关系。

1.循行部位　起于季胁,斜向下行到带脉穴,绕身一周,环行于腰腹部,并于带脉穴处再向前下方沿髂骨上缘斜行到少腹。

2.基本功能　带,有束带之意。带脉环腰一周,犹如束带,能约束纵行诸脉。此外,带脉与女子月经、带下也有一定的关系。

(五)阴跷脉和阳跷脉

阴、阳跷脉的循行路线如图 4.20 所示。

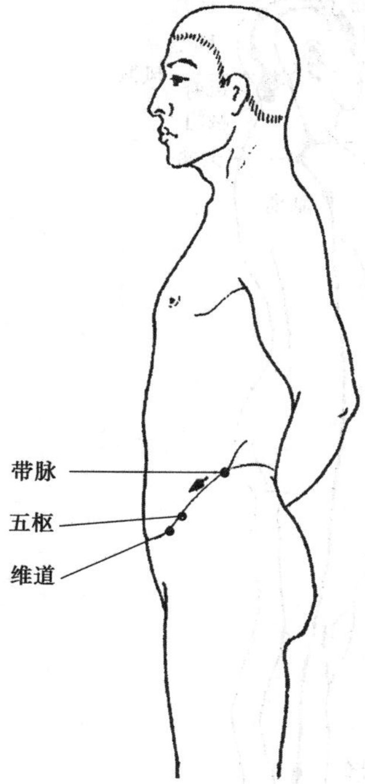

图 4.19　带脉

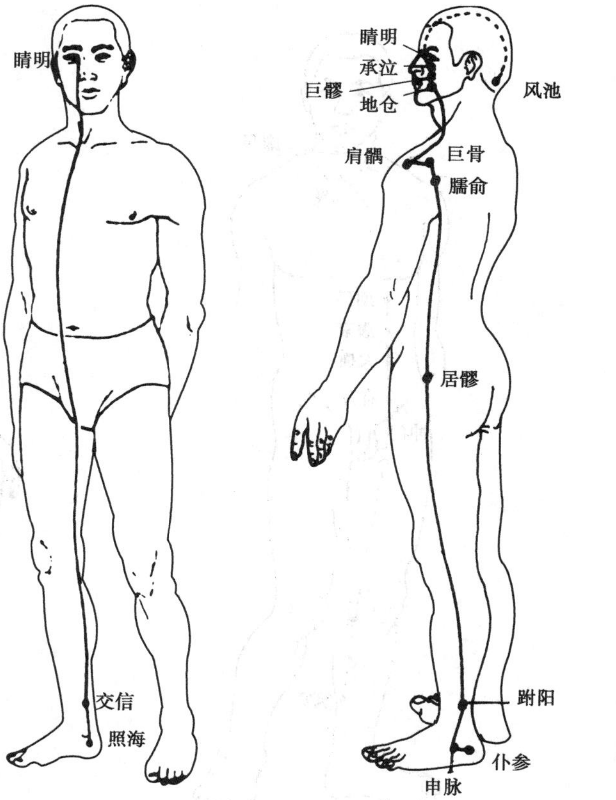

图 4.20　阴跷脉和阳跷脉

1.循行部位　跷左右相对。阴跷脉、阳跷脉均起于足踝下。阴跷脉起于内踝下足少阴肾经的照海穴，沿内踝后直上小腿、大腿内侧，经前阴，沿腹、胸进入缺盆，出行于人迎穴之前，经鼻旁，到目内眦，与手足太阳经、阳跷脉会合。阳跷脉起于外踝下足太阳膀胱经的申脉穴，沿外踝后上行，经小腿、大腿外侧，再向上经腹、胸侧面部与肩部，由颈外侧上夹口角，到达目内眦，与手足太阳经、阴跷脉会合。

2.基本功能　跷，有轻健跷捷之意。跷脉有濡养眼目、司眼睑之开合和下肢运动的作用。古人还有阴阳跷脉“分主一身左右阴阳”之说。

（六）阴维脉和阳维脉

阴维脉和阳维脉的循行路线如图 4.21 所示。

1.循行部位　阴维脉起于小腿内侧足三阴经交会之处，沿下肢内侧上行，至腹部与足太阴脾经同行，到胁部与足厥阴肝经相合，然后上行至咽喉，与任脉相会。

阳维脉起于外踝下，与足少阴胆经并行，沿下肢外侧向上，经躯干部后外侧，从腋后上肩，经颈部、耳后，前行到额部，分布于头侧及项后，与督脉会合。

2.基本功能　维，有维系之意。阴维脉“维络诸阴”，即有维系、联络全身阴经的作用；阳维脉“维络诸阳”，即有维系全身阳经的作用。

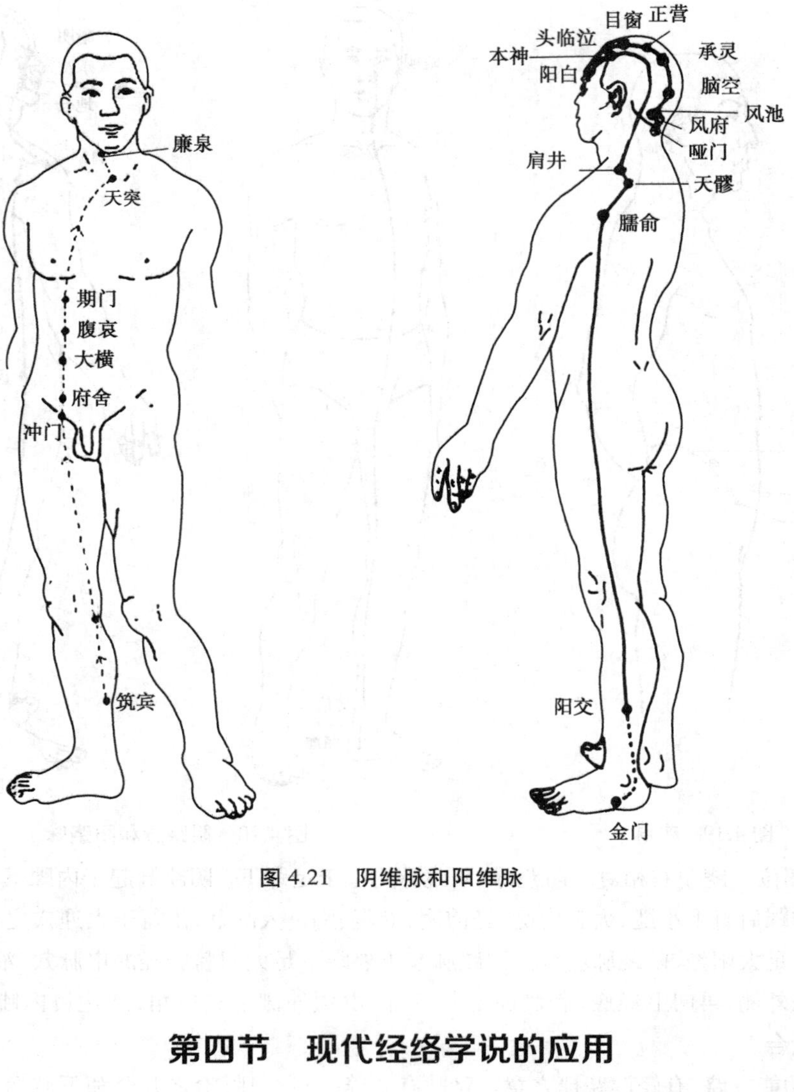

图 4.21　阴维脉和阳维脉

第四节　现代经络学说的应用

一、阐释病理变化

在正常生理情况下，经络有运行气血、感应传导等作用，而在人体发生病变时，经络就成为传递和反映病变的途径。

（一）外邪由表传里的途径

由于经络内属于脏腑，外布于肌表，因此当体表受到外邪侵袭时，可通过经络由表入里，由浅及深，逐次向里传变而涉及脏腑。如外邪侵袭肌表，初见发热、恶寒、头痛等身痛等症。故《素问 · 皮部论》曰“邪客于皮则腠理来，开则邪客于络脉，络脉满则入舍于脏腑也”。

（二）内脏病变反映于外的途径

经络不仅是外邪由表入里的传变途径，内脏有病，也可以通过经络传导反映于外。如足厥阴肝经绕阴器，抵小腹，布胁肋，上连目系。故肝气郁结，可见两胁及少腹胀痛；肝火上炎，可见目赤肿痛；肝经湿热，可见阴部湿疹瘙痒等。

（三）脏腑病变相互传变的途径

由于脏腑之间通过经脉相互联系，所以，当脏腑发生病变时，也可以通过经脉相互影响。如手少阴心经和手太阳小肠经相互络属，心火可循经下移于小肠，引起尿赤、尿痛等症。足厥阴肝经夹胃，故肝失疏泄可影响胃受纳腐熟的功能，出现胃脘胀满、嗳气呕恶等症。

二、指导疾病的诊断

由于经络有一定的循行部位，并且多与脏腑相络属，可以反映所络属脏腑的病症，因而在临床上，可根据疾病症状出现的部位，结合经络循行的部位及所联系的脏腑进行分析，作为疾病诊断的依据。例如，两胁疼痛，多为肝胆疾病。头痛一症，痛在前额者，多为阳明经病变引起；痛在两侧者，多为少阳经病变引起；痛在后头部及项部者，多与太阳经有关；痛在颠顶者，多与厥阴经有关。又如牙痛，上牙痛，病在足阳明胃经；下牙痛，病在手阳明大肠经。在临床实践中，人们发现一些患者在经络循行部位或在某些穴位处，有明显的压痛或有结节状、条索状反应物，这也有助于疾病的诊断。如肺脏有病时可在肺俞穴出现结节或压痛，阑尾穴有明显压痛多为肠痈等。

三、指导临床治疗

经络学说作为一种指导实践的理论，广泛应用于临床各科，尤其是对针灸、推拿和药物治疗，更具有较大的指导意义。

（一）指导针灸推拿治疗

针灸和推拿疗法，是以经络学说为基础的常用治病及保健方法，主要是对于某一经或某一脏腑的病变，在其病变的邻近部位或经络循行的远端部位上取穴，通过针灸或推拿，以调整经络气血的功能活动，从而达到治疗的目的。而穴位的选取，必须首先按经络学说来辨证。断定病症属于何经后，再根据经络的循行分布路线来选穴，这就是“循经取穴”。

（二）指导药物治疗

口服中药和外用治疗，也是通过经络的传导转输，才使药到病所，发挥其治疗作用。古代医家在长期临床实践的基础上，根据某些药物对某一脏腑经络或某几个脏腑经络所具有的特殊选择性作用，创立并形成了药物归经理论。例如，麻黄能入肺经、膀胱经，连翘能入心经，柴胡能入肝经、胆经，甘草能入十二经等。古人还根据经络学说，创立“引经报使”理论，如治头痛：属太阳经的可用羌活，属阳明经的可用白芷，属少阳经的可用柴胡。羌活、白芷、柴胡，不仅分别入手足太阳、阳明、少阳经，并且能作为其他药物的向导，引导其他药物归入上述各经而发挥治疗作用。此外，目前广泛应用的头针、耳针、电针、穴位注射、穴位结扎等治疗方法，也都是在经络学说指导下创立和发展起来的。这些疗法的发展和应用，又进一步充实和发展了经络学说。

第五节 腧 穴

一、腧穴的分类

腧穴在其发展过程中，从无定位定名到定位定名，又从定位定名到系统分类，经过历代医家用“分部”到“分经”的方法，进行了多次整理、归纳，通常可分为十四经穴、经外奇穴和阿是穴三大类。

（一）十四经穴

凡归属于十二经脉及督、任二脉的腧穴，称为“十四经穴”，简称“经穴”，共有361穴。其中，十二经脉的腧穴均为左右对称的双穴；督脉和任脉的腧穴，则为分布于人体前后正中线的单穴。属于同一经的腧穴，大多能主治所属经脉及其相应脏腑的病症。十四经穴是腧穴的主体部分，为临床所常用。

（二）经外奇穴

经外奇穴，简称“奇穴”，是指既有一定的穴名，又有明确的位置，但尚未列入十四经穴系统的腧穴。这类穴多数是从自古至今陆续发现的经验效穴。它们可弥补经穴之不足，对某些病症常有独特的作用。它们常因位置不在十四经循行路线上，难以归属某经；有些经外奇穴是一名数穴，相当于小型处方，也难以归入某一经；还有一些经外奇穴，位置虽在经络路线上，如印堂穴、太阳穴、阑尾穴等，但因定名较晚，仍属于奇穴，历代针灸文献所增补的经穴，有些就是从经外奇穴而来。如《铜人腧穴针灸图经》增加的膏肓俞、《针灸资生经》增加的眉冲等，先前都属于奇穴。从腧穴的发展过程来看，奇穴属于经穴的早期阶段，临床上，奇穴可作为经穴的补充。

（三）阿是穴

阿是穴，又称天应穴、不定穴、压痛点等。这一类腧穴既无具体名称，又无固定位置，而是根据疼痛或敏感的反应部位来定穴，即《灵枢·经筋》所说的“以痛为腧”。“阿是穴”之称首见于唐代孙思邈《备急千金要方》二十九卷中：“有阿是之法，言人有病痛，即令捏其上，若里当其处，不问孔穴，即得便快成（或）痛处，即云阿是。灸刺皆验，故曰阿是穴也。”这种穴临床上多用于局部疼痛性病证。

二、腧穴的命名

腧穴命名，最早的记载见于《黄帝内经》《素问·阴阳应象大论》中“气穴所发，各有处名”。腧穴的命名，是古代医家在当时历史条件下，根据他们对宇宙间事物的认识，从天文、地理、生物形象，以及人体的解剖、生理、针刺的治疗效果等各个方面，逐步总结而成。孙思邈的《千金翼方》曰“凡诸孔穴，名不徒役，皆有深意”，说明腧穴的命名是有一定意义的。对穴名含义的理解，不仅有助于腧穴部位的记忆及功能的掌握，还可激发人们对我国古代灿烂文化的兴趣，从而更加热爱针灸医学。在国际上，则更好地促进针灸医学的交流。周身腧穴的命名归纳摘要、分类说明如下。

（一）自然类

1.以天文、气象命名

（1）日月星辰：如日月、上星、太乙、太白、天枢、紫宫、华盖等。

（2）风云雷电：如风池、风市、风府、秉风、云门、丰隆、列缺（电光）等。

2.地理名称结合腧穴形态、气血流注而命名

（1）山、陵、丘、墟的象形：如承山、大陵、梁丘、商丘、丘墟等。

（2）溪、谷、沟、渎的象形：如太溪、后溪、合谷、阳谷、支沟、四渎、中渎等。

（3）泉、池、泽、海等的象形：如涌泉、曲泉、阳池、曲池、小海、少海、太渊、清冷渊、经渠等。

（4）街、道、处、市等的象形：如气街、水道、灵道、五处、阴市、气冲、步廊等。

（二）物象类

以动物、植物、建筑物和什物之类的名称来形容某些腧穴的象形或会意。

1.动物名称　如鱼际、伏兔、犊鼻、鸠尾等。

2.植物名称　如口禾髎、攒竹等。

3.建筑物名称　如神门、气户、天窗、听宫、巨阙、内庭、中府、玉堂、气舍、地仓、库房、灵台、天井、内关、曲垣等。

4.什物名称　如颊车、缺盆、天鼎、悬钟等。

（三）人体类

以人体解剖部位、生理功能以及腧穴的临床治疗作用来命名。

1.解剖部位　如腕骨、完骨、大椎、曲骨、肝俞、心俞、脾俞、肺俞、肾俞、胃俞、膀胱俞、大肠俞、小肠俞、胆俞、阳陵泉（外）、阴陵泉（内）、阳纲（背）、阴都（腹）等。

2.生理功能　如承泣、承浆、听宫、劳宫、气海、关元、血海、神堂、魄户、魂门、意舍、志室等。

3.治疗作用　如光明、迎香、通天、哑门、水分、水道、交信、归来、筋缩等。

三、腧穴的作用

腧穴不仅是气血输注的部位，也是邪气所客之所，是针灸防治疾病的刺激点。如针中脘、足三里治疗胃病；针内关、厥阴俞治疗心绞痛；针睛明、光明治疗眼病；艾灸气海、关元、足三里以增强体质、预防疾病等。腧穴防治疾病的关键，就是其接受针、灸等适当的刺激，以通达经脉、调畅气血，使阴阳归于平衡，脏腑趋于和调，从而达到扶正祛邪的目的。腧穴在防治疾病方面的作用可概括为以下三方面。

1.近治作用　近治作用是人体各类腧穴主治作用的共同特点，无论经穴、奇穴、阿是穴，它们都能治疗其所在位置局部及其邻近组织、器官的病证。例如，印堂穴治疗眉心、前额疾患和眼病、鼻病；太阳穴治疗头颞部疾患及眼病；膻中穴治疗胸痛、胸闷及乳腺、心、肺疾患；肾俞穴治疗腰部病证及泌尿、生殖系统疾患等。

2.远治作用　远治作用是十四经腧穴主治作用的基本规律。在十四经腧穴中，尤其是十二经脉在四肢肘、膝关节以下的腧穴，不仅能治疗局部和邻近部位的病证，而且能治本经循行所涉及的远隔部位的组织、器官、脏腑的病证，有的甚至具有全身的作用，例如，合谷穴不仅能治上肢病证，而且能治本经所过之处的颈部和颜面、口齿病证，还能治疗外感发热等，这是“经络所通，主治所及”规律的体现。

3.特殊作用　特殊作用是指某些腧穴具有双向良性调整作用和相对的特异治疗作用。例如，关元、气海、足三里、高肓具有强壮作用；人中、素髎、会阴、十宣可以开窍醒脑，并能使呼吸功能增强；大椎、曲池、合谷退热；水分、阴陵泉利小便；至阴矫正胎位；百会益气升提等。临床实践还证明，针刺某些腧穴，对机体的不同状态，可起着双向性的良性调整作用。如泄泻时，针刺天枢内关又可使之恢复正常等。这些均是腧穴的特殊治疗作用。

四、腧穴的定位方法

腧穴的定位方法又叫取穴法。人体的腧穴很多，取穴的正常与否，直接影响治疗效果。因此，历代医家都非常重视。《备急千金要方》指出腧穴位置多在“肌肉纹理、节解缝会宛陷之中；及以手按之，病者快然”。窦汉卿在《标幽赋》中论及取穴方法时说“取穴之法，必有分寸，先审自意，次观肉分，或屈伸而得之，或平直而安定。在阳部筋骨之侧，陷下为真；在阴部郄腘之间，动脉相应。取五穴用一穴必端，取三经用一经而可正”，简要地指出了腧穴位置的一般特点和针灸取穴的特点。说明腧穴位置大多在人体肌肉和骨节的空隙所形成的凹陷处。临床常用的腧穴定位法有体表解剖标志定位法、骨度分寸定位法和指寸定位法三种。

（一）体表解剖标志定位法

根据人体表面解剖的一些标志而定取穴位的方法，称体表解剖标志定位法，又叫“自然标志取穴法”，是腧穴定位的主要依据之一。体表标志法可分为以下两类。

1.固定的标志　固定的标志指体表上不受人体活动影响而固定不移的明显标志。如五官、毛发、指（趾）甲、乳头、肚脐等，以及各部骨节的突起和缝隙，肌肉的隆起和凹陷，其中主要是指“骨性标志”和“肌性标志”。由于这些标志固定不移，所以有利于腧穴的定位。临床取穴，对靠近某些体表标志的腧穴，可直接以此为据。例如两眉之间取印堂，鼻尖取素髎，两乳之间取膻中，脐旁 2 寸取天枢，腓骨头前取阳陵泉，两肩胛骨下角连线中点取至阳，两髂嵴上缘连线中点取腰阳关等。

2.活动的标志　活动的标志指关节、肌肉、皮肤随着适当的屈伸动作而出现的标志，包括关节的间隙、肌肉和肌腱的隆起或凹陷、皮肤的皱纹等。例如，取耳门、听宫、听会等应张口；取下关时应闭口；屈肘纹头取曲池；握拳掌横纹头取后溪；取阳溪穴时应跷起拇指，当拇长、短伸肌腱之间的凹陷中是穴等。

临床上还有一些采用某种姿势找标志来定取穴位的方法，或称“简便取穴法”。如以患者两手虎口自然平直交叉，当食指尖端所指高骨凹陷处取列缺；两手臂自然下垂，股外侧中指端取风市；两耳尖直上连线中点取百会等。

（二）骨度分寸定位法

骨度分寸定位法，古称“骨度法”，最早见于《灵枢・骨度》篇，后来参照这一记载将人体各个部分分别规定其折量长度，作为量取穴位的标准。不论男女、老少、高矮、胖瘦的患者，均可参照此标准测量，人体各部常用的骨度分寸如图 4.22 和表 4.3 所示。

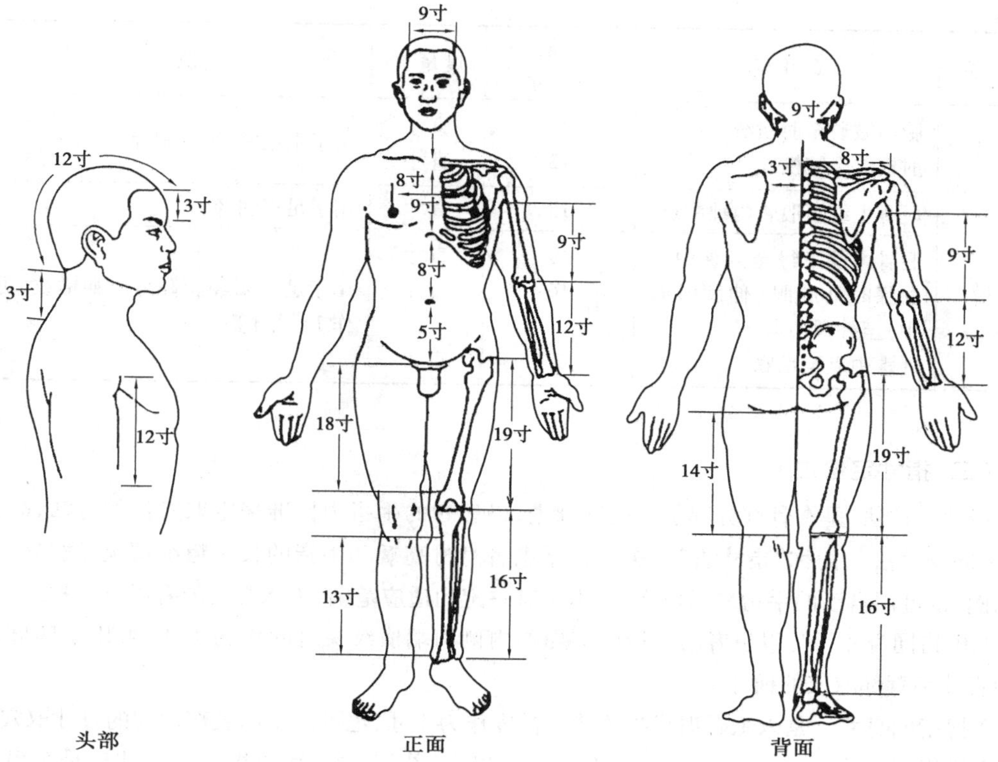

图 4.22　骨度分寸定位法

表 4.3　针灸常用骨度分寸

部　位	起止点	折量 分寸(寸)	度量法	说　明
头颈部	前发际至后发际 肩心至前际 后发际至大椎上	12 3 3	直寸 直寸 直寸	前、后发际不明者，从眉心至大椎上(第 7 颈椎棘突上方)折作 18 寸
	两乳突之间 前额两发际之间	9 9	横寸 横寸	发角不明者，可用神庭至头临泣的距离加倍计取
胸复部	胸骨上切迹至剑突 岐骨至脐中 脐中至耻骨联合上缘	9 8 5	直寸 直寸 直寸	胸部与肋部诸穴，一般以肋间隙作准，每一肋间隙相当于 1.6 寸
	两乳之间	8	横寸	不论男女，都可用两锁骨中线间距离为 8 寸，避免妇女差异较大之弊，乳中仍以乳头正中为准
背腰部	第 1 胸椎至骶骨 两肩胛骨脊柱侧缘之间	21 椎 6	直寸 横寸	背腰部穴位以脊椎棘突作为定穴依据

续表

部　位	起止点	折量分寸(寸)	度量法	说　明
上肢	腋前皱襞至肘横纹 肘横纹至腕横纹	9 12	直寸 直寸	用于手三阴、手三阳经
下肢	耻骨上缘至股骨内踝中点	13	直寸	用于足三阴经
	胫骨内踝下缘至内踝中点 屈膝时外膝眼(伸膝时膝中)至外踝中点 外踝中点至足底	19 16 3	直寸 直寸 直寸	用于足三阳经。臀沟至腘横纹,可以作 14 寸计算

(三)指寸定位法

指寸定位法,是在骨度分部折寸的基础上,以患者的手指为标准来定取穴位的方法,故又称"手指同身寸法",简称"指寸法"。医者根据患者身材高矮和手指的长短粗细情况,适当作出增减比例,也可用自己的手指来量取穴位,本法有一定的适应范围,临床常用的有以下三种。

1.中指同身寸　是以患者的中指中节屈伸内侧两端横纹头之间作为 1 寸,可用于四肢部取穴的直寸和背部取穴的横寸。

2.拇指同身寸　是以患者拇指指关节的横度作为 1 寸,也可用于四肢部取穴的直寸取穴。

3.横指同身寸　又名一夫法。夫,有扶的意思。《礼记》注"铺四指曰扶",此法是令患者将食指、中指、无名指和小指并拢,以中指中节横纹处为准,四指横量作为 3 寸,多用于四肢及腹部的取穴。

指寸法必须在"骨度"分寸规定的基础上运用,不能以指寸悉量全身各部,否则会长短失度。"骨度"分寸与指寸在临床应用中应该互相结合。

上述三种腧穴定位法从定位的正确与否来看,以体表解剖标志(主要指固定标志)和骨度分寸定位法取穴比较恒定、准确,指寸定位法简便。取穴法的活动标志虽然便利,但差异性也较大。临床定穴必须以前法为主要依据,适当参合后法,灵活运用,以求取穴的准确。

五、常用经穴

常用经穴定位见表 4.4 至表 4.8。

表 4.4　手三阴经的常用经穴

穴名	定　位	主　治	操　作
尺泽	肘横纹中,肱二头肌腱的桡侧	咳嗽,气喘,咯血; 咽喉肿痛;肘臂挛痛	直刺 0.8~1.2 寸;或点刺出血
少商	拇指桡侧指甲角旁 0.1 寸	发热,咽喉肿痛; 昏迷,急救穴之一	浅刺 0.1 寸,或点刺出血
内关	腕横纹上 2 寸,掌长肌腱与桡侧腕屈肌腱之间	心悸,心痛,胸痛; 胃痛,呕吐	直刺 0.5~1.0 寸

续表

穴名	定 位	主 治	操 作
中冲	中指尖端中央	热病,心痛,心烦; 中暑,昏迷; 急救穴之一	浅刺 0.1 寸,或点刺出血
神门	腕横纹尺侧端,尺侧腕屈肌腱之桡侧凹陷中	心悸,心痛,失眠,健忘;癫、狂、痫证	避开尺动脉,直刺 0.3~0.5寸

表 4.5 手三阳经的常用经穴

穴名	定 位	主 治	操 作
合谷	前臂第 1、2 掌骨之间,当第 2 掌骨中点的桡侧	头痛,目赤胀痛,齿痛,咽喉肿痛,口眼歪斜; 热病无汗或多汗;经闭,滞产;手臂痿软	直刺 0.5~1.0 寸;孕妇慎用
曲池	屈肘,肘横纹头与肱骨外上髁之间的凹陷中	发热,咽喉肿痛,目赤肿痛;腹痛吐泻,上肢不遂;高血压	直刺 1.0~1.5 寸
肩髃	肩部,三角肌上,上臂平举时,当肩峰前下方的凹陷处	肩壁痛,上肢不遂	直刺或向下斜刺 0.8~1.5寸
外关	腕背横纹上 2 寸,桡骨与尺骨之间	头痛,目赤胀痛,耳鸣耳聋;胁痛,肩背痛;上肢臂痛不遂	直刺 0.5~1.0 寸
后溪	微握拳,第 5 掌指关节凹陷中	发热,头项强痛,目赤,咽喉肿痛;急性腰扭伤	直刺 0.5~0.8 寸
听宫	耳屏前,下颌骨髁状突的后缘,张口时呈凹陷处	耳鸣,耳聋,中耳炎,面瘫	直刺 0.5~1.0 寸

表 4.6 足三阳经的常用经穴

穴名	定 位	主 治	操 作
颊车	下颌角前上方一横指凹陷中,咀嚼时咬肌隆起处	下颌关节痛,齿痛,面肿,口眼歪斜	
天枢	脐中旁开 2 寸	腹胀腹痛,便秘,泄泻,月经不调	
归来	脐下 4 寸旁开 2 寸	月经不调,带下,阴挺;腹痛,疝气	
足三里	犊鼻穴下 3 寸,胫骨前嵴外一横指(中指)	胃痛,呕吐;腹胀,泄泻,为强壮保健要穴	
丰隆	外髁上 8 寸,胫骨前嵴外二横指	咳嗽,痰多;头痛,眩晕	

续表

穴名	定　位	主　治	操　作
风池	在颈后枕骨下,当胸锁乳突肌与斜方肌上端之间凹陷处	感冒,发热恶寒;头痛,眩晕,中风;失眠;高血压;目赤肿痛,近视,鼻渊,耳鸣耳聋	
肩井	大椎穴与肩峰连线的中点	头项强痛,肩背痛,上肢不遂;滞产,乳汁不下,乳痈	直刺 0.5~0.8 寸
睛明	目内眦稍上方凹陷中	目赤肿痛,头痛,目眩,近视;急性腰扭伤	嘱患者闭目,医者将其眼球推向外固定,针对眼眶;边缘缓慢刺入 0.3~0.5 寸;不做大幅度捻转提插;禁灸
委中	腘窝横纹中央	腰痛,急性腰扭伤,下肢痿痹;高热,抽搐,吐泻	直刺 0.5~1.0 寸;或点刺出血

表 4.7　足三阴经的常用经穴

穴名	定　位	主　治	操　作
至阴	足小趾外侧趾甲角旁 0.1 寸	胎位不正,难产;头痛,目痛,鼻塞	直刺或斜刺 0.1~0.2 寸;孕妇禁针
三阴交	内髁高点上 3 寸,胫骨后缘	脾胃虚弱,腹胀肠鸣,泄泻;月经不调,难产,遗精,阳痿;小便不利,遗尿	直刺 1.0~1.5 寸;孕妇禁针
血海	屈膝,在大腿内侧,髌骨内侧端上 2 寸	月经不调,荨麻疹,下肢湿疹,膝关节内侧疾病	直刺 0.8~1.2 寸
太冲	足背,第 1、2 跖骨结合部前凹陷中	头痛,眩晕,目赤胀痛,高血压;月经不调,痛经	直刺 0.5~0.8 寸
涌泉	足底中,卷足时足前部凹陷中	头痛,眩晕,咽痛,失音,昏厥,小儿惊风,系常用急救穴之一	直刺 0.5~1.0 寸

表 4.8　任脉、督脉的常用经穴

穴名	定　位	主　治	操　作
关元	腹正中线上,脐下 3 寸	腹痛,泄泻;小便不利,遗尿;月经不调,痛经,带下,子宫脱垂,遗精,阳痿; 虚劳羸瘦,为强壮保健要穴	直刺 0.5~1.0 寸;针前排尿,孕妇禁针

续表

穴名	定 位	主 治	操 作
气海	腹正中线上，脐下1.5寸	绕脐腹痛，泄泻，内脏下垂；月经不调，不孕，产后恶露不止；虚脱，为强壮要穴	直刺0.8~1.2寸；孕妇慎针
神阙	脐窝正中	腹痛，腹泻，久痢脱肛；虚脱	禁针；宜灸
中脘	腹正中线上，脐上4寸	胃痛，呕吐；腹胀，肠鸣，泄泻	直刺0.8~1.2寸
大椎	第7颈椎棘突下凹陷中	热病；头痛项强，咳喘	直刺0.5~1.0寸
百会	头顶前发际正中直上5寸，或两耳尖直上连线之中点	头痛，眩晕，中风，失眠；脱肛，子宫脱垂	平刺0.5~1.0寸
水沟	人中沟的上1/3与下2/3交界处	惊风，中暑，各种猝倒昏迷，为常用急救穴之一；中风，口眼歪斜；急性腰扭伤	向上刺0.3~0.5寸

【本章小结】

经络是中医学基础的组成部分，是学习中医针灸与推拿的基础理论核心。本章主要介绍了经络的概念、组成和生理功能，以及十二经脉的名称、走向、交接、分布规律、表里关系及流注次序。学习时可以利用业余时间，通过互联网和其他方式查阅有关资料，熟悉经络的组成和十二经脉的内容。

（邓尚平、孙晓丽）

目标检测

1.头痛在前额者属（　　）。

A.少阳经　　B.厥阴经　　C.阳明经

D.太阳经　　E.督脉

2.下列经脉命名错误的是（　　）。

A.手太阴肺经　　B.足阳明胃经　　C.足少阴肾经

D.手厥阴心经　　E.手太阳小肠经

3.下列不属于经络生理功能的是（　　）。

A.运行全身气血　　B.沟通上下内外　　C.联络脏腑

D.运行水液　　E.联络肢节

4.与月经关系最密切的奇经是(　　)。

A.冲脉;带脉　　B.任脉;带脉　　C.阳跷;阴跷

D.冲脉;任脉　　E.阴维;阳维

5.阴经在肢体的分布规律是(　　)。

A.太阴居前,厥阴居中,少阴居后

B.太阴居中,厥阴居前,少阴居后

C.太阴居中,厥阴居后,少阴居前

D.太阴居后,厥阴居中,少阴居前

E.太阴居后,厥阴居前,少阴居中

第五章
病因病机

【学习目标】

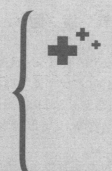

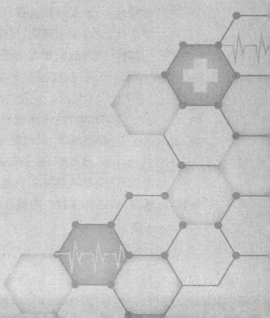

- 掌握外感六淫、内伤七情、痰饮和瘀血的概念及其致病特点。
- 掌握阴阳偏胜和阴阳偏衰的临床表现。
- 熟悉疫疠和现代传染性疾病之间的关系。
- 了解正邪相争与发病的关系，亡阴证和亡阳证的概念、临床表现。

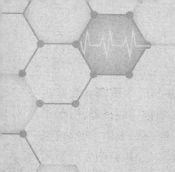

病因病机是在中医整体观念的指导下，揭示疾病发生、发展、变化与转归的本质特点和基本规律与病患的体质强弱和致病邪气的密切关系。病邪作用于人体，人体正气奋起而抗邪，引起正邪相争。斗争的结果，若邪气对人体的损害居主导地位，破坏了人体阴阳的相对平衡，则或使脏腑气机升降失常，或使气血功能紊乱，进而影响全身脏腑组织器官的生理活动，从而产生一系列病理变化。

第一节　病　因

病因是指破坏人体相对平衡、导致疾病发生的原因。历代医家提出了不同的分类方法，现代多沿用宋代陈无择《三因极一病证方论》提出的“三因学说”，即六淫、疫疠所感为外因，五脏七情所伤为内因，饮食、劳倦、跌仆、金刃和虫兽伤等为不内外因。另外，各种病因作用于人体，使人体脏腑失调所产生的病理产物，如痰饮、瘀血、结石等，又可以成为继发性致病因素，导致新的病证发生。

中医认识病因的主要方法为辨证求因（又称审证求因），即排除客观的致病因素外，主要以病证的临床表现为依据，通过分析疾病的症状和体征来推求病因。

因此，掌握各种致病因素的性质、致病特点及其所致病证的临床表现，对辨证施护具有重要的意义。

一、外感六淫

外感六淫，即风、寒、暑、湿、燥、火六种外感致病因素的统称。六气本是风、寒、暑、湿、燥、火自然界六种正常的气候变化，当六气出现异常变化，非其时而有其气，超过人体能够适应的范围，或在人体正气不足、抵抗力下降时，六气就会成为致病因素侵犯人体而发病，这时的六气便为六淫（又称六邪）。

六淫致病一般具有以下共同特点：

（1）外感性：六淫多从肌表或口鼻侵入人体，故有“外感六淫”之称。

（2）季节性：如春季多风病，夏季多暑病，长夏多湿病，秋季多燥病，冬季多寒病等。

（3）地域性：六淫致病常与居住、工作环境有关。如东南沿海地区常见温病、湿病；西北高原地区常见寒病、燥病；久居潮湿环境多湿病、关节痹痛；长期高温环境作业常见燥热或火邪为病等。

（4）独立性与相兼性：六淫既可单独侵袭人体而致病，又可两种以上病邪同时侵犯人体而致病，如风热感冒、湿热泄泻、风寒湿痹等。

（5）转化性：六淫致病，在一定条件下可以相互转化，如寒邪郁久可化热等。

“内生五邪”是指人体脏腑气血功能失调后，产生类似于风、寒、湿、燥、火等外感病邪致病的证候，包括内风、内寒、内湿、内燥和内火。

（一）风

风与春同属于五行中的“木”，风为春季主气。四季均可见风邪致病，但以春季为多，是外感病最常见的致病因素。风邪的性质和致病特点如下：

(1)风为阳邪,易袭阳位,其性开泄:风邪具有升发、轻扬、向上、向外的特性,故为阳邪;易袭阳位是指风邪伤人,容易侵袭头面、肩背和肌表等部位;其性开泄是指风邪致病易使皮毛、腠理开泄。故风邪致病常出现发热、恶风、头痛、汗出、脉浮等症状,如常见的“伤风”。

(2)风性主动:指风邪致病证候具有动摇不定的特点,常表现为动摇、眩晕、四肢抽搐、震颤、角弓反张、目睛上视等,如内风证。

(3)风性善行而数变:“善行”是指风邪致病部位常游移不定,如风痹,表现为四肢关节疼痛,游走不定,又称“行痹”。“数变”是指风邪致病发病迅速,病情变化无常,如风疹,表现为起病急骤、皮肤瘙痒、发无定处、此起彼伏等。

(4)风为百病之长:指风邪常为外邪致病的先导,六淫中其他病邪多依附于风邪而侵犯人体,如风寒、风湿和风湿热等。由于风邪为外感发病的主要致病因素,又多与其他邪气相兼致病,故称风为百病之长。

(二)寒

寒与冬同属于五行中的“水”,寒为冬季主气。寒病冬季多见,也可发于其他季节。寒邪的性质和致病特点如下：

(1)寒为阴邪,易伤阳气:寒性属阴,易损伤人体阳气,如外寒侵袭肌表,伤及卫阳,可见恶寒;寒邪直中脾胃,伤及脾胃之阳,可见脘腹冷痛,呕吐,腹泻;寒邪直中少阴,伤及心肾之阳,患者可见畏寒蜷卧、手足厥冷、大便稀薄、小便清长、精神萎靡、脉微细等症。

(2)寒性凝滞,主痛:凝滞即凝结、阻滞不通之意。不通则痛,寒邪致病常出现各种疼痛症状,如寒痹可见四肢关节剧痛、固定不移,遇寒则重,得温痛减。

(3)寒主收引:收引即收缩、牵引之意。寒邪致病,会使人体气机收敛,腠理闭塞,经络、筋脉收缩挛急,如寒袭肌表,使腠理闭塞,汗孔收缩,表现为无汗;风寒感冒因寒邪进入血脉,表现为头身疼痛、脉紧;寒滞经络关节,则肢体屈伸不利等。

(三)暑

暑与夏同属于五行中的“火”,暑为夏季主气。暑邪致病具有明显的季节性,主要发生于夏至以后立秋之前。暑病只有外感,无内生之说。暑邪的性质和致病特点如下：

(1)暑为阳邪,其性炎热:暑邪伤人,多出现一派典型的阳热症状,如身大热、口大渴、大汗出、脉洪大(简称“四大证”)和面赤、烦躁等。

(2)暑性升散:升散即上升发散。暑为阳邪,易耗气伤津,可致腠理开泄而出现大汗。汗出过多,气随津泄,可出现口渴喜饮、小便短赤、气短乏力等,甚至气随津脱而致不省人事、手足厥冷等。

(3)暑多夹湿:夏季不仅炎热,且多雨潮湿,所以暑邪常兼夹湿邪侵犯人体。如暑湿证,除见发热、烦渴等暑热症状外,常兼见四肢困倦、纳差、胸闷、呕吐、大便溏泄等湿阻症状。

(四)湿

湿与长夏同属于五行中的“土”,湿为长夏主气。长夏是指夏秋之交,是一年之中最为潮湿的季节,故多湿病。湿邪为病,除与气候有关外,还与生活、工作环境有关,如久居湿地、涉水淋雨等,均可感受湿邪而致病。湿邪的性质和致病特点如下。

(1)湿为阴邪,易阻遏气机,损伤阳气:湿性类水同为阴邪,易损伤人体阳气。脾喜燥恶湿,湿邪侵犯,常先伤脾阳,使脾失健运,水湿停聚,症见腹泻、尿少、水肿等。湿为有形之邪,最易阻滞气机,使气的升降出入失常,出现胸闷脘痞、小便短涩、大便不爽等症。

(2)湿性重浊:重即沉重、重着之意。湿邪致病临床症状常具有沉重感的特点,如头重如裹、周身困重、四肢沉重倦怠等。如湿痹,可见关节疼痛重着,腰部沉重等表现,故又称着痹。浊即混浊、秽浊之意,是指湿邪致病分泌物、排泄物有秽浊不清的特点,如面垢、眵多、大便溏泄、下痢脓血、小便混浊、湿疹浸淫流水、妇女带下白浊等。

(3)湿性黏滞:黏即黏腻;滞即停滞。湿性黏滞是指湿邪致病具有症状黏腻不爽和病情缠绵难愈的特点,湿邪致病反复发作、难以速愈,主要表现为大便黏滞不爽、小便涩滞不畅、舌苔垢腻等。

(4)湿性趋下,易袭阴位:湿有下趋、下注的特点,故湿邪致病多伤及人体下部,如下肢水肿、小便淋浊、带下、泻痢等。

(五)燥

燥与秋同属于五行中的“金”,燥为秋季主气。燥邪有温燥、凉燥之分。初秋有夏末余热之气,故病多温燥;深秋有近冬之寒凉,多见凉燥。燥邪的性质和致病特点如下:

(1)燥性干涩,易伤津液:燥邪侵犯人体,最易耗伤津液,导致阴津亏虚、干涩失荣的病证。临床表现为口、鼻、咽、皮肤干燥,毛发干枯不荣,小便短少,大便干结等。

(2)燥易伤肺:肺喜润恶燥,为娇脏,与鼻相通,司呼吸,直接与外界大气相通,燥邪伤人多从口鼻而入,故易导致肺津受损,宣降失常,从而出现干咳少痰或痰黏难咯、痰中带血等症。

(六)火(热)

火热之邪盛于夏季,但四季均可发生。其他五邪在一定的条件下皆可化火,情志过激亦可化火。火(热)邪的性质和致病特点如下:

(1)火为阳邪,其性炎上:火热之邪具有燔灼、升腾、向上的特性,故谓“炎上”,属阳邪。

火热之邪伤人,常表现火热炽盛的证候,多表现在人体上部,如高热、面红、目赤、口舌生疮、牙龈肿痛、耳鸣、头晕、头痛、舌红、脉数等症。另外,因火邪躁动炎上,最易扰乱心神,出现心烦、失眠、狂躁妄动、神昏谵语等症。

(2)火易伤津耗气:火热之邪,最易迫津外泄,又燔炽于内而消灼津液,故火邪为病,常伴有口渴喜冷饮、舌燥咽干、小便短赤、大便干燥等津液耗伤的症状。气随津耗,轻则少气懒言、倦怠无力,重则可导致气随津脱。

(3)火易生风动血:火热之邪燔灼肝经,耗伤阴液,使筋脉失养,可致肝风内动,即“热极生风”,临床表现为高热、神昏谵语、四肢抽搐、颈项强直、角弓反张、目睛上视等。火热之邪灼伤脉络,迫血妄行,可导致各种出血证,如吐血、衄血、尿血、便血、肌肤出血及妇女月经过多、月经先期、崩漏等。

(4)火易致肿疡:火热之邪入于血分,聚于局部,腐蚀血肉,可发为痈肿疮疡。

外感六淫的致病特点见表 5.1。

表 5.1　外感六淫的致病特点

致病特点	风	寒	暑	湿	燥	火
特点一	风为阳邪 易袭阳位 其性开泄	寒为阴邪 易伤阳气	暑为阳邪 其性炎热	湿为阴邪 易阻遏气机 损伤阳气	燥性干涩 易伤津液	火为阳邪 其性炎上
特点二	风性主动	寒性凝滞 主痛	暑性 升散	湿性 重浊	燥易伤肺	火易伤津耗气
特点三	风性善行 而数变	寒主收引	暑多 夹湿	湿性 黏滞		火易生风动血
特点四	风为百病之长			湿性趋下 易袭阴位		火易致肿疡

二、疫疠

疫疠是一种具有强烈传染性和流行性的外感致病因素，又称为疠气、疫毒、戾气、异气等。中医对疫疠致病有很多认识和记载，如大头瘟、白喉、天花、霍乱、鼠疫等。在气候反常如久旱酷热、天雨水涝、湿雾瘴气等；或自然和居处环境恶劣，空气、水源、食物严重污染；或预防隔离工作不力，社会动荡、战乱灾荒等情况下，更易发生疫疠流行。

中国医学将传染性、流行性疾病称为“外感热病”“疫疠”和“温病”。《黄帝内经》最早把传染病定名为疫、疠，如《素问・刺法论》记载“五疫之至，皆相染易，无问大小，病状相似”；南宋到金元时期，通过疫疠发病急、传变快和传染性强的特点，寻找其辨证治疗规律；《诸病源候论》认识到传染病的发病与外在因素的关系“时气病者，是春时应暖而反寒，夏时应热而反冷，秋时应凉而反热，冬时应寒而反温，此非其时而有其气，是以一岁之中，病无长少率相似者，此则时行之气也”，认识到不同的环境对传染病形成的重要作用。叶天士的“或透风于热外，或渗湿于热下，不与热相结，势必孤矣”，可以看作是中医治疗传染病的思想。

疠气为害颇似火热之邪致病，具有一派热盛之象，其毒热较火热为甚，而且常夹有湿毒、毒雾、瘴气等秽浊之气，治疗上易采取清热解毒、芳香化湿等法来实现。疫疠的性质和致病特点如下：

(1)传染性强，易于流行：疫疠可以经空气传播，从口鼻、肌表而入，也可以随饮食而入，或由蚊叮虫咬，或相互接触而传染致病。疫疠致病，具有强烈的传染性和流行性，既可散在发生，也可在人群中传播，形成瘟疫流行。

(2)发病急骤，病情严重：疫疠致病，多发病急骤，来势凶猛，一旦染病，证情危笃，死亡率高。《瘟疫论》曰“缓者朝发夕死，重则顷刻而亡。”

(3)一气一病，症状相似：疫疠种类繁多，致病有一定的选择性和特异性，某种疫疠侵犯某脏腑经络，则发为某病，所谓“一气一病”，即一种疫疠引起一种疫病，症状基本相似，如霍乱流行，则无论男女老幼，都出现肠胃病变。

三、内伤七情

七情，是指人的喜、怒、忧、思、悲、恐、惊七种情志变化，是人体对外界客观事物和现象作出的不同情绪反应，是人体正常精神活动的表现。但突然或者持久地受到剧烈的情志刺激，超出了心理承受能力和生理调节范围，使人体气机紊乱、气血不和、阴阳失调，则会导致疾病的发生。此时的七情便成为致病因素，直接影响有关的脏腑而发病，是内伤病的主要病因，称为“内伤七情”。

（一）七情致病损伤五脏

1.七情致病与五脏的对应关系　由于五脏与情志活动有相对应的关系，长期或突然强烈的情志刺激，可损伤相应的脏腑。如肝在志为怒，大怒伤肝；心在志为喜，暴喜伤心；脾在志为思，过思伤脾；肺在志为悲（忧），过度忧悲伤肺；肾在志为恐（惊），过度惊恐伤肾。但这种对应关系不是绝对的，情志因素引发的病变有时不只局限于单一的脏腑，如过度思虑既可伤脾，又可伤心、伤肝等。

2.七情病证以伤及心、肝、脾三脏最为多见　心藏神，为五脏六腑之大主，各种情志刺激均可伤心，心不藏神，出现心悸、健忘、失眠、多梦，甚则狂躁妄动、精神失常等；肝藏血而主疏泄，郁怒伤肝则见烦躁易怒、头晕目眩、两胁胀痛、嗳气太息，或妇女痛经、闭经、乳房胀痛结块等；脾主运化，为气血生化之源，气机升降的枢纽，思虑过度则伤脾，出现食欲不振、脘腹胀满、大便溏泄等症。

（二）七情变动影响气机

七情致病，往往影响脏腑气机，使气血运行紊乱，气机升降出入失常。

1.怒则气上　过度愤怒，使肝失疏泄，肝气横逆上冲，血随气逆。常见头晕、头胀痛、面红目赤、呕血，甚至不省人事、四肢厥冷等。

2.喜则气缓　一是正常的喜，能缓和紧张的心情，使气血通利，心情舒畅；二是暴喜过度，可使心气涣散，神不守舍，出现精神不集中，甚至失神狂乱等症状。

3.思则气结　思虑过度会损伤脾胃，使脾气郁结，从而出现食欲不振、脘腹胀满、大便稀薄等症状。

4.悲则气消　悲忧过度，会耗伤肺气，出现意志消沉、精神萎靡、气短、神疲、乏力等症。

5.恐则气下　恐惧过度，可使肾气不固，气泄于下。如突然受到恐吓而出现大小便失禁、遗精，甚至昏厥等症。

6.惊则气乱　突然受惊，损伤心气，导致心气紊乱。临床表现为惊慌失措，心悸不宁，或目定神呆等。

（三）关联病情变化

在许多疾病过程中，情志异常波动，可使病情加重，或迅速恶化。如高血压患者，若遇事恼怒，肝阳暴涨，血气上逆，血压可迅速升高，发生眩晕，甚至突然昏厥、半身不遂、口眼歪斜等。有些癌症患者，一旦得知身患绝症，也常因情志的波动使病情急剧恶化。相反，若病后情绪乐观，豁达开朗，使五脏安和，气机调畅，病情常可减轻。可见正确调摄精神，加强情志护理，对促进疾病向愈意义非常重大。

知识拓展

神经性厌食症

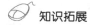

神经性厌食症又称厌食症，是指患者有意识地造成个人体重明显下降到正常生理标准体重以下，并且极力维持这种状态的一种心理生理障碍。

该病多见于13~25岁的青少年，男女患病比例为1∶9.5。目前病因尚不明确，多数专家认为与社会心理因素、社会文化因素和个人争强好胜、多愁善感等易感体质等多重原因有关。过度节食罹患神经性厌食症，可导致死亡。

四、饮食失宜，劳逸过度

（一）饮食失宜

饮食是维持人体生命活动的最基本条件。饮食失宜，是导致疾病发生的原因之一。脾胃为后天之本，脾主运化水谷精微，胃主受纳腐熟水谷，饮食失宜主要病及脾胃，然后累及其他脏腑。大病久病之后，余邪未尽，脾胃虚弱，饮食更要有所节制，否则会因伤食而复发，即所谓“食复”。

饮食失宜包括饮食不节、饮食不洁和饮食偏嗜三个方面。

1.饮食不节　饮食以适量为宜，饮食不节制，过饱或过饥，均可发生疾病。

（1）过饥：摄食不足，气血生化乏源，久则气血亏虚，机体脏腑组织失养，出现面色少华、神疲乏力、少气懒言、心悸气短等症。同时，气血不足则正气虚弱，抵抗力降低而继发其他病证。

（2）过饱：暴饮暴食，超过了脾胃的受纳运化能力，可导致饮食停滞，脾胃损伤，出现脘腹胀满、嗳腐吞酸、厌食、呕吐、大便不调等症。食滞日久可酿成“疳积”，出现脘腹胀大、面黄肌瘦、手足心热、心烦易哭等症。饮食过丰，营养过剩，可致肥胖，亦可变生他病。

2.饮食不洁　饮食不洁是指食用不清洁、腐败变质或有毒的食物。饮食不洁可引发多种胃肠道疾病，出现腹痛、呕吐、泄泻、痢疾等；如食入虫卵，则可引起绦虫、蛔虫等寄生虫病。若进食有毒食物，可出现剧烈腹痛、吐泻等中毒症状，重者可出现昏迷甚至死亡。

3.饮食偏嗜　饮食应结构合理，荤素搭配，品种多样，五味调和，寒热适中，使人体获得各种需要的营养，不应有所偏嗜。若饮食过寒过热，或五味偏嗜，则可导致阴阳失调，或某些营养物质缺乏而发生疾病。

（1）寒热偏嗜：食物之性有寒热温凉的区别，如偏嗜生冷寒凉之品，可损伤脾胃阳气，导致寒湿内生，出现腹痛、泄泻等症；若过食辛温燥热之品，则可致胃肠积热，症见口渴、口臭、腹满胀痛、大便秘结、痔疮等。

（2）五味偏嗜：饮食五味与体内五脏有着密切的关系。如果长期嗜好某种食物，就会造成与该食物相应的内脏功能偏盛，使五脏的平衡协调和制约关系遭到破坏而发生病变。另外，过食肥甘厚味或嗜酒无度，易化热生痰，阻滞气血，引发胸痹、痈疽疮毒等。

（二）劳逸过度

正常的劳作和运动有助于气血流通，增强体质；必要的休息，可以消除疲劳，恢复体力和脑力。但过度劳累或过度安逸，超过了人体的调节范围，就会成为病因而致病。

1.过劳

(1)劳力过度:动则耗气,劳力过度可出现神疲倦怠、少气懒言、消瘦、汗出等气虚的表现。

(2)劳神过度:思虑太过,可耗伤心血,损伤脾气。心神失养可见心悸、健忘、失眠、多梦;脾气受损则出现纳呆、腹胀、倦怠、便溏等症。

(3)房劳过度:若性生活失于节制,房事过频,或多产多育等,可耗伤肾中精气,可见腰膝酸软、眩晕耳鸣、精神萎靡,或遗精、早泄、阳痿,或月经不调、不孕不育等症。

2.过逸　安逸过度,缺乏运动,会使气血运行不畅,脾胃功能减弱,出现食欲不振,体弱肢软,精神萎靡,反应迟钝,形体肥胖,动则心悸、气喘、汗出,或继发其他疾病等。

知识拓展

中医的“五劳六极七伤”

五劳,有两种说法:一是《素问》记载“五劳所伤,久视伤血、久卧伤气、久坐伤肉、久立伤骨、久行伤筋,是谓五劳所伤”;二是指志劳、思劳、心劳、忧劳、疲劳。

六极,是指疲劳引起的六种较为严重的机体病理变化,包括筋极、脉极、肉极、气极、骨极、精极。

七伤,是指大饱伤脾(或忧愁思虑伤心)、大怒气逆伤肝、强力举重久坐湿地伤肾、形寒饮冷伤肺、形劳意损伤神、风雨寒暑伤形、恐惧不节伤志。

五、痰饮,瘀血

痰饮和瘀血均为人体阴阳和脏腑功能失调而产生的病理产物,一旦在体内形成,又成为新的致病因素,直接或间接作用于人体而引发他病,因此也属于病因范畴。

(一)痰饮

痰和饮都是机体水液代谢障碍所形成的病理产物。一般认为,湿聚成水,水积成饮,饮凝成痰。从形质上来说,稠浊的为痰,清稀的为饮。由于痰饮均为津液停滞所致,在许多情况下难以截然分开,故常常“痰饮”并称。

1.痰饮的形成　痰饮是外感六淫、饮食不节或七情内伤等致病因素使脏腑气化功能失常,水液代谢障碍,水液停滞而成。其中,肺主宣降津液、通调水道,脾主运化水湿,肾主水调节水液代谢平衡,三焦是气和水液运行的通道,与人体水液代谢关系最为密切,故痰饮形成以肺、脾、肾、三焦气化功能失常为主要原因。

2.痰饮的致病特点

(1)部位不同,症状各异:痰饮致病,病证广泛,部位不同,症状各异,或阻滞气血运行,或影响脏腑气机,病情复杂多端。

痰病特点:随痰停滞部位不同,症状各异。痰滞在肺,症见喘咳、咯痰、胸闷;痰停于胃,症见恶心、呕吐、胃脘痞满;痰阻于心,可见心悸、胸闷,或神昏、痴呆,痰火扰心,则发为癫狂;痰浊上犯头部,可见眩晕、昏冒;痰气凝结咽喉,则可出现咽中如有异物梗阻,吞之不下,吐之不出的“梅核气”;痰在经络筋骨,可见肢体麻木、屈伸不利,甚至半身不遂,或见瘰疬、痰核,或成阴疽流注等。

饮证特点:饮在肠间,则肠鸣沥沥有声;饮在胸胁,则胸胁胀满,咳唾引痛;饮在胸膈,则胸闷,咳喘,不能平卧,面部浮肿;饮溢肌肤,则见肌肤水肿,无汗,身体痛重。

(2)痰饮致病的共同特点:痰饮可以随气而行,全身内外上下无所不至,上达于头,下至于足,内至脏腑,外达肌肤,致病广泛而变化多端,因病位不同故症状各异,但舌苔滑腻、脉滑或弦是各种痰饮病证的共同点,临床可综合分析,加以判断。

(二)瘀血

凡血液运行不畅,或血行受阻而凝聚停滞于经脉及脏腑,或离经之血未能及时消散,均称瘀血。瘀血是疾病过程中形成的病理产物,又是某些疾病的致病因素。

1.瘀血形成的原因

(1)气虚:气为血之帅,气虚无力推动血液,可致血行迟滞而瘀;气虚无权统摄血液,可致血逸脉外为瘀。

(2)气滞:气为血帅,气行则血行,气滞则血瘀。

(3)血寒:寒性凝滞,寒邪客于血脉使血液凝涩,运行不利而成瘀血。

(4)血热:热入营血,血热搏结,使血液黏滞而运行不畅;或血热妄行出血,积存体内,形成瘀血。

(5)外伤:外伤出血,不能及时消散和排出体外,可形成瘀血。

2.瘀血的致病特点

(1)部位不同,症状各异:瘀血致病,常因瘀阻的部位不同而病证各异,如瘀阻于心,可见心悸、心痛、胸闷、唇甲青紫;瘀阻于肺,可见胸痛、咳嗽、咯血;瘀阻胃肠,可见呕血、黑便、脘腹刺痛;瘀阻胞宫,可见少腹疼痛、痛经、经闭;瘀阻肢体肌肤局部,可见肿痛青紫等。

(2)瘀血致病的共同特点:疼痛,多为刺痛,痛处固定不移,拒按,夜间痛甚。肿块,肿块固定不移,无弹性。瘀在肌肤,可见青紫肿胀。出血,出血颜色多紫黯,并伴有血块。另外,还有面色黧黑,唇甲青紫,肌肤甲错或皮下瘀斑,舌质紫黯或有瘀点,脉象脉沉细、涩或结、代等症状。

六、其他致病因素

在中医病因学中,外伤、虫兽伤和先天因素等病因,因不能归属于以上外感、内伤和饮食、劳逸、痰饮、瘀血等病因,故称其为其他致病因素。

(一)外伤

外伤指因受外力如扑击、跌仆、利器等击撞,以及烫伤、烧伤、冻伤等而致皮肤、肌肉、筋骨损伤的因素,其致病特点如下:

(1)枪弹、金刃和跌打损伤:可引起皮肤肌肉瘀血肿痛、出血,或筋伤骨折、脱臼。重则损伤内脏,或出血过多,可导致昏迷、抽搐、亡阳等严重病变。

(2)烧烫伤(又称火烧伤、火疮):中医学在治疗烧烫伤方面积累了丰富的经验。烧烫伤多由沸水和油、高温物品、烈火、电等作用于人体而引起,一般以火焰和热烫伤为多见,以火毒为患。机体受到火毒侵害以后,轻度损伤肌肤,创面红、肿、热、痛,表面干燥或起水疱、剧痛,重度损伤可伤及肌肉筋骨,创面如皮革样,蜡白、焦黄或炭化、干燥,痛觉消失,严重损伤后因热毒炽盛内侵脏腑导致剧痛,或因水液运化失常出现烦躁不安、发热、口干渴、尿少尿闭等,及至亡阴亡阳而死亡。

(3)冻伤:是指人体遭受低温侵袭所引起的全身性或局部性损伤,一般可分为全身冻伤和局部冻伤两类。

寒冷是造成冻伤的重要条件，温度越低，受冻时间越长，冻伤越重。全身性冻伤称为“冻僵”，主要表现为体温逐渐下降，神疲乏力，面色苍白，口唇、舌质和指甲青紫，感觉麻木，或昏睡，呼吸减弱，脉迟细，如不救治，易致死亡。局部性冻伤多发生于手、足、外耳、鼻尖和面颊部，根据受冻环境而分类，如“战壕足”“水浸足”等，主要表现为局部苍白或紫斑、冷痛麻木，继则肿胀青紫，痒痛灼热，或出现大小不等的水泡、水肿，甚至触觉丧失、腐烂或溃疡，损伤肌肉筋骨而呈干燥黑色，或因毒邪内陷而危及生命。

（二）虫兽伤

虫兽伤包括毒蛇、猛兽、疯狗咬伤等。轻则局部肿痛、出血，重可损伤内脏，或出血过多，或毒邪内陷而死亡。

1.毒蛇咬伤　毒蛇咬伤后，根据其临床表现不同，分为风毒、火毒和风火毒三类。

（1）风毒（神经毒）：常见银环蛇、金环蛇和海蛇咬伤，伤口表现以麻木为主，无明显红肿热痛。全身症状，轻者头晕头痛、出汗、胸闷，四肢无力，重者昏迷、瞳孔散大、视物模糊、语言不清、流涎、牙关紧闭、吞咽困难、呼吸减弱或停止。

（2）火毒（血循毒）：常见蝰蛇、尖吻蝮蛇、青竹蛇和烙铁头蛇咬伤。伤口红肿灼热疼痛，起水疱，甚至发黑，日久形成疡。全身症状见寒战发热，全身肌肉酸痛，皮下或内脏出血，尿血、便血、吐血、衄血，继则出现黄疸和贫血等，严重中毒死亡。

（3）风火毒（混合毒）：常见眼镜蛇、大眼镜蛇咬伤，临床表现有风毒和火毒的症状。

2.疯狗咬伤　疯狗咬伤初期仅局部疼痛、出血，伤口愈合后，潜伏期后可能出现烦躁、惶恐不安、牙关紧闭、抽搐、恐水和恐风等症。

3.寄生虫病　指寄居于人体内的寄生虫消耗人的气血津液等营养物质、损伤脏腑的生理功能而引起的疾病，主要包括蛔虫、钩虫、蛲虫、绦虫和血吸虫病等。

由于感染的途径和寄生虫寄生的部位不同，临床表现也不一样，如蛔虫病常见胃脘疼痛，甚则四肢厥冷等，称“蛔厥”；蛲虫病可有肛门瘙痒之苦；血吸虫病因血液运行不畅，久则水液停聚于腹，形成“蛊胀”。

（三）先天因素

胎儿禀赋的强弱主要取决于父母的体质，胎儿在母体能否正常生长发育，除与禀受于父母的精气有关外，还与母体的营养状态密切相关，如母体之五脏气血阴阳不足，必然会导致胎儿气血阴阳的不足，而出现五脏系统的病变。

先天因素（又称胎传因素）是指先天禀赋与疾病由父精母血而传及子代，导致胎儿出生之后易发生某些疾病，成为一种由胎传而来的致病因素，主要分为胎弱和胎毒两类。

1.胎弱（又称胎怯、胎瘦）　胎弱是小儿禀赋不足、气血虚弱的泛称，其主要病机为五脏气血阴阳不足，主要表现为皮肤脆薄、毛发不生、形寒肢冷、面黄肌瘦、筋骨不利、腰膝酸软，以及五迟、五软和解颅等病证。

2.胎毒　胎毒指婴儿在胎妊期间受自母体毒火，出生后发生疮疹和遗毒等病的病因。胎毒多由父母恣食肥甘，或郁怒悲思，或纵情淫欲，或梅疮等毒火蕴藏于精血之中，隐于母胞，传于胎儿而成。胎毒为病，一指胎寒、胎热、胎黄、胎搐和疮疹等；二指遗毒，即先天性梅毒，系胎儿染父母梅疮遗毒所致。

先天因素所导致的大部分疾病是可以防治的。除早期诊治这类疾病外，早期预防显得更加重要，注意护胎与孕期卫生，对保证胎儿正常生长发育，避免发生先天疾病，是十分重要的。

第二节　病　机

病机是指疾病发生、发展与变化的机制和原理，是研究人体疾病发生一般规律的学说。"病机"二字，前人释为"病之机要""病之机栝"，含有疾病之关键的意思，首见于《素问·至真要大论》，该篇数次提到病机，如"谨候气宜，无失病机""谨守病机，各司其属"。

中医认为最基本的病机，不外乎是正邪相争之后的阴阳失调和气血失常。

一、发病

正邪相争，是指在疾病发生、发展和变化的过程中，机体正气和致病邪气的相互斗争。疾病的发生、发展、转归的过程，就是正邪相争及其盛衰变化的过程。

（一）正邪相争与发病

邪，即邪气，泛指各种致病因素；正，即正气，指人体的功能活动和抗病、康复能力。疾病的发生，就是在一定条件下正邪相争的反映。

1.正气不足　正气不足是疾病发生的内在根据。人体正气旺盛，脏腑功能正常，气血充盈，卫外固密，抗邪有力，邪气就不易入侵，疾病就不易发生，《素问·遗篇·刺法论》曰"正气存内，邪不可干"。在人体正气相对虚弱，卫外不固，不足以抵抗病邪时，邪气才较易乘虚而入，使人体阴阳失调，脏腑、经络、气血功能紊乱，导致疾病的发生，《素问·评热病论》曰"邪之所凑，其气必虚"。

2.邪气侵袭　邪气是疾病发生的重要条件。邪气的侵袭往往是导致疾病发生的直接因素，而且在一定的条件下，甚至可能起主导作用。如高压电流、化学毒剂、刀枪伤、烧烫伤及毒蛇咬伤等，即使正气强盛，也难免被伤害。又如疫疠之邪，因其具有强烈的传染性和流行性，致病时邪气往往起主导作用，故《黄帝内经》提出要"避其毒气"。

3.正邪相争　正邪相争的胜负，决定发病与不发病。若正气强盛，抗邪有力，则病邪难以侵入，即使侵入，亦能被正气及时驱除，不产生病理反应，此为正胜邪负，故不发病。若正气不足，抗邪无力，或病邪毒烈，正气相对不足，则病邪可乘虚而入，导致脏腑、气血、阴阳失调，此为邪胜正负，便可导致疾病的发生。

（二）邪正盛衰与虚实变化

邪正盛衰，是指在疾病发展过程中，机体正气与致病邪气之间相互斗争所发生的盛衰变化。随着体内邪正的消长盛衰，形成了病证的虚实变化。

1.虚实病机　实是指邪气亢盛，是以邪气亢盛为矛盾主要方面的一种病理反应。在病情发生和发展过程中，病邪强盛而机体正气并不衰弱，正邪斗争剧烈，反应明显，临床上出现一系列亢盛和有余的证候，称为实证。

虚是指正气不足，是以正气虚损为矛盾主要方面的一种病理反应，即机体的抗病能力低下，与邪气斗争不剧烈，临床上出现一系列虚弱、衰退和不足的证候，称为虚证。

2.虚实变化　虚实错杂是指在疾病发展过程中，出现正虚和邪实同时存在的病理状态。因其虚实相兼、错综复杂，故称为虚实错杂，如脾失健运是正虚，但脾不运化出现水湿停聚，为邪实。这种病理变化仍以正虚为主，邪实为次，称为虚中夹实。又如高热，是邪实，但热盛伤津，津伤为虚，这种病理变化仍以邪实为主，正虚为次，称为实中夹虚。

虚实转化是指在疾病发展过程中，病机的虚和实不是绝对的。在一定的条件下，邪正相争在力量上的对比可能发生变化，而出现由实转虚或因虚致实。由实转虚多为实证，久而损伤正气，如高热患者因失治或治疗不当，久病不愈，精气亏损，则会出现食欲不振、精神萎靡、肢冷、脉沉细无力等症状。由虚转实则是由于脏腑功能虚衰使痰饮、水湿、瘀血等实邪留滞于体内，转为实证。

虚实真假包括真虚假实和真实假虚两种情况，“真”指疾病的本质，“假”指在一些特殊情况下出现的与疾病本质不一致的假象。真虚假实是指疾病的本质是虚证，但由于脏腑、气血虚衰，功能低下、气化无力而出现类似实证的证候。如脾虚不能运化水谷，除可见食少、乏力、脉虚等正气不足的症状外，还可出现脘腹胀满、腹痛等实象。但这种腹胀表现为时轻时重，腹痛表现为喜按，和实证的腹胀满持续不减、腹痛拒按有所区别，属于真虚假实。真实假虚是指疾病的本质是实证，但由于实邪阻滞，使气血不能外达，而出现类似虚证的证候。如热结胃肠的里热炽盛，除可见大便秘结、腹满痛拒按等实热症状外，还可出现面色苍白、四肢冷、精神萎靡、脉沉伏或迟涩等虚寒之象。这种虚寒假象虽精神萎靡但声高气粗，虽脉沉伏或迟涩但按之有力，虽肢冷但胸腹久按灼手，属于真实假虚。

（三）邪正盛衰与疾病转归

正邪相争的胜负不仅关系到病证的虚实变化，而且关系到疾病的转归。一般来说，正气增长而旺盛，必然促使邪气消退，称正盛邪退；反之，邪气增长而亢盛，必然会损耗正气，称邪盛正衰。

正盛邪退是疾病向好转和痊愈方面转归的一种结局。在正邪消长变化过程中，由于正气比较充盛，抗御病邪的能力较强，或得到及时正确的治疗和护理，精气血津液、脏腑、经络的损伤得以逐渐恢复，则邪气难以进一步发展，对机体的侵害作用减退或消失，阴阳两方面又获得了新的相对平衡，疾病即告痊愈。

邪盛正衰是疾病向恶化甚至死亡方面转归的一种结局。在正邪消长变化过程中，由于机体的正气虚弱，或邪气过于亢盛，正气不能抑制邪气的致病作用，病情趋向恶化和加剧，预后不良。

此外，在邪正斗争及其消长盛衰过程中，若邪正双方的力量势均力敌，相持不下，就会出现正虚邪恋，或邪去而正气不复等情况。这时，疾病往往由急性转为慢性，或慢性疾病缠绵不愈。

二、阴阳失调

人体的自身调节功能一般情况下尚能维持平衡状态，保持健康，即《素问 · 生气通天论》曰“阴平阳秘，精神乃治”。如果内外因素的影响超过了人体的适应力，破坏了人体的阴阳动态平衡，而人体的调节功能又不能立即消除这种干扰，就会出现阴阳失调而致病。

阴阳失调，是指在疾病发生发展过程中，各种致病因素导致机体的阴阳消长失去相对平衡，从而形成阴阳偏盛、偏衰，或阴不制阳、阳不制阴的病理状态。阴阳失调是人体各种生理性矛盾和关系遭到破坏的概括，也是疾病发生、发展的内在根据。阴阳失调的病理变化甚为复杂，但主要有阴阳偏盛、阴阳偏衰、阴阳互损、阴阳格拒、阴阳亡失五个方面。

（一）阴阳偏盛

阴阳偏盛导致的是“邪气盛则实”的实证。

1.阳偏盛　是指机体在疾病过程中所出现的一种阳气偏盛，功能亢进，热量过剩的病理状态，多因感受热邪，或阴邪化热，或情志过极化火，或气滞、血瘀、食积郁而化热等所致。

病机特点多表现为阳盛而阴未虚的实热证。由于阳的特点是热、动、躁，故临床表现为壮热、烦躁、面红、目赤、脉数等，即所谓“阳胜则热”。另外，由于阴阳的对立消长，阳偏盛必然导致阴偏衰，阳热亢盛势必损伤阴液，此时的实热证就会兼有口渴、尿少等阴液不足的症状，这就是所谓的“阳胜则阴病”。

2.阴偏盛　是指机体在疾病过程中所出现的一种阴气偏盛，功能障碍或减退，产热不足，以及病理性代谢产物积聚的病理状态。多因感受寒湿阴邪，或过食生冷，阳不制阴而致。

病机特点多表现为阴盛而阳未虚的实寒证。由于阴的特点是寒、静、湿，故临床表现为形寒、肢冷、脘腹冷痛、舌淡、脉迟等，即所谓“阴胜则寒”。另外，阴寒内盛必然损伤阳气，此时的实寒证常可伴有面色白、大便溏泄等症，这就是所谓的“阴胜则阳病”。

（二）阴阳偏衰

阴阳偏衰导致的是“精气夺则虚”的虚证。

1.阳偏衰　是指机体阳气虚损，功能减退，热量不足的病理状态。形成原因多由于先天禀赋不足，或后天饮食失养，或久病损伤阳气等。病机特点多表现为阳气不足，阳不制阴，阴相对偏亢的虚寒证。临床常见畏寒喜暖、身冷蜷卧、面色少华、精神萎靡、腹痛喜按、下利清谷、小便清长、舌淡脉弱等“阳虚则寒”的表现。

2.阴偏衰　是指机体精、血、津液等物质亏耗，以致阴不制阳，阳相对亢盛，功能虚性亢奋的病理状态。形成原因，多由于阳邪伤阴，或五志过极化火伤阴，或久病耗伤阴液所致。

病机特点多表现为阴液不足，滋养、宁静功能减退，阳气相对亢盛的虚热证。临床常见五心烦热、潮热盗汗、颧红消瘦，口燥咽干、舌红少津、脉象细数等“阴虚则热”的表现。

（三）阴阳互损

阴阳互损，是指阴或阳任何一方的虚损导致与之相对的另一方不足，形成阴阳两虚的病理变化。

1.阴损及阳　由于阴液亏损，累及阳气生化不足，即在阴虚的基础上导致阳虚，称为阴损及阳。阴损及阳是一种以阴虚为主的阴阳两虚的病理状态。

2.阳损及阴　由于阳气虚损，累及阴液的生化不足，即在阳虚的基础上导致阴虚，称为阳损及阴。阳损及阴是一种以阳虚为主的阴阳两虚的病理状态。

由于肾阴为人体阴液的根本，肾阳为人体阳气的根本，所以，无论阴虚或阳虚，大多在损及肾阴肾阳的情况下，才容易发生阴阳互损的病理变化。

（四）阴阳格拒

阴阳格拒，是指人体阴阳中的一方亢盛至极，或阴阳中的一方极端虚弱，盛者踞于内，将另一方排斥格拒于外，使机体阴阳之间不相维系，从而出现真寒假热或真热假寒的病理现象。

1.阴盛格阳　指阴寒之邪壅盛于内，逼迫阳气浮越于外。其中阴寒内盛是疾病的本质，格阳于外出现面红、口渴是假象，故称为真寒假热证。例如，极度虚寒的患者，本来表现为面色苍白、四肢逆冷、精神萎靡、畏寒蜷卧、脉微细欲绝等，突然出现颧红如妆、言语较多、烦热、口渴、脉大等“热象”，就属于阴盛于内，格阳于外的真寒假热证。

2.阳盛格阴　指邪热内盛，深伏于里，阳气郁闭于内而格阴于外。其中阳盛于内是疾病的本质，格阴于外四肢厥冷是假象，故称为真热假寒证。例如，外感热病，邪热炽盛，表现为壮热、面红、气粗、烦躁、舌红、脉数大有力，突然出现四肢不温、脉象沉伏等“寒象”，就属于阳盛于内，格阴于外的真热假寒证。

（五）阴阳亡失

阴阳亡失，是指机体突然大量失去阴液或阳气，导致生命垂危的一种病理状态。包括亡阴证和亡阳证两种情况。

1.亡阴证　是指因为机体突然大量耗损阴液，导致全身功能严重衰竭出现的一种病证。热邪炽盛，或邪热久留，大量煎灼阴液；汗、吐、下太过，直接消耗大量阴液；久病、长期慢性消耗，使阴逐渐耗竭等，均可致阴液亡脱。由于阴液亡脱，其宁静、滋润、内守等功能严重衰竭，故临床多见汗出不止、汗出而黏、呼吸短促、烦渴昏谵、身体干瘪、眼眶凹陷、手足温和、脉细数无力等危重证候。

2.亡阳证　是指因为机体的阳气发生突然性脱失，导致全身功能突然严重衰竭的一种病证。邪盛，正不敌邪，阳气突然脱失；素体阳虚，正气不足，疲劳过度，或发汗太过，阳随阴泄，或慢性消耗性疾病，阳气耗散严重等，均可使阳气亏损殆尽，而出现亡阳。由于阳气亡脱，其推动激发、温煦固摄、兴奋卫外等功能严重衰竭，临床多见大汗淋漓、手足逆冷、面色苍白、呼吸气微、精神疲惫、脉微欲绝等危笃证候。

亡阴证和亡阳证，虽病机不同，表现各异，但机体的阴和阳是相互依存、互根互用的。所以，当阴液大量消耗，则阳无所依而散越；阳气大量脱失，则阴无以化生而耗竭，故亡阴可迅速导致亡阳，亡阳亦可继而出现亡阴，最终导致“阴阳离决”，生命活动终止而死亡。

【本章小结】

本章主要介绍了外感六淫、内伤七情、痰饮和瘀血的概念及其致病特点，疫疠、饮食失宜和劳逸过度、致病的主要临床表现，以及简要介绍了外伤、常见虫兽伤和先天禀赋不足等病因；阴阳偏胜和阴阳偏衰的临床表现；正邪相争与发病的关系、亡阴证和亡阳证的概念和临床表现。其中，学习重点为外感六淫、内伤七情、痰饮和瘀血的概念及其致病特点、阴阳偏胜和阴阳偏衰的临床表现。

学生在学习时必须掌握以上重点内容，同时，可以利用业余时间通过互联网和其他方式查阅有关资料，熟悉疫疠和现代传染性疾病之间的关系，注意将亡阴证和亡阳证与急救护理的有关知识横向联系，了解正邪相争与发病的关系，以便在护理实践中宣传中医预防疾病的知识。

（邓尚平）

目标检测

1.六淫中被称为“百病之长”的邪气是(　　)。

A.风邪　B.火邪　C.燥邪

D.湿邪　E.暑邪

2.六淫中具有病情缠绵难愈特点的邪气是(　　)。

A.风邪　B.火邪　C.燥邪

D.湿邪　E.暑邪

3.下列关于暑邪的性质和致病特点的描述,错误的是(　　)。

A.其性升散　B.易袭阳位　C.其性炎热

D.暑多夹湿　E.暑为阳邪

4.六淫中最易伤肺的邪气是(　　)。

A.风邪　B.火邪　C.燥邪

D.湿邪　E.暑邪

5.七情致病直接影响(　　)。

A.脏腑　B.津液　C.血液

D.精气　E.经络

6.下列不是疫疠的性质和致病特点是(　　)。

A.发病急骤,病情严重　B.症状相似　C.一气一病

D.不易流行　E.传染性强

7.疳积的病因是(　　)。

A.过饥　B.饮食偏嗜　C.过饱

D.饮食不洁　E.误食毒物

8.瘀血引起出血的特点是(　　)。

A.色淡质稀薄　B.色红鲜明　C.伴有血块

D.出血量多　E.出血量少

9.七情病证以伤及最为多见的三脏是(　　)。

A.肺、心、脾　B.心、肝、脾　C.心、肝、肾

D.肺、肝、肾　E.心、肝、肺

10.脾失健运出现水湿停聚,属于(　　)。

A.虚中夹实　B.实中夹虚　C.非虚非实

D.虚实转化　E.虚实真假

11.与痰饮形成密切相关的脏腑不包括(　　)。

A.三焦　B.心　C.肺

D.肾　E.脾

12.引起咳嗽的气机失调是(　　)。

A.气虚　B.气逆　C.气脱

D.气闭　E.气滞

13.毒蛇咬伤后,根据临床表现不同,不属于毒性分类的是(　　)。

A.风毒　　B.血循毒　　C.风火毒
D.混合毒　　E.热毒

14.下列不属于瘀血形成的原因是(　　)。
A.气虚　　B.气逆　　C.血寒
D.血热　　E.气滞

15.下列不属于胎毒形成的原因是(　　)。
A.父母恣食肥甘　　B.郁怒悲思　　C.纵情淫欲
D.血热　　E.梅疮等毒火蕴藏于精血

16.患者出现眩晕、震颤,或四肢抽搐、角弓反张、目睛上视等症状,诊断为内风证,体现了风邪以下哪项性质和致病特点?(　　)
A.风为阳邪,其性开泄　　B.风性善行　　C.风性数变
D.风性主动　　E.风为百病之长

17.湿热患者除见发热、烦渴等症状外,兼见下肢水肿、小便淋浊、带下、泻痢等症状,体现了暑邪以下哪项性质和致病特点?(　　)
A.湿为阴邪　　B.湿易阻遏气机　　C.湿性重浊
D.湿性黏滞　　E.湿性趋下,易袭阴位

18.高热患者因失治或治疗不当,久病不愈,精气亏损,出现食欲不振、精神萎靡、肢冷、脉沉细无力等症状时,病机是(　　)。
A.阴阳互损　　B.虚实错杂　　C.虚实转化
D.虚实真假　　E.亡阳

19.患者出现烦躁易怒、头晕目眩、胁痛、嗳气太息,或妇女痛经、闭经、乳房胀痛结块等症状,病机多为(　　)。
A.肝不藏血　　B.肝气犯脾　　C.肝失疏泄,郁怒伤肝则
D.肝阳上亢　　E.外感六淫

20.亡阴证患者临床多见汗出不止、汗出而黏、呼吸短促、出现食欲不振、精神萎靡、烦渴昏谵、身体干瘪、眼眶凹陷、手足温和、脉细数无力等危重证候,其主要病机是(　　)。
A.大量失血　　B.突然大量耗损阴液　　C.阳气发生突然性脱失
D.情志失常　　E.气血失调

第六章
病情观察与诊断

【学习目标】

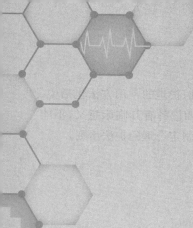

- 掌握正常舌象、脉象及病理舌象、脉象的特征和临床意义。
- 熟悉望、闻、问、切四种诊法。
- 了解问诊和闻诊的内容。
- 能应用望诊和问诊的方法观察病情。
- 具有严谨踏实、一丝不苟的工作作风，对待患者态度和蔼，热情大方。

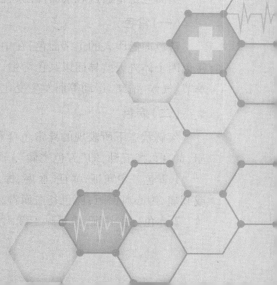

通过各种方法收集病情资料，是中医护理学的基本内容之一。中医护理的常用方法包括望、闻、问、切，合称“四诊”。望以目察，闻以耳占，问以言审，切以指参。四诊各有其临床意义，不能互相取代。在临床运用中，必须四诊合参，才能全面系统地了解病情，制定合理的护法治则。

第一节　望　诊

望诊是运用视觉对人体全身和局部的一切情况及排出物等进行有目的的观察，以了解健康或疾病情况的诊察方法。望诊应在充足的光线下，以自然光线为佳，避免有色光源的影响。

一、望神

望神是通过观察人体生命活动的综合外在表现以判断整体病情的方法。神的表现是多方面的，望神的重点在于观察目光、神情、气色和体态。

（一）得神

得神又称“有神”。表现为精神良好，神志清楚，表情自然，面色荣润，目光明亮，呼吸平稳，体态自如等。提示脏腑精气充足，生命活动正常；即使有病，也属轻病，预后良好。

（二）失神

失神又称“无神”。主要表现为精神萎靡，目光呆滞，面色晦暗，表情淡漠，反应迟钝；甚至神志昏迷，循衣摸床，撮空理线等。提示正气大伤，病情严重，预后不良。

（三）假神

假神指危重患者精神突然好转的假象，是临终前的预兆。主要表现为久病重病之人，本已失神，突然神志转清，精神转佳；或原来面色晦暗，突见面赤如妆；或不欲饮食，突然食欲增加等。这是阴阳即将离决的危候，犹如“残灯复明”“回光返照”。

二、望面色

望面色是指通过观察面部的颜色和光泽，以诊察疾病的方法。

（一）常色

常色即健康人的正常面色，在中国多为“红黄隐隐，明润含蓄”。常色又有主色、客色之分。常色因个体先天差异而以某色为主，如偏红、偏黄、偏白或偏黑等，一生基本不变，称为主色。因季节、气候、情绪、运动等而发生变化的面色，称为客色。

（二）病色

疾病状态下所表现的异常色泽称为病色，其主要特点是色泽晦暗或暴露。病色一般分青、赤、黄、白、黑五种，即“五色主病”。

1.青色　主寒证、痛证、血瘀、惊风。青色为气血不通、经脉瘀阻所致。面色青灰，伴心胸痛或刺痛，为心血瘀阻；面色苍白而青，多属寒邪外袭或阴寒内盛；青色之于小儿常见于惊风。

2.赤色　主热证，也可见于戴阳证。气血充盈，脉络多表现为赤色。面色红赤，一般为实热证；午后两颧潮红，见于虚热证。若久病重病之人面色苍白，忽见两颧泛红如妆，游移不定，为虚阳浮越于上的“戴阳”证，属危重证候。

3.黄色 主虚证、湿证。黄色多由脾虚、气血生化之源不足，或湿邪内困、脾运不健所致。面色淡黄无泽，枯槁无华，为“萎黄”；面色黄而虚浮，为“黄胖”；面目、一身肌肤俱黄，尿黄者，为“黄疸”；面黄鲜明如橘皮色者，为“阳黄”；面黄晦暗如烟熏者，为“阴黄”。

4.白色 主虚证、寒证、失血证。阳气虚衰，气血不荣多表现为白色。面色白而虚浮，多为阳虚；面色淡白而消瘦，为营血亏虚；若急性病突然面色苍白，伴冷汗淋漓，多为阳气暴脱。

5.黑色 主肾虚证、寒证、水饮证、瘀血证。黑为阴寒水盛或气血凝滞的病色。面色或周身黧黑，多为肾阳衰微；面黑而干焦，多为肾阴亏虚；面色黑而肌肤甲错，为血瘀证；眼眶黑为肾虚或有水饮。

三、望形态

（一）望形体

望形体是指观察病人形体的胖瘦强弱等情况，以诊察病情的方法。

1.形体胖瘦 人体胖瘦宜适中，过于肥胖或过于消瘦皆非所宜。观察形体胖瘦时，应注意与精神状态、食欲食量等结合起来综合判断。

2.形体强弱 骨骼粗大、胸廓宽厚、肌肉充实、皮肤润泽等，是形体强壮的表现，此类人内脏坚实，气血旺盛，虽病亦预后良好；骨骼细小、肌肉瘦削、筋弱无力、皮肤枯燥等，是形体衰弱的表现，此类人内脏脆弱，气血不足，体弱多病，预后较差。

（二）望姿态

通过观察患者的动静姿态和肢体异常动作，以诊察病情的方法。根据“阳主动，阴主静”的一般规律，表现为躁动不安者，多属阳、热、实证；表现为喜静懒动者，多属阴、寒、虚证。

1.动静姿态 仰卧伸足，面常朝外向光，辗转反侧，卧而不安者，多属阳、热、实证；蜷卧缩足，面常朝里背光，身重懒动，嗜卧喜静者，多属阴、寒、虚证。

2.动作异常 颈项强直，角弓反张，是肝风内动之象；半身不遂，口眼㖞斜者，多属风痰阻络。关节肿胀，屈伸困难，行动不便，多属痹证；四肢痿弱无力，不能握物，多属痿证。

四、望局部情况

在全身望诊的基础上，对患者的某些局部进行深入细致的观察，以进一步诊察相应脏腑的病变情况。

（一）望头项与头发

1.头项 小儿头形过大或过小，伴智力障碍，多属先天禀赋不足或肾精亏损；无论大人小儿头摇不能自主，多属风证。

2.头发 突然大片脱发，称“斑秃”；发黄稀疏易落，或干枯不荣，为精血虚亏；多属血虚生风；青壮年头发稀疏易落，多属肾虚或血热；小儿发结如穗，多为“疳积”。

（二）望五官

五官包括眼、耳、鼻、口唇、齿龈、咽喉等。

1.眼　目眦红赤,多为心火炽盛;白睛红赤,多为肺经风热;目赤肿痛,多为肝经风热;眼睑浮肿如卧蚕,多为水肿;白睛黄染,多属黄疸;目睛斜视、直视或上视,多为肝风内动;眼睑下垂,多为脾胃虚弱,气血不足。

2.耳　耳薄而干,多为肾精不足;耳轮甲错,为久病血瘀;耳根发冷,耳背有红脉者,多为麻疹先兆。

3.鼻　鼻流清涕,多为外感风寒;鼻流浊涕,多为外感风热;久流黄稠浊涕而腥臭者为“鼻渊”;鼻柱崩塌,眉毛脱落,常见于麻风。

4.口唇　口唇淡白,多属血虚;唇色青紫,多为寒凝血瘀;唇色深红而干,为热盛伤津;口唇糜烂,属脾胃蕴热;口角流涎,为脾虚湿盛或胃热;口唇干裂,多为外感燥邪或邪热伤津;口角歪斜,多为中风;口噤或抽搐不止,多为肝风内动。

5.齿龈　牙齿光燥如石,多为胃热伤津;牙齿松动稀疏,齿根外露者,多属肾虚或虚火上炎;齿龈红肿疼痛,为胃火上炎。

6.咽喉　咽部红肿热痛为肺胃有热,兼见黄白脓点为肺胃热盛,咽喉有灰白点膜,迅速扩大,剥落则出血,可见白喉。

五、望舌

观察患者舌质和舌苔的变化以诊察疾病的方法称为舌诊,是中医独特的诊察手段之一。五脏在舌面的分布一般为舌尖属心肺,舌边属肝胆,中部属脾胃,舌根属肾。正常舌象为舌体柔软,活动自如,颜色淡红、润泽,舌苔均匀、薄白而干湿适中,常简述为“淡红舌、薄白苔”。望舌宜在充足的自然光线下进行,还应注意进食造成的“染苔”。

(一)望舌质

1.舌神　主要指舌的荣枯。“荣”为容润红活,有生气,有光彩,活动灵敏自如,谓之有神;“枯”为干枯死板,暗滞,运动失灵,谓之无神。

2.舌色　望舌体颜色,一般分为淡白舌、红舌、绛舌、青紫舌等。

(1)淡白舌:较正常舌色浅淡,主虚证、寒证。多为阳气虚弱、气血不足之象。

(2)红舌:舌色较正常深,甚至呈鲜红色,主热证,有虚实之分。舌色鲜红起芒刺或兼黄厚苔,多属实热证,舌色鲜红少苔或见裂纹,属虚热证。

(3)绛舌:舌色深红,有外感和内伤之分。外感疾病若见舌绛或有红点、芒刺,为温病热入营血;内伤杂病若见舌绛少苔或无苔,有裂纹,则是阴虚火旺。

(4)青紫舌:舌色呈淡紫或青色为青舌,舌色深绛而黯为紫舌。主血瘀证、热证、寒证。舌青紫湿润,苔白滑,见于阳虚阴盛的寒证;舌青紫深绛,苔少而干,可见于热毒炽盛,深入营血;舌青紫而黯或有瘀点瘀斑,属瘀血阻滞。

3.舌形　即望舌体形质,有老嫩、胖瘦、裂纹、芒刺等。

(1)老嫩:舌质纹理粗糙,形色坚敛,为苍老舌,多为实证;纹理细腻,形色浮胖娇嫩者,为娇嫩舌,多为虚证。

(2)胖瘦:舌体胖大,舌色偏淡主水湿痰饮证;舌体瘦小而薄,多属气血阴液不足所致。

(3)裂纹:舌面有明显裂沟,称“裂纹舌”,多为阴液亏耗之征。

(4)芒刺:舌面乳头增生、肥大,高起如刺,摸之棘手,称为“芒刺舌”,多是里热炽盛、邪热内结之象。

4.舌态 望舌的动静姿态。舌体强硬,运动不灵,主热陷心包,高热伤津或风痰阻络;舌体痿软,主阴液亏损或气血俱虚;舌体颤抖,主肝风内动;舌体歪斜,多见于肝风挟痰,痰瘀阻络或阴虚风动;吐弄舌,多为心脾有热;舌体短缩,多属危重证候。

(二)望舌苔

舌苔是舌体上附着的一层苔状物。正常舌苔,由胃气及津液上蒸而成。望舌苔可以推断病因、病性、病位、病情及预后。临床上,主要观察苔色和苔质。

1.望苔色 苔色,即舌苔之颜色,主要有白苔、黄苔、灰黑苔等变化。

(1)白苔:多主表证、寒证。苔薄白,舌质淡红,见于健康人,或表证初起;厚白苔而腻,多属湿浊、痰饮、食积之证;舌苔白滑,多属外感寒湿或阳虚水停;厚腻苔转干,为湿浊内蕴,化热伤津。

(2)黄苔:多主热证、里证。黄苔多由邪热熏灼所致,分淡黄、深黄和焦黄苔。淡黄苔主热轻,深黄苔主热重,焦黄苔主热极。外感病舌苔由白转黄,为表邪入里化热之征;苔黄而腻,多属湿热内蕴、痰饮或食积化热;苔黄滑润、舌淡胖嫩者,多属阳虚水湿不化。

(3)灰黑苔:浅黑苔,为"灰苔";深灰苔,为"黑苔"。灰黑苔,主里热炽盛,或阴寒内盛。舌苔灰黑而润滑,舌质淡白,见于寒湿、痰饮内停。舌苔灰黑而干燥,舌质红绛,多见于热极伤阴重证。

2.望苔质 苔质,即舌苔的质地、形态。望苔质,主要观察舌苔的厚薄、润燥、腐腻、剥落等。

(1)厚薄苔:透过舌苔,能隐隐见到舌体,称薄苔;不能透过舌苔见到舌体,则称厚苔。舌苔的厚薄变化可反映病邪的深浅进退。薄苔多主邪气在表,病轻邪浅;厚苔多为邪入脏腑,病情深重。舌苔由薄渐厚,为病势渐增;舌苔由厚变薄,为正气渐复,邪气渐退。

(2)润燥苔:舌苔润燥主要反映人体津液盈亏和输布情况。舌苔干湿适中,为润苔;舌面水分过多,伸舌欲滴,扪之湿滑,为滑苔;舌苔干燥少津,甚则舌苔干裂,为燥苔。苔润为津液未伤,苔燥为阴液亏虚,滑苔主脾虚湿盛或阳虚水泛。舌苔由润变燥,为燥邪伤津,或热甚耗津,表示病情加重;舌苔由燥变润,多为燥热渐退,津液渐复,病情好转。

(3)腐腻苔:苔质颗粒粗大,疏松而厚,形如豆腐渣堆积舌面,易于刮脱者,称为腐苔,多因实热蒸化脾胃湿浊所致,常见于食积胃肠或痰浊内蕴者。苔质颗粒细腻致密,上面如罩一层油腻状黏液,刮之难去,称为腻苔,多为湿浊内蕴,阳气被遏所致,常见于痰饮或湿温等病证。

(4)剥落苔:舌苔部分或全部剥脱,多由正气亏虚、阴液耗损所致。若舌苔剥落不全,剥落处见红色干燥舌质,界线明显,称剥苔,为胃之气阴两伤;若舌苔全无,以致舌面光洁如镜,称镜面舌,是胃阴枯竭、胃气大伤的表现。

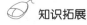

知识拓展

望小儿指纹

望小儿指纹,是观察3岁以下小儿食指桡侧络脉纹的形色变化,以诊察疾病的方法。小儿指纹分三关:食指近掌部的第1节为"风关",第2节为"气关",第3节为"命关"。

正常指纹色泽浅红,隐于风关之内,大多不浮露。对小儿病理指纹的观察要点可为:浮沉分表里,红紫辨寒热,淡滞定虚实,三关测轻重。

六、望皮肤

望皮肤是通过观察皮肤色泽形态以诊断疾病的方法。

（一）皮肤形色

皮肤肿胀，按有压痕，多属水湿泛滥；皮肤干瘪枯燥，多为津液耗伤或精血亏损；皮肤表面粗糙如鳞，按之涩手，肌肤甲错者，是血虚夹瘀所致。

（二）皮肤斑疹

斑形如锦，或红或紫，平摊于皮肤，抚之不碍手，压之不褪色，消失后不脱皮；疹则色红，形如米粟，稍高于皮肤，抚之碍手，压之褪色，消失后脱皮。斑疹的色泽，以红润为顺，淡滞为逆。

斑疹多见于外感热病，因邪热郁于肺胃不能外泄，内逼营分所致。内伤杂病见斑疹，一般多属血热；斑色黯紫，其形较大，时出时陷，则多为气虚不能摄血或夹有瘀血之候。

七、望排出物

排出物包括痰涎、呕吐物、二便、涕、泪、白带等。了解排出物的色、质、量及其有关变化情况，是进行辨证分析的必要参考资料。一般而言，排出物清稀者，多为寒证；黄稠黏者，多属热证。因寒凝则阳气不运，功能衰退，水湿不化，以致水液澄澈清冷，排出物质地清稀；热邪熏灼，煎熬津液，所以，排出物见黄浊而稠黏。

第二节　闻　诊

闻诊是通过听声音和嗅气味来诊断疾病的方法。

一、听声音

通过听患者的语言、呼吸、咳嗽、呕吐、呃逆等各种声响以诊断疾病的方法。

（一）正常声音

正常的声音具有发声自然，音调和畅的特点。由于性别、年龄、禀赋、情志变化等因素的影响，声音可能发生变化。男性多声低而浊，女性多声高而清，儿童则声尖清脆，老人声浑厚低沉。

（二）病变声音

1.发声异常　患病时，语声高亢有力，声音连续，言多易怒，多属实证、热证。声音重浊，可见于风、寒、湿邪入侵。语声低微无力，少气懒言，时断时续，多属虚证。发声嘶哑者，称音哑；欲语而发音不出者，称为失音。

2.语言异常　沉默寡言者，多属虚证、寒证；烦躁多语者，多属实证、热证。谵语，表现为胡言乱语，声高有力，神志不清，多属热扰心神的实证、热证。郑声，表现为语言重复，语声低弱，时断时续，因正气虚衰，精神散乱所致。此外，癫证、狂证也可出现语言异常。

3.呼吸异常与咳嗽

(1)呼吸异常:主要有喘、哮、短气、少气、气微、气粗等。喘,表现为呼吸急促困难,甚至张口抬肩,鼻翼扇动,端坐呼吸,不能平卧等;哮,以呼吸急促,喉中痰鸣如哨为特征,多反复发作,为痰饮内伏,因季节、气候变化或其他诱因而突然复发;短气,呼吸短促,不相接续,似虚喘而不抬肩,喉中无痰鸣声;少气,以呼吸微弱,语声低微无力为特点,属虚证;气微,多属虚证;气粗,多为实证。

(2)咳嗽:由肺气上逆,肺失宣肃所致。外感咳嗽,起病急,病程短,常兼表证,多属实证;内伤咳嗽,起病慢,病程长或反复发作,以虚证居多。咳声重浊,多为实证;咳声低微,多属虚证;咳声不扬,痰黄稠难咯,多属热证;干咳无痰或少痰,为燥邪犯肺或肺阴亏虚;咳有痰声,量多易咯,属痰湿阻肺。顿咳又称"百日咳",指咳嗽成阵发性、痉挛性发作,甚则涕泪俱出或呕吐,咳声终止时如鹭鸶叫声,5岁以下小儿多见。

4.呕吐与呃逆

(1)呕吐:吐势徐缓,声音微弱,呕吐物无臭气或腥气者,多属虚寒证;吐势较急,声音响亮,呕吐物臭秽者,多为实热证。

(2)呃逆:呃声高亢、音响有力的多属实证、热证;呃声低沉、气弱无力的多属虚证、寒证;若呃逆不止,声低气怯无力者,见于久病重病之人,属危候。进食后或遇风寒,出现短暂呃逆,常能自行消失。

5.太息　是患者自觉胸中憋闷发出的长吁或短叹之声,为肝气郁结所致。

二、嗅气味

通过嗅患者病体或病室等异常气味,以诊察病情的方法。一般气味酸腐臭秽者,多属实热;气味微有腥臭者,多属虚寒。

(一)病体气味

1.口臭　可见于胃肠积热、口腔不洁或口腔疾患。

2.汗气　汗多而有酸味,为气分热盛;腋下汗出膻臊难闻者,为"狐臭"。

(二)排出物气味

1.二便气味　大便臭秽难闻,色黄质稀或赤白脓血,属大肠湿热;小儿大便酸臭,伴有不消化食物,为食积;大便溏泄,其气腥者,属脾胃虚寒;大便有败卵,多因暴饮暴食,食滞中焦或肠有宿便。

2.经带气味　月经或产后恶露臭秽,多因热邪侵袭胞宫;带下色黄、臭秽,为湿热下注;带下色白、味腥,为寒湿下注。

(三)病室气味

病室的气味,来自病体本身及其排出物等。室内有腐臭气味,多为疮疡化脓;血腥味,多是失血证;尸臭气味,是脏腑败坏;尿臊气,见于水肿病晚期;烂苹果气味,多见于消渴病。

第三节　问　诊

问诊是询问患者或陪诊者，了解疾病的发生、发展、治疗经过和目前自觉症状等以诊察疾病的方法。古代医家谓其为“诊病之要领，临证之首务”。

诊察环境宜安静，问诊语言要通俗，问诊过程中应避免主观性和片面性，不宜使用医学术语。初学者可参考张介宾的《十问歌》进行问诊，即“一问寒热二问汗，三问头身四问便，五问饮食六问胸，七聋八渴俱当辨，九问旧病十问因，再兼服药参机变，妇女尤必问经期，迟速闭崩皆可见，再添片语告儿科，天花麻疹全占验”。

一、问寒热

问寒热，是询问患者有无寒冷或发热的感觉。寒冷是患者的主观感觉，有恶寒和畏寒之分。恶寒，是加衣被或近火取暖仍不能缓解；畏寒，是添衣加被或近火取暖能缓解。发热，患者体温高于正常，全身或局部有发热的感觉。

（一）恶寒发热

恶寒发热，即患者恶寒发热同时并见，多见于外感表证。恶寒重而发热轻，多属外感风寒；发热重而恶寒轻，多属外感风热。

（二）但寒不热

但寒不热，即患者只觉怕冷而不觉发热，见于里寒证。新病畏寒，多为寒邪直中；久病畏寒，多为阳气虚衰。

（三）但热不寒

但热不寒，是指患者只感发热不觉寒冷，或反恶热。多见于阳盛或阴虚所致的里热证。临床有壮热、潮热、微热等。

1.壮热　高热不退，不恶寒反恶热，多属风寒入里化热或风热内传的里热实证。正盛邪实，里热炽盛，故热势严重，常兼有多汗、烦渴等。

2.潮热　按时发热或定时热甚，如潮有定时。

（1）阳明潮热：常于申时，即下午3—5时热甚，伴有腹满硬痛、大便燥结等。多由胃肠燥热内结所致，常见于阳明腑实证。

（2）湿温潮热：以午后热甚，身热不扬为特征，伴有头身困重、舌红苔黄腻等症状，可见于湿温病。

（3）阴虚潮热：午后或夜间即发低热，或有热自骨内向外蒸发之感，或并见五心烦热，多属阴虚火旺。

3.微热　轻度发热，或仅自觉发热体温并未升高，时间较长，又称低热。可由阴虚、气虚、气郁、瘀血等所致。

（四）寒热往来

寒热往来，是指患者恶寒与发热交替发作。寒热往来，发无定时，主半表半里证（少阳病）。

先寒后热，寒战与高热交替而作，发有定时，常见于疟疾。

二、问汗

问汗，是通过询问汗之有无，汗出时间、多少、部位及其兼症等情况以诊断疾病的方法。

（一）表证辨汗

表证无汗，多为外感风寒表实证；表证有汗，多为表虚证或外感风热。

（二）里证辨汗

1.自汗　经常日间汗出过多，活动后更甚，称为自汗，多属气虚、阳虚证。

2.盗汗　入睡则汗出，醒则汗止，称为盗汗，多属阴虚内热或气阴两虚证。

3.大汗　汗出蒸蒸，并见高热不已，烦渴饮饮，为阳热内盛迫汗外泄的实热证；若见大汗淋漓，伴有呼吸急促、神疲气弱、四肢厥冷、脉微欲绝等，则为亡阳之证。

4.战汗　全身战栗，几经挣扎，继之汗出，为正邪相争，病变发展的转折点。若汗出热退，脉静身凉，为邪去正安之征；若汗出而烦躁不安，脉来疾急，为邪盛正衰之危候。

5.手足心汗　手足心微微汗出者，一般为生理现象。如汗出过多，可为阳气内郁、阴虚火旺或中焦湿热郁蒸所致。

三、问疼痛

疼痛是最常见的自觉症状之一。导致疼痛的原因很多，如感受寒邪，或气滞血瘀等。阻滞脏腑、经络，气血运行不畅，为“不通则痛”，属实证；若因气血不足或阴精亏损，脏腑经络失养，是“不荣则痛”，属虚证。问疼痛，应询问疼痛部位、性质，以及疼痛程度、发作及持续时间、喜按拒按等。

（一）疼痛部位

1.头痛　外感邪气，痰浊、瘀血阻滞引起的头痛多为实证；气血津液亏虚，不能上荣于头，导致的头痛多属虚证。

2.胸痛　胸闷痛而痞满者，多为痰饮；胸痛而咳吐脓血者，多见于肺痈；胸痛伴潮热、盗汗者，属肺痨；胸痛彻背，背痛彻心，多属心阳不振，痰浊阻滞的胸痹；胸前憋闷，痛如针刺刀绞，冷汗淋漓者，为真心痛。

3.胁痛　多与肝胆病变关系密切。胁肋胀痛，易怒，善太息者，为肝气郁结；胁肋胀痛，身目发黄者，为肝胆湿热。

4.胃脘痛　胃脘冷痛，得热痛减，属寒证；胃脘灼痛，消谷善饥，口臭便秘，为胃热证；胃脘灼痛嘈杂，饥不欲食，舌红少苔，属胃阴虚证。

5.腹痛　腹部范围较广，病变较为复杂。腹痛得热则痛减者，多属寒证；腹痛喜冷者，多属热证。大腹隐痛，便溏，喜温喜按，属脾胃虚寒。

6.腰痛　腰痛绵绵，酸软乏力，多为肾虚；腰痛而重，遇冷或阴雨天加剧，多为寒湿；腰痛如针刺，固定不移，难于转侧者，多为血瘀。

7.四肢痛　是指四肢、肌肉、关节等疼痛，多因风寒湿热侵袭，气血运行受阻所致。如风邪偏盛，疼痛游走者，为风痹；寒邪偏盛，剧痛喜暖者，为寒痹；热邪偏盛，红肿疼痛者，为热痹。

（二）疼痛性质

新病，痛剧而拒按者，主实证；久病，痛缓而喜按者，主虚证。

1.胀痛　疼痛而胀，主气滞，多见于胸胁脘腹等部位，为肝、胃肠、肺等脏腑气滞证。头目胀痛，多由肝阳上亢或肝火上炎所致。

2.重痛　痛而有沉重感，多因湿邪困阻气机所致。可见于头、腰、四肢或全身。

3.刺痛　痛如针刺，属瘀血所致，以头部及胸胁脘腹等处为多见。

4.冷痛　痛有冷感而喜暖，遇寒痛剧，得热痛减，多因寒邪阻络或阳气亏虚所致，可见于腰背脘腹及四肢关节等部位。

5.灼痛　痛有灼热感而喜凉，多为阴虚或阳热亢盛所致。见于咽喉口舌、脘腹胁肋及关节等部位。

6.绞痛　痛如刀绞，多由实邪阻闭或寒邪凝滞气机所致。可见于心胸、脘腹、腰腹等部位。如心血瘀阻引起的真心痛，蛔虫上窜引起的脘腹绞痛和石淋引起的小腹绞痛等。

7.掣痛　痛而抽掣牵扯，连及他处，多因经脉失养或阻滞不通所致。

8.走窜痛　疼痛游走不定，多见于气滞证及痹证之“行痹”。

9.固定痛　痛处固定不移，多属瘀血证。

四、问饮食口味

通过询问口渴、饮水、进食、口味等情况，以推断脾胃盛衰、津液盈亏及病证的寒热虚实。

（一）问口渴与饮水

1.口不渴　为津液未伤，见于寒证、湿证或无明显燥热证者。

2.口渴欲饮　多见于热证、燥证。口渴多饮，多属津液耗伤。口大渴喜冷饮，兼壮热多汗，见于里热炽盛，津液大伤。口渴多饮，多食，多尿，体瘦，为消渴病。

3.渴不多饮　指虽感口渴，但不欲饮水或饮亦不多，可见于阴虚、湿热、痰饮内停、瘀血内阻及热入营分等证。

（二）问食欲与食量

1.食欲减退　又称食欲不振、纳呆。食欲减退，兼见消瘦乏力、腹胀便溏、舌淡脉虚者，为脾胃气虚证。脘闷纳呆，兼见头身困重、便溏、苔腻者，为湿邪困脾证。

2.厌食　厌食兼有嗳腐、腹满，属饮食积滞；厌食油腻之物，兼胸闷呕恶、腹满，多属脾胃湿热；厌食油腻厚味，伴胁肋胀痛、黄疸、口苦者，为肝胆湿热。

3.消谷善饥　进食量多，食后不久即感饥饿，兼见口渴心烦、口臭便秘、舌红苔黄者，为胃火亢盛；兼见体瘦、多饮、多尿，为消渴病。

4.饥不欲食　即患者有饥饿感，但不想进食或进食不多，常兼胃中嘈杂，灼热感，舌红少苔，脉细数，多因胃阴不足、虚火内扰所致。

5.偏嗜食物　偏嗜肥甘，易生痰湿；偏食生冷，易伤脾胃；过食辛辣，易患燥热。小儿嗜食生米、泥土，兼见消瘦、腹胀腹痛，属虫积。

（三）问口味

询问患者口味的异常变化，可诊察脾胃功能和脏腑盛衰及病变状况。

1.口甜 口甜而腻，属脾胃湿热。

2.口酸 口中泛酸，多见于肝胃不和。

3.口淡 口淡乏味，多见于脾胃虚弱，或水湿内停。

4.口苦 多见于胃火，或肝胆湿热。

5.口咸 与肾虚及寒邪、水饮等有关。

6.口黏腻 口中黏腻不爽，舌苔厚腻，可见于湿浊停滞、痰饮、食积或肝胆湿热。

7.口臭 多见于胃火炽盛，或肠胃积滞。

五、问二便

主要询问排便的次数，大小便的性状、颜色、气味、便量，以及排便的感觉和伴随症状等，以推断疾病的寒热虚实。

（一）大便异常

1.泄泻 指大便次数增多，便质稀薄，甚至如水样。可由湿盛伤脾，或食滞肠胃、肝气乘脾、脾胃虚弱、肾阳虚衰等所致。

2.便秘 指大便燥结，排出困难，便次减少，甚至数日不排便。可由热结，或寒结、气虚、血虚、气滞等所致。

3.便质异常 有大便干燥、便溏等表现。大便溏结不调，即大便时干时稀，可见于肝郁乘脾；大便先干后溏，属脾胃气虚。大便中夹有未消化的食物，称为完谷不化，见于饮食积滞、脾虚泄泻及肾虚泄泻。

4.排便感异常 肛门灼热，多为大肠湿热。排便不爽，多见于肝郁乘脾或大肠湿热。腹痛窘迫，时时欲泻，肛门重坠，便出不爽，称为里急后重，肛门重坠，甚则脱肛，多属中气下陷或湿热下注大肠。

（二）小便异常

1.尿量过多 小便清长、畏寒肢冷等，多属虚寒证；口渴、多饮、多尿、消瘦等，见于消渴病。

2.尿量减少 小便短赤，发热，面红，属实热证。小便短少，口燥咽干，皮肤干燥，为津伤证。小便少，浮肿，可见于水肿病。

3.小便频数 指小便次数增加，时欲小便，又称尿频。小便频数，短赤急迫，伴尿道疼痛，多因膀胱湿热或小肠湿热；小便频数而色清或夜尿频数，多因肾气不固，膀胱失约所致。

4.癃闭 小便不畅，点滴而出为癃；小便不通，点滴不出为闭。热结膀胱、邪热壅肺、瘀血及结石所致者，属实证；肾阳肾气亏虚、脾气不升等所致者，属虚证。

5.遗尿 睡眠中不自知排尿，称为遗尿。多为肾气不固，膀胱失约所致。也可见于3岁以下的健康儿童。

6.小便失禁 指患者清醒时，不由自主地排尿。如排尿后不由自主地点滴不禁，称为余沥不尽。两者均为肾气不固，膀胱失约所致。若患者神志昏迷，小便自遗，则病情危重。

六、问睡眠

询问患者睡眠时间长短，入睡难易，是否早醒，有无多梦等情况。

1.失眠 又称不寐，以入睡困难、早醒或彻夜不眠为特征。虚证失眠多为心血不足，实证失眠多为邪气内扰或痰热食滞。若兼见面色无华、食少无力,多为思虑过度、心脾两虚;若失眠而兼胸闷嗳气、脘腹胀满,多为食滞内停、胃气不和。

2.嗜睡　又称多眠,不论昼夜,时时欲睡,呼之即醒,醒之欲寐。常伴有精神不振,头沉困倦。实证多见痰湿内盛,困阻清阳;虚证多见阳虚阴盛或气血不足。

七、问经带

通过询问月经、带下、妊娠、产育等方面的情况,以诊察妇科疾病的方法。

(一)问月经

月经周期,正常约为28天,行经3~6天,经量一般为50~100 mL,经色鲜红,不稀不稠,无血块。询问月经的周期和量、色、质的异常改变,可推断病证的寒热虚实。

1.月经不调　指月经周期及量、色、质发生异常改变,可分为月经先期、后期和先后不定期等。

(1)月经先期:月经周期提前7天以上,且连续两个月经周期以上者,为月经先期。色深红、质稠、量多,属热证;若色淡红、质稀、量多,属气虚。

(2)月经后期:月经周期延后7天以上,且连续两个月经周期以上者,为月经后期。色紫黯有块、量少,属血瘀;若色淡红、质稀、量少,属血虚。

(3)月经先后不定期:月经提前或延后超过7天。如经色紫红、有块、量少,属气滞;色紫、有块,为血瘀;色淡红、质稀、量少,属虚证。

2.痛经　指经期前后,或行经期间阵发性下腹疼痛,甚则剧痛难忍,并伴随月经呈周期性发作。经前小腹胀痛,经后痛减者,属实证;经后小腹隐痛,兼腰部酸痛者,属虚证;行经小腹冷痛,得热痛减者,属寒证。

3.闭经　指女子发育成熟后,月经应来而未来,或曾行经,但又非因妊娠、哺乳、绝经等影响而终止6个月以上者,为闭经。

4.崩漏　指非行经期间,阴道内大量出血,或持续下血,淋漓不止者。来势急,出血量多者,称为崩;来势缓,出血量少者,称为漏。凡崩漏血色深红有块者,属热证或血瘀证;血色淡红无块者,多为冲任损伤或中气下陷,脾不统血所致。

(二)问带下

白带指女性阴道分泌的有一定滋润作用的少量白色黏液。若分泌过多,连绵如带者,称带下病。带下色白量多,质清稀,无臭味者,属脾肾阳虚,寒湿下注;带下色黄量多,质稠且臭者,属湿热下注;带下色红黏稠,或赤白相兼,微臭者,属肝经郁热;若绝经后见赤带,且淋漓不断者,须及早做专科检查,以防延误病情。

八、问小儿

小儿问诊困难,主要询问其父母或陪诊者。问诊时,除一般问诊内容外,还应结合小儿的生理特点重点询问。

1.问出生前后情况　新生儿疾病多与先天因素和分娩有关,应着重询问母亲妊娠期及产乳期营养健康状况和是否难产、早产等,可了解小儿的先天情况。婴幼儿应重点询问小儿的喂养及坐、爬、立、走、长牙、学语的迟早等情况。

2.问预防接种、传染病史和传染病接触史 小儿6个月至5周岁，易于感染，易患水痘、麻疹等儿科传染病，应着重询问预防接种情况、传染病史等。

3.问发病原因 婴幼儿神志发育不完善，易受惊吓，易患高热、惊风、抽搐等病证；脾胃嫩弱，消化力差，易于伤食，发生呕吐、腹泻、疳积等证；对外界环境适应力差，易患外感病，应着重询问小儿的喂养情况，是否受惊、着凉，以及有无吐泻、惊叫、发热、咳喘等表现。

第四节 切 诊

切诊，包括脉诊和按诊，是医护人员用手切脉和对患者体表某些部位触、摸、按、压，从而获取病情资料的诊察方法。

一、脉诊

用指腹触按患者桡动脉所在部位，观察脉象，了解病情的方法称为脉诊，亦名切脉，是中医独特的诊断方法。按诊包括按肌肤、按手足、按胸腹，是用手直接触、摸、按、压患者某一局部，用以了解冷热、润燥、肿胀、软硬、压痛、肿块或其他异常变化，从而推断疾病部位、性质和病情轻重的一种诊察方法。按诊能为病情观察提供可靠的资料，是对望诊、闻诊、问诊的补充和完善。

（一）脉诊的部位和方法

临床常用的脉诊部位是寸口，即切取腕部桡动脉浅表部位。寸口脉分为寸、关、尺三部，掌后高骨（桡骨茎突）的部位为“关”，关前为“寸”，关后为“尺”。左寸候心，左关候肝胆，左尺候肾；右寸候肺，右关候脾胃，右尺候命门。诊脉时要求内外环境安静，可先让患者休息片刻，使呼吸调匀，气血平静，然后嘱其端坐或仰卧，手臂与心脏同一水平，掌心向上平放，并在腕关节背垫上脉枕。医护人员以左手诊右脉，右手诊左脉，先用中指定关部，再用食指定寸部，无名指定尺部。轻轻按在皮肤上为“浮取”；用不轻不重指力按至肌肉为“中取”；用重指力按至筋骨间为“沉取”。寸、关、尺三部每部都有浮、中、沉三候，故称“三部九候”。

（二）正常脉象

正常脉象又称为平脉，表现为三部有脉，一息四至或五至（每分钟60~80次），不浮不沉，不大不小，从容和缓，柔和有力，节律一致。平脉常随年龄、性别、气候、饮食、劳动、情绪等不同因素影响而有差异及相应的生理变化。

（三）常见病脉及临床意义

1.浮脉

【脉象特征】轻取即得，举之有余，重按稍减而不空，即脉位表浅。

【临床意义】表证。浮而有力为表实证，浮而无力为表虚症。

2.沉脉

【脉象特征】轻取不应，重按始得；举之不足，按之有余，即脉位较深。

【临床意义】里证。脉沉有力，属实证；脉沉无力，属虚证。

3.迟脉

【脉象特征】脉来缓慢，一息不足四至（每分钟少于60次）。

【临床意义】寒证。脉迟有力，为实寒证；脉迟无力，属虚寒证。久经锻炼之人，迟脉为正常。

4.数脉

【脉象特征】脉来急促，一息五至以上（每分钟90次以上）。

【临床意义】热证。数而有力为实热；数而无力为虚热。脉显浮数，重按无根，是虚阳外越之危候。

5.虚脉

【脉象特征】举之无力，按之空虚，应指软弱，是无力脉的总称。

【临床意义】虚证。多为气血两虚。

6.实脉

【脉象特征】三部脉举按皆有力，是有力脉的总称。

【临床意义】主实证。

7.滑脉

【脉象特征】往来流利，应指圆滑，如盘走珠。

【临床意义】主痰饮、食积、实热。青壮年气血充盛，脉滑而和缓，是常脉。妇女妊娠多见滑脉，是气血充盛而养胎的生理表现。

8.涩脉

【脉象特征】脉细行迟，往来艰涩不畅，如轻刀刮竹。

【临床意义】主精伤、血少、痰食内停、气滞血瘀等证。

9.洪脉

【脉象特征】脉形大而有力，如波涛汹涌，来盛去衰。

【临床意义】热盛。

10.细脉

【脉象特征】脉细如线，应指明显，按之不绝。

【临床意义】主气血两虚、诸虚劳损、湿证。

11.濡脉

【脉象特征】浮而细软，轻取即得，按之无力。

【临床意义】主诸虚，湿盛。

12.弦脉

【脉象特征】端直以长，如按琴弦。

【临床意义】肝胆病、诸痛证、痰饮。

13.紧脉

【脉象特征】脉来绷急，左右弹指，如牵绳转索。

【临床意义】主寒证、痛证、宿食。

14.促脉

【脉象特征】脉来急促，数而时一止，止无定数。

【临床意义】凡气、血、痰、食、肿、痛等诸实热证均可见此脉。若促而无力，多为虚脱之象。

15.结脉

【脉象特征】脉来缓慢，时而一止，止无定数。

【临床意义】主阴盛气结，寒痰血瘀。

16.代脉

【脉象特征】脉来缓慢，时而一止，止有定数，良久方来。

【临床意义】主脏气衰微，风证、痛证、惊恐、跌扑损伤。

（四）相兼脉与主病

疾病可由多种原因相兼所致，故脉象常有相兼的现象。凡脉象由两种或两种以上复合构成的，为"相兼脉"或称"复合脉"。相兼脉主病，一般等于各组成脉象主病的总和。如浮数脉，主表热证；浮紧脉，主表寒证；弦细脉，主肝肾阴虚或血虚肝郁；沉细数脉，主虚热证；洪数脉，主实热证等。

二、按诊

按诊，是对患者的肌肤、手足、脘腹及其他病变部位进行触、摸、按、叩，以测知病变部位和性质的一种方法。按诊，一般先触摸，后按压，由轻而重，由浅而深，先远后近，先上后下地进行诊察。按诊时应选择适当体位和方法，举止稳重大方，态度严肃认真，手法轻巧柔和，避免突然用力或冷手按诊。

（一）按肌肤

按肌肤，是触摸某些部位的肌肤，对寒热、润燥、滑涩、肿胀、疮疡等不同情况的诊察，以分析疾病的寒热虚实及机体气血阴阳盛衰的诊断方法。

1.寒热　按肌肤寒热可了解人体阴阳盛衰、表里虚实和感邪轻重。肌肤冷，体温偏低者，为阳气不足；若肌肤厥冷而大汗淋漓、面色苍白、脉微欲绝者，为亡阳之征象。肌肤灼热，发热者，多为实热证；若汗出如油，肌肤尚温而脉躁疾无力者，为亡阴之征。身灼热而肢厥，为阳盛格阴的真热假寒证。身热，初按热甚，久按热反转轻者，为热在表；久按其热反甚者，为热在里。

2.润燥　触摸患者皮肤滑润和燥涩，可了解汗出与否及气血津液的盈亏情况。皮肤滋润者，多属津液未伤；皮肤干瘪者，为津液耗损较重；肌肤枯涩者，为气血俱虚；肌肤甲错者，多为血虚不荣或淤血所致。

3.肿胀　按压肌肤，观察肿胀程度，以辨别水肿和气肿。肌肤肿胀，按之凹陷，不能即起者，为水肿；按之凹陷，举手即起者，为气肿。

4.疮疡　触按疮疡局部的凉热、软硬，以判断证候的阴阳寒热。疮疡肿硬不热者，属寒证；肿处灼手而压痛者，属热证；根盘平塌漫肿者，属虚证；根盘收束而隆起者，属实证。患处坚硬多无脓；边硬顶软的已成脓。

（二）按手足

按手足，主要可诊察其寒热证候，推知疾病预后。手足俱冷，为阳虚阴盛，属寒；手足俱热，多为阳盛或阴虚，属热。手足背较热，为外感发热；手足心较热，为内伤发热。阳虚证者，四肢犹温，是阳气尚存，病虽重但尚可治疗；若四肢厥冷，其病多预后不良。

（三）按脘腹

按脘腹，诊察其凉热、软硬、胀满、肿块、压痛等表现，以辨别脏腑病证之寒热虚实。

1.按脘部　主要是诊察胃腑病证。脘部痞满，按之较硬而痛者，属实证；按之濡软而隐痛者，属虚证；脘腹按之有形胀痛，推之辘辘有声者，为饮留胃肠。

2.按腹部　主要是诊察肝、脾、大小肠、膀胱、胞宫等脏器的病证。

（1）辨凉热：腹壁冷，喜温者，属虚寒；腹壁灼热，喜凉者，属实热。

（2）辨疼痛：腹痛喜按者属虚，拒按者属实。按之局部灼热，痛不可忍者，为内痈。

（3）辨腹胀：腹部胀满，按之有充实感，有压痛，叩声重浊者，属实证；腹部膨满，但按之不实，无压痛，叩有空声者，为气胀，多属虚。腹胀如鼓者，为鼓胀。

（4）辨肿块：肿块的按诊要注意其大小、形态、硬度、压痛等情况。腹内的结块，或肿或痛，为积聚；痛有定处，按之有形而不移者，为积；痛无定处，按之无形，聚散不定者，为聚。左少腹作痛，近之累累有硬块者，肠中有宿粪。右少腹作痛，按之疼痛，有包块应手者，为肠痈。腹内形如筋结，久按可移，或指下如蚯蚓蠢动，起伏聚散，往来不定，为虫积。

（四）按胸胁

1.按胸部　胸为心肺所居，按胸部可以了解心肺及虚里的病变情况。

前胸高起，叩之嘭嘭然，其音清者，多为肺胀；若按之胸痛，叩之音实者，常为饮停胸膈或痰热壅肺；胸部外伤，则见局部青紫肿胀而拒按；按之其动微弱者，为宗气内虚之征；若动而应衣，为宗气外泄之象。

2.按胁肋　可了解肝胆病变。胁痛喜按，按之空虚，为肝虚。胁下肿块，刺痛拒按，为气滞血瘀。右胁下肿块，按之表面凹凸不平，应注意排除肝癌。疟疾后左胁下可触及痞块，按之硬者为疟母。

【本章小结】

本章主要介绍了中医学的病情观察与诊断方法，即望、闻、问、切。四诊各有其临床意义，不能相互取代，必须四诊合参，整体审察，其中望色、望舌、脉诊等最有中医特色。通过四诊可以了解患者的病情变化，以便进行辨证施护。重点内容包括熟悉四诊的基本步骤及临床意义，掌握五色主病及失神、假神的临床意义，了解问诊、闻诊的内容。难点是掌握病理舌象、脉象的特征和临床意义。

同学们在学习时应抓住重点和难点，采用比较、以表知里、由果析因等多种学习方法，注意理论联系实际，具体问题具体分析，多练习、多观察、多总结，逐步掌握四诊的临床操作方法。

（孙晓丽）

目标检测

1.牙龈肿痛见于（　　）。

A.心火炽盛　B.肝火炽盛　C.肺热炽盛

D.胃热炽盛　E.风邪犯肺

2.气滞血瘀证多见(   )。
A.革脉 B.虚脉 C.疾脉
D.涩脉 E.实脉

3.舌苔颜色对辨下列哪项最有意义?(   )
A.证之表里 B.证之寒热 C.证之虚实
D.证之真假 E.证之轻重

4.属于个人生活史的内容是(   )。
A.素体状况 B.患病情况 C.饮食嗜好
D.诊治经过 E.预防接种

5.外感热病,邪在气分,可见(   )。
A.青舌 B.红舌 C.绛舌
D.紫舌 E.淡舌

6.小儿指纹达于气关,是(   )。
A.邪气入络,邪浅病轻 B.邪气直中脏腑,病情较重 C.邪气入经,邪深病重
D.病情较浅,预后较好 E.病情凶险,预后不良

7.脏腑在舌面上的分部,一般认为舌中属(   )。
A.肾 B.肝胆 C.心肺
D.脾胃 E.三焦

8.下列不属胃气上逆的是(   )。
A.呃逆 B.嗳气 C.太息
D.呕吐 E.反酸

9.下列对表证的诊断最有意义的是(   )。
A.发热 B.恶寒 C.苔薄
D.脉浮 E.寒战

10.紫舌主(   )。
A.气滞 B.血瘀 C.痰凝
D.津亏 E.血虚

11.下列不是肾气不固证的表现的是(   )。
A.尿频遗尿 B.腰膝酸软 C.呼多吸少
D.滑精早泄 E.齿松耳鸣

12.耳聋与下列哪项无关?(   )
A.肾精不足 B.肾气不固 C.肝火炽盛
D.肝火犯肺 E.肾阳不足

13.发育不良与下列哪项有关?(   )
A.肾阴虚 B.肾阳虚 C.肾精虚
D.肾气虚 E.心血虚

14.脾胃虚弱所致脘腹疼痛的特点是(   )。
A.隐痛 B.绞痛 C.胀痛

D.窜痛　　E.冷痛

15.某患者,患病数年,现表现为神志昏迷、面色晦黯、循衣摸床、撮空理线,是(　　)。

A.神乱　　B.假神　　C.少神

D.失利　　E.得神

16.某患者,突然昏倒,口吐涎沫,四肢抽搐,醒后如同常人,其病证为(　　)。

A.癫证　　B.狂证　　C.中风

D.中暑　　E.痫证

17.某久病患者,面色苍白,近日时而泛红如妆,属(　　)。

A.肝阳上亢　　B.心火上炎　　C.阴虚火旺

D.肝胆湿热　　E.虚阳浮越

18.患者咯痰,痰少而黏,难以咯出,口干舌燥,属(　　)。

A.寒痰　　B.热痰　　C.湿痰

D.燥痰　　E.风痰

19.某患者,因邻里不睦,近10天来常觉右侧胸胁疼痛,状如火灼,并伴烦躁易怒,口干口苦,大便干燥,小便短少,舌红苔黄燥,脉象弦数,此胸胁痛属(　　)。

A.肝气郁结　　B.肝胆火盛　　C.肺热壅盛

D.气滞血瘀　　E.肝胆湿热

第七章
辨证施护

【学习目标】

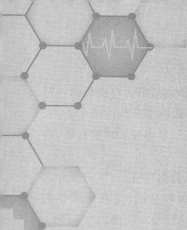

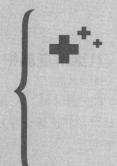

- 掌握八纲辨证、脏腑辨证的概念,掌握八纲辨证护理。
- 熟悉常见的脏腑辨证的护理措施。
- 了解中医学的辨证方法。

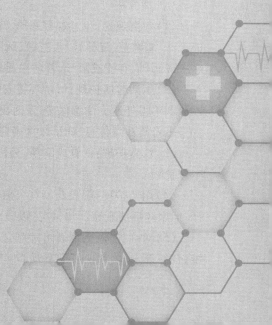

中医治病强调整体护理和辨证施护,整体护理是理论基础,辨证施护则是中医对疾病的一种特殊的研究和护理方法。辨证和施护在护理疾病的过程中是相互联系和不可分割的两个方面,又是理论联系实际的具体体现。辨证施护注重人、病、证三者之间的关系,是中医护理的精华,是指导中医临床护理的基本原则。

中医学的辨证方法主要有八纲辨证、脏腑辨证、气血津液辨证、卫气营血辨证、三焦辨证和六经辨证等,其中八纲辨证是各种辨证的总纲。脏腑辨证主要应用于内科杂病,是其他辨证的基础。

第一节　八纲辨证施护

八纲,即表、里、寒、热、虚、实、阴、阳八种辨证的纲领。八纲辨证是根据四诊收集的资料,经过分析和综合,以概括病变的类别、部位、性质以及邪正盛衰等方面情况,从而归纳为阴证、阳证、表证、里证、寒证、热证、虚证、实证八类基本证候。

一、表里辨证与护理

表里是辨别病变部位和病情轻重的两纲。人体的皮毛、肌肤,经络在外,属表;五脏六腑在内,属里。外邪犯表,多在疾病的初起,一般比较清浅;脏腑受病,多为病邪入里,一般比较深重。

(一)表证

表证是外感六淫之邪,从皮毛、口鼻侵入机体所致病位浅在肌肤的证候。表证具有起病急、病程短、病位浅的特点。主要见于外感疾病的初期。

1.证候　恶寒或恶风,发热,头身疼痛,薄白,脉浮。兼见鼻塞流涕,打喷嚏,咳嗽、咽痛等症状。

2.护理原则　辛散解表。

3.护理方法

(1)病情观察:注意观察寒热、汗、舌苔、脉象的变化,以区别表寒、表热、表虚、表实证。表寒证无汗、恶寒重、发热轻、舌苔白、脉浮紧;表热证恶寒轻、发热重或有汗、苔薄黄、脉浮数;表虚证恶寒或恶风、有汗或微汗、苔薄白质淡、脉浮细无力。

(2)生活起居护理:保持环境安静,病室内空气清新,温湿度适宜。忌寒凉闭汗或汗出当风,以免邪不得外达。注意保暖,及时更换汗湿衣被。

患者需注意休息,病情较重者应卧床休息。愈后多锻炼身体,提高机体抵抗力。

(3)饮食护理:饮食应清淡、易消化,忌肥甘、油腻、生冷之品。表寒证忌寒凉食物;表热证忌辛辣食物。

(4)用药护理:解表药不宜久煎,宜加水浸泡后武火急煎,沸后 5~10 min 后即可。宜温服出汗,但服药后要观察汗出情况,以微微汗出为宜。

(5)对症护理:头痛者可针刺合谷、太阳、风池穴;无汗发热者,在服药同时配合针刺曲池、大椎、合谷等穴;表寒证可推拿背部膀胱经;咽痛口干者可用芦根 30~60 g 煎汤代茶饮用。

（二）里证

里证指疾病深入脏腑、气血、骨髓所表现的证候。里证与表证相对而言，其概念非常笼统，范围非常广泛，可以说凡不是表证（及半表半里证）的特定证候，一般都属于里证的范畴，即所谓“非表即里”。里证多见外感病的中、后期阶段，或见于内伤杂病之中，具有病位较深、病情较重、病程较长的基本特征。

1.证候　里证病因复杂，病位广泛，临床表现复杂多样，一般很难用几个症状全面概括。但其基本特征是没有新起恶寒发热，以脏腑症状为主要表现。具体内容详见脏腑辨证。

2.护理原则　和里。

3.护理方法

（1）病情观察：根据里证中的一些常见证候给予相应的观察。如实热证患者应注意观察发热、神志、汗出和脉象变化等。

（2）生活起居护理：保持环境安静，病室内空气流通，环境适宜；根据病情和天气增减衣物；注意休息；注意皮肤及口腔卫生；适当运动。

（3）情志护理：由于患者的性格、病情、环境、经济条件、家庭情况等不同，造成患者的思想情绪也不一样。为此，护理人员要充分了解各方面的情况，有的放矢，用不同的方法进行精神护理。如危重患者，多悲观失望，则要给予其鼓励，在生活上多关心照顾，使患者感到温暖。

（4）饮食护理：根据不同的病证给予不同的饮食护理。里寒者，饮食宜温热；邪热内盛者，应适量饮用绿茶、西瓜汁、绿豆汤等，以清热生津止渴；阴液亏虚者，可多食滋阴养血等食物。

（5）对症护理：腹部冷痛，可艾灸神阙、气海、关元及足三里等穴。大便干结者，可用番泻叶泡水代茶饮；高热者，可针刺曲池、大椎或三棱针放血，或刮痧，以清内热。

二、寒热辨证与护理

寒热是辨别疾病性质的两个纲领，寒热是阴阳偏盛偏衰的具体表现。辨寒热就是辨阴阳之盛衰。辨别疾病性质的寒热，是治疗和护理时立法施护的依据之一。

（一）寒证

寒证是感受寒邪，或阳虚阴盛，导致机体机能活动抑制或衰减所表现的具有冷、凉特点的证候。

1.证候　恶寒或畏寒喜暖，口淡不渴，面色苍白，肢冷蜷卧，小便清长，大便稀溏，舌淡苔白而润滑，脉迟。

2.护理原则　温以祛寒。

3.护理方法

（1）病情观察：注意观察患者面色、寒热喜恶，肢体温凉，口渴等情况。另外要注意舌象、脉象以及对尿、便等排泄物的观察。

（2）生活起居护理：患者居处宜向阳通风、洁净、室温应适当偏高；平时要注意防寒保暖。

（3）情志护理：对病程长，病情较重的患者，要注意安定患者的情绪，使其保持良好的精神状态，以保持气机调畅。

（4）饮食护理：寒证患者宜温热性饮食，忌生冷；表寒证或里寒证，可用姜糖水趁热服下，或食用辛散之品，以助驱邪外出；虚寒证患者，可食用温补类药膳，以助阳散寒。

(5)对症护理:可配合针灸、热敷、推拿等方法以助驱除寒邪,如风寒痹证患者,除应注意局部保暖外,还可用针灸、拔火罐、热敷、推拿等方法以祛除寒邪。

(二)热证

热证是指感受热邪,或阳盛阴伤,导致机体的机能活动亢进所表现出的具有温、热特点的证候。

1.证候　发热喜凉,口渴喜冷饮,面红目赤,烦躁不宁,痰涕黄稠,大便秘结,小便短赤,舌红苔黄而干,脉数等。

2.护理原则　清热泻火。

3.护理方法

(1)病情观察:观察发热,汗出、神志、食欲、二便、斑疹、出血、舌苔、脉象等情况。

(2)生活起居护理:发热患者应卧床休息,保持病室通风,空气清新,温度适宜;患者衣被应勤更换;里证热重者,可予冷敷;高热神志不清者,要注意预防意外事故的发生。

(3)情志护理:热证患者情绪易于激动,应注意安定其情绪,以利康复。

(4)饮食护理:饮食宜新鲜清凉,忌食辛辣、滋腻动风之品;烦热口渴者,可多饮清凉饮料,或多食西瓜、梨等。应鼓励患者多饮水。

(5)对症护理:高热患者,除用冷敷外,还可针刺大椎、合谷、曲池以清热;热扰心神者,可用安宫牛黄丸等以清热开窍;热毒内盛,腑气不通者,可服用生大黄浸液以通便泻火;咽喉肿痛、口舌糜烂者可用锡类散、冰硼散等吹喉及口;若温热之邪内迫营血,出现耗血动血之鼻衄、齿衄、呕血、便血等,可用云南白药、三七粉、白及粉等随证处理。

三、虚实辨证与护理

虚实是用以概括和辨别正气强弱和邪气盛衰的两个纲领。一般而言,虚指正气不足,虚证便是正气不足所表现的证候,实指邪气过盛,实证便是由邪气过盛所表现的证候。辨别疾病的虚实,是治疗护理时确定扶正或祛邪的主要依据。

(一)虚证

虚证指人体的正气不足,脏腑功能衰退所表现的证候,多见于身体虚弱,后天失调,或久病、重病之后。

1.证候　由于虚证有气血阴阳虚损的不同,所以临床表现极不一致,很难概括全面,常见有面色苍白或萎黄,精神萎靡,身疲乏力,心悸气短,形寒肢冷或五心烦热,自汗盗汗,大便溏泄或滑脱,小便频数或失禁,舌质淡嫩,少苔或无苔,脉虚无力等。

2.护理原则　补虚扶正。

3.护理方法

(1)病情观察:观察患者的神色形态、汗出、疼痛性质、二便、舌象及脉象的变化。

(2)生活起居护理:环境宜安静,空气清新,光照充足,温湿度适宜;平时注意预防感冒;要适应四时变化,生活有规律,做到起居有常;病重者应静卧修养;对大小便失禁患者要及时更换床单衣服,预防压疮;指导患者根据自身情况,选择适宜的锻炼方式,增强体质。

(3)情志护理:患者体弱,病程长,护理人员要有良好的服务态度,工作应积极主动热情,态度要亲切和蔼;鼓励患者乐观、开朗,保持心情舒畅。

（4）饮食护理：根据气血阴阳亏损的不同，分别给予相应的饮食护理，以加强营养；阳虚、气虚、血虚患者，宜食温补之类的膳食，如肉、蛋等，忌食寒性食物及瓜果生冷；阴虚或血燥的患者，宜用清补之类的饮食，如百合、银耳等，忌辛辣、油炸、煎炒等温燥动火伤阴之品。

（5）用药护理：用药护理虚证患者，服药时间长，有厌药心理，故中药当浓煎，可少量多次服；服药应在餐前或餐后 1~2 h 温服。

（6）对症护理：虚寒腹痛可予热水袋热敷，或艾灸关元、气海、足三里等穴，或拔火罐止痛；若脾虚所致之腹胀可用小茴香温熨腹部或灸中脘、足三里、天枢等穴位以温阳行气；虚证发热不宜冷敷。

（二）实证

实证是指邪气过盛、脏腑功能亢盛所表现出来的证候。

1.证候　发热，形体壮实，声高气粗，精神烦躁，胸胁脘腹胀满，疼痛拒按，大便秘结或热痢下重，小便短赤，舌苔厚腻，脉实有力等。

2.护理原则　泻实祛邪。

3.护理方法

（1）病情观察：注意患者神色、寒热、疼痛性质，二便、汗出、脉象等情况；注意辨别虚实的真假，谨防出现危证。

（2）生活起居护理：保持病室空气清新，温湿度适宜，清洁安静；患者宜卧床休息，烦躁者要慎防坠床。

（3）情志护理：患者一般起病急，病程短，大多数患者思想顾虑较多，精神紧张；故护理人员应对患者及其家属耐心、细致地进行解释，解除思想顾虑，增强信心，使其情绪安定，配合治疗，促进早日康复。

（4）饮食护理：饮食宜清淡、易消化，忌辛辣刺激肥腻之品；腹痛患者，饮食宜有节制。

（5）用药护理：实证多采用泻实祛邪之法，服药后应加强观察；攻下药沉降下行，宜空腹服用，以利药达病所，但应中病即止，以免伤及正气。

（6）对症护理：实寒腹痛可隔姜灸神阙，或针刺足三里、中脘，用泻法；便秘患者，应注意让其养成定时排便的习惯，指导做腹部按摩，以促进肠蠕动；患者宜食清凉、润滑，富含膳食纤维的食物，清晨空腹可饮淡盐水或蜂蜜水。

四、阴阳辨证与护理

阴阳是概括病证类别的两个纲领，即将表里、寒热、虚实六纲再加以概括。证候虽然复杂多变，但总不外阴阳两大类，诊病之要必须首辨阴阳，因此阴阳是八纲的总纲，一般表、实、热证属于阳证，里、虚、寒证属于阴证。阴阳辨证除概括其他六纲外，还有阴虚证、阳虚证、亡阴证、亡阳证等。

（一）阴虚证

阴虚证是指体内精血津液等阴液亏少而无以制阳，滋润濡养等作用减退所表现的虚热证候。

1.证候　形体消瘦，口燥咽干，潮热，颧红，五心烦热，盗汗，小便短黄，大便干结，舌红少津少苔，脉细数等，且具有病程长，病势缓等虚证的特点。

2.护理原则　养阴清热。

3.护理方法

(1)病情观察:观察患者发热、汗出、饮食、口渴、二便、舌苔和脉象的变化。

(2)生活起居护理:病室内应光线充足,通风凉爽,安静整洁;平时要注意生活调摄,忌劳累,息妄想,戒房事;注意口腔清洁。根据自身情况,适当运动。

(3)情志护理:心烦焦躁者须耐心开导,让患者安定情绪,消除其顾虑,树立乐观情绪。

(4)饮食护理:饮食富有营养,多食水果蔬菜,忌食辛辣、动火伤阴之品。

(5)对症护理:盗汗者应避免室温过高,以免引起出汗,出汗后及时更换衣被;也可用煅牡蛎、煅龙骨研粉,纱布包扎,用以扑身,有止汗之效。

(二)阳虚证

阳虚证是指体内阳气亏虚,其温煦、推动、蒸腾、气化等作用减退所表现的虚寒证候。

1.证候　畏寒,四肢不温,口淡不渴或渴喜热饮,自汗,小便清长或尿少水肿,大便溏薄,面色白,舌淡胖,苔白滑,脉沉迟无力;可兼有神疲、乏力、气短等气虚的证候,多见于病久体弱者,病势一般较缓。

2.护理原则　温补阳气。

3.护理方法

(1)病情观察:密切观察患者的寒热、汗出、二便及舌苔、脉象等变化。

(2)生活起居护理:病室宜通风向阳,空气清新;做到起居有节,注意休息,避免劳累。

(3)情志护理:积极疏导,帮助患者树立战胜疾病的信心。

(4)饮食护理:宜食温养食物,如羊肉、狗肉、桂圆等,忌寒凉、生冷之品;泄泻患者,忌油腻、粗硬及不易消化的食物。

(5)对症护理:脾阳虚腹痛泄泻完谷不化者,可针灸或按摩关元、气海、足三里穴;肾阳虚五更泄泻者,可予吴茱萸 15 g、五味子 60 g 同炒研末,每晨服 6 g,米汤送服。

(三)亡阴证

亡阴证是指体内阴液大量亏损、严重匮乏欲竭而表现出的危重证候。

1.证候　汗热味咸而黏,如珠如油,身灼肢温,虚烦躁扰,恶热,口渴欲饮,皮肤皱瘪,小便极少,面色赤,唇舌干燥,脉细数。

2.护理原则　救阴敛阳。

3.护理方法

(1)病情观察:密切观察患者的神志、寒热、面色、汗出、二便、脉象等情况。

(2)生活起居护理:按危重病护理,病室保持安静通风,温湿度适宜;去枕平卧位,不宜搬动。

(3)对症护理:根据患者所出现的情况,作相应的处理;如汗出过多者,应更换汗浸的衣被,烦躁者应防止坠床。

(四)亡阳证

亡阳证是指体内阳气极度衰微而表现出阳气欲脱的危重证候。

1.证候　冷汗淋漓,汗质稀淡,神情淡漠,肌肤不温,手足厥冷,呼吸气微,面色苍白,舌淡而润,脉微欲绝等。

2.护理原则　回阳救逆。

3.护理方法

(1)病情观察:密切观察患者的神志、面色、寒热、汗出、二便、脉象等情况。

(2)生活起居护理:按危重病护理,病室保持安静通风,温湿度适宜;去枕平卧位,不宜搬动。

(3)用药护理:独参汤口服或鼻饲。

(4)对症护理:可针灸神阙、关元、百会、气海等穴。

知识拓展

气血津液辨证

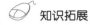

气血津液辨证是中医诊断时,运用气血津液理论去辨别分析判断病人的病情资料,从而确定其气血津液的具体病机,证型的思维过程和辨证方法。

气血病辨证就是根据患者所表现的症状、体征等,对照气血的生理、病理特点,分析、判断疾病中有无气血亏损或运行障碍的证候存在。

津液病辨证根据患者所表现的症状、体征等,对照津液的生理、病理特点,通过分析,辨别疾病当前病理本质中是否有津液亏损或运行障碍的证候存在。

第二节　脏腑辨证施护

脏腑辨证是根据脏腑的生理功能、病理表现,结合八纲、病因、气血等理论,通过四诊收集病情资料,对疾病的证候进行分析和归纳,借以推究其病机,判断病位、病性以及正邪盛衰状况的一种辨证方法。

一、心与小肠病辨证及护理

(一)心与小肠病辨证

心的病证有虚有实,虚证为气、血、阴、阳之不足;实证多为火、热、痰等邪气的侵犯而致。小肠病有小肠实热、小肠虚寒等,小肠实热是因心火下移,致肠内积热所致;小肠虚寒多由脾阳受损而累。

1.心气虚、心阳虚　是指心气不足,心之阳气虚衰所表现出来的证候。多由素体禀赋不足,久病体虚或年高脏气亏虚所致。

【证候表现】心悸,气短,活动时加重,自汗,脉细弱或结代,为其共有症状。若兼见面白无华,体倦乏力,舌淡苔白,此属心气虚;若兼见形寒肢冷,心胸憋闷,舌淡胖多苔白滑,此属心阳虚。

2.心血虚、心阴虚　心血虚证,是由于心血亏虚,心失濡养所出现的证候。心阴虚证是由心阴亏损,虚热内扰所出现的证候。多由久病耗伤阴血或失血过多或阴血不足或情志不遂,耗伤心血、心阴所致。

【证候表现】心悸、失眠、健忘多梦为其共有症状。若见面白无华,眩晕,唇舌色淡,脉细,此为心血虚证；若兼见心烦，颧红，潮热，五心烦热多盗汗，舌红少苔，脉细数，此为心阴虚证。

3.心火炽盛　是指心火亢盛，灼伤阴血，扰乱心神所表现出的症状。常因七情郁结，气郁化火或外感六淫郁而化火；或嗜食肥甘厚味所致。

【证候表现】心胸烦热，失眠，面赤口渴，舌尖红赤，苔黄，脉数；或见口舌生疮，舌体糜烂疼痛，或吐血衄血，甚或狂躁、谵语等。

4.心脉痹阻　是指心脏的脉络在各种致病因素作用下痹阻不通所表现出的症状。常因瘀血内阻、痰浊停聚、寒邪侵袭、肝郁气滞等导致心脉痹阻。

【证候表现】心悸，怔忡，心胸憋闷或刺痛，痛引肩背内臂，时发时止，舌质紫黯或见瘀斑、瘀点，脉细涩或结代；重者暴痛欲绝，口唇青紫，肢厥神昏，脉微欲绝。

5.小肠实热　是指心火炽盛、心热下移小肠所表现出的症状。

【证候表现】心烦口渴，口舌生疮，小便赤涩，尿道灼痛，或尿血，舌红苔黄，脉数。

（二）心与小肠病的护理

1.病情观察　观察患者神志、睡眠、二便、汗液、舌苔和脉象等情况；观察患者心悸、胸闷、胸痛等症状，加强夜间巡视。

2.生活起居护理　居室安静、整洁、舒适，空气新鲜，光线适宜，禁止大声喧哗，起居有常。注意休息，轻症患者可适当活动，避免剧烈运动和重体力劳动，病情严重者卧床休息，并密切观察，把握病情。注意气候寒暖变化，保持大便通畅。

3.饮食护理　饮食宜营养丰富、清淡适宜、易于消化。勿过饥过饱，忌辛辣、浓茶、咖啡、烈酒，戒烟。心阳气虚，忌生冷瓜果及凉性食物，宜安神温补。心阴，心血虚者，忌辛辣烟酒及热性食物，宜滋阴之品。

4.情志护理　解除患者的思想顾虑，用通俗易懂的方式向患者介绍所患疾病的相关知识，减轻不良心理因素避免忧思恼怒，保持情绪稳定，心情舒畅，保持良好的精神状况，积极配合治疗。

5.对症护理　久病卧床者，应防止褥疮发生，定时翻身，做好皮肤护理；若出现心胸剧痛、厥脱现象，按危急重症护理；昏迷、抽搐者，应注意安全防止坠床；昏迷病人保持呼吸道通畅，预防肺部感染，并做好口腔护理。

二、肺与大肠病辨证及护理

（一）肺与大肠病辨证

肺的病证有虚有实，虚证多见于气虚和阴虚；实证则由风、寒、燥、热等邪气侵袭或痰湿阻肺所致。大肠病变常见于饮食不节，或热病后津液亏耗所致，常见有大肠实热、大肠液亏和大肠热结证。

1.肺气虚　指肺气不足所表现的证候。多因久咳、久喘，或禀赋不足，或由他脏变化影响及肺所致。

【证候表现】咳喘无力，动则气短，面色；㿠光白无华，体倦乏力，声音低微，痰清稀，或有自汗畏风，易于感冒，舌淡，脉虚弱。

2.肺阴虚　是指肺阴不足，虚热内生所表现出的证候。多由久咳伤阴或痨虫伤肺，邪热恋肺，肺阴损伤所致。

【证候表现】干咳无痰，或痰少而黏稠，或咳痰带血，口干咽燥，声音嘶哑，形体消瘦，潮热，颧红，五心烦热，盗汗，舌红少津，脉细数。

3.风寒束肺　指感受风寒，肺卫失宣所表现的证候。多由风寒之邪侵犯肺系所致。

【证候表现】咳嗽气喘，痰稀色白，鼻塞流清涕，或恶寒发热，无汗，头身疼痛，舌苔薄白，脉浮紧。

4.风热犯肺　指风热之邪侵犯肺卫所表现的证候。多由风热之邪内客于肺，或风寒之邪入里化热上侵于肺所致。

【证候表现】咳嗽，咳吐黄稠痰而不爽，恶风发热，口渴咽干痛，目赤头痛，鼻流黄涕，舌尖红，苔薄黄，脉浮数。

5.燥邪犯肺　指燥邪侵犯肺卫所表现的证候。多因秋令燥邪犯肺，耗伤肺津，津亏液少，肺失清肃所致。

【证候表现】干咳无痰或痰少而黏，不易咳出，唇舌口鼻咽干燥，或身热恶寒，胸痛咯血，舌干红，苔白或黄，脉浮数或细数。

6.痰热壅肺　指热邪夹痰内壅于肺所表现的实热证候。多因温热之邪从口鼻而入，或风寒之邪入里化热、内壅于肺所致。

【证候表现】咳嗽气喘，呼吸急促甚则鼻翼扇动，或咯脓血痰有腥臭味，发热，胸痛，烦躁不安，口渴，小便黄，大便干结，舌红苔黄腻，脉滑数。

7.痰湿阻肺　指由痰湿阻滞于肺而表现的证候。多因久咳伤肺，肺不布津，聚液成痰；或脾虚生湿，输布失常，水湿凝聚为痰，上渍于肺所致。

【证候表现】咳嗽痰多，色白而黏容易咳出，胸部满闷或见气喘，喉中痰鸣，舌淡苔白腻，脉滑。

8.大肠湿热　指湿热蕴结于大肠所表现的证候。多因感受湿热外邪；或饮食不节或不洁，暑湿热毒侵犯肠胃所致。

【证候表现】腹痛，泄泻秽浊，或有下痢脓血，里急后重，肛门灼热，口渴，小便短赤，舌红苔黄腻，脉滑数。

9.大肠液亏　指大肠津亏液少所表现的证候。多由热病后，或汗吐下后，肠道无津以润。

【证候表现】大便干燥，难于排出，舌唇干燥，咽干口臭，头晕，舌红少津，脉细。

10.大肠结热　指邪热结于大肠所表示出的实热证候。多由于邪热炽盛于胃肠所致。

【证候表现】大便干结，身热口渴，腹部胀满，拒按疼痛，日晡热甚，口舌生疮，尿赤，舌红，苔黄而干起芒刺，脉沉实兼滑。

（二）肺与大肠病的护理

1.病情观察　观察咳嗽的时间、节律、性质、声音以及使咳嗽加重的有关因素；注意喘咳发作的规律、季节，发作前的先兆，发作的时间及规律、伴随症状等；观察痰的颜色、痰量、性质、气味的变化，吐痰的难易等；观察汗出、发热、二便、舌苔、脉象等。

2.生活起居护理　患者居处环境安静，经常通风换气，保持空气新鲜，温度、湿度适宜。禁止室内吸烟，避免异味刺激。患者起居规律，适当休息。防寒保暖，及时增减衣被，恶风寒者避免直接吹风，发热者应卧床休息。

3.饮食护理　饮食清淡可口，易于消化，营养丰富，多食蔬菜、水果，忌食辛辣、肥腻、甘醇、厚味食品，劝导患者戒烟、戒酒。发热时多饮温开水和新鲜果汁。痰热者可食白萝卜、甘蔗、西瓜等生津之品；痰湿者可食薏苡仁、山药等，忌食油腻，甜黏之品；肺气虚宜食补肺气之品，如瘦肉、猪肺，也可常食用山药、扁豆等健脾之品。

4.情志护理　热情关怀病人，加强情志护理，向病人解释清楚病情演变过程，清除思想顾虑，避免精神刺激，保持心境平和，积极配合治疗。对于病程长的患者，可采取安慰、诱导、暗示、转移等方法加强情志护理。

5.对症护理　鼓励病人积极咳痰、排痰，痰多、咯痰不畅，可采取半卧位，咯痰困难时协助翻身拍背，或用超声雾化、蒸气吸入，以助排痰，病重咳甚，痰无力咯出者，酌情吸痰。咳嗽剧烈，难以忍受时，考虑给予止咳剂；哮喘发作较甚时，卧床休息，取半卧位，气息急迫时，立即给予平喘气雾剂吸入；患者胸痛明显时，可采取患侧卧位。

三、脾与胃病辨证及护理

脾胃病证，皆有寒热虚实之不同。脾病多虚证，以脾阳虚衰，运化失调，水温痰饮内生及气虚下陷为常见。胃病多实证，以受纳腐熟功能障碍，胃气上逆为其主要的病理改变。脾与胃相表里，脾升胃降，燥湿相济，共同完成食物的消化、吸收与输布，为气血生化之源，后天之本。

（一）脾与胃病辨证

1.脾气虚　指脾气不足，失其健运而出现的证候。多因饮食不节或饮食失调，或过度劳倦，或先天禀赋不足以及其他急慢性疾病损伤脾气所致。

【证候表现】食少纳呆，口淡无味，脘腹胀满，便溏，面色萎黄，少气懒言，四肢倦怠，消瘦，舌淡，边有齿痕，苔白，脉缓弱。

2.脾阳虚　指脾阳虚衰，阴寒内盛所表现出的证候。多由脾气虚，损伤脾阳所致。

【证候表现】纳呆食少，脘腹胀满冷痛，喜温喜按，畏寒肢冷，面色萎黄，口淡不渴，或肢体困重，或周身浮肿，大便溏薄清稀，或白带量多质稀，舌质淡胖，苔白滑，脉沉迟无力。

3.脾气下陷　指脾气亏虚，升举无力，脾气不升反而下陷所表现出的证候。多由脾气虚发展而来，或久泄、久痢、劳累过度所致。

【证候表现】脘腹有坠胀感，食后益甚，或便意频频，肛门坠重，或久痢不止，甚则脱肛，或内脏下垂，或小便混浊如米泔。伴头晕目眩，少气无力，肢体倦怠，食少便溏，舌淡苔白，脉虚弱。

4.脾不统血　指脾气虚不能统摄血液所表现出的证候。多因久病；或劳倦伤脾，使脾气虚弱，统摄无权所致。

【证候表现】便血，尿血，肌衄，鼻衄，齿衄或妇人月经过多，崩漏，伴有食少便溏，神疲乏力、少气懒言，面白无华，色淡，脉细弱。

5.寒湿困脾　指寒湿内盛，脾阳受困所表现的证候。多因饮食不节，过食生冷，或淋雨涉水，居住潮湿，或内湿素盛所致。

【证候表现】脘腹痞闷，食少便溏，泛恶欲吐，口黏乏味，头身沉重，面色晦黄或见肢体浮肿，小便短少，妇人白带过多，舌淡胖，苔白腻，脉濡缓。

6.脾胃湿热　指湿热蕴结脾胃所表现的证候。多由感受湿热外邪，或嗜食肥甘厚味，酿成湿热，内蕴脾胃，脾胃受纳运化功能失调所致。

【证候表现】脘腹痞闷，纳呆呕恶，口黏而甜，肢体困重，便溏尿黄，身目发黄或皮肤发痒，或身热起伏，汗出热不解，舌红苔黄腻，脉濡数或滑数。

7.胃阴虚　指胃阴亏虚，虚热内生所表现的证候。多由胃病迁延不愈，或热病后期阴液未复，或素食辛辣，积热于胃，或情志不遂，气郁化火等，使胃阴耗伤所致。

【证候表现】胃脘隐痛，饥不欲食，口燥咽干，或脘痞不舒，干呕呃逆，形瘦便干，舌红少津，脉细数。

8.胃火炽盛　指胃中火热炽盛所表现的证候。多因素食辛辣油腻，化火生热，或情志不遂，气郁化火，或邪热内犯等因素所致。

【证候表现】胃脘灼热疼痛，吞酸嘈杂，或食入即吐，渴喜冷饮，消谷善饥，或牙龈肿痛溃烂，齿衄，口臭，小便短黄，大便秘结，舌红苔黄，脉滑数。

9.食滞胃脘　指食物停滞胃脘所表现的证候。多因饮食不节，暴饮暴食，或脾胃素虚所致。

【证候表现】脘腹胀满或疼痛，嗳腐吞酸，或呕吐酸腐饮食，吐后腹痛得减，厌食，矢气酸臭，大便溏泄，泻下物酸腐臭秽，舌苔厚腻，脉滑。

10.胃阳虚　指胃中阳气不足所表现的证候。多由胃气虚证发展而致。

【证候表现】胃脘隐痛，吐清水，喜温喜按，得食痛减，畏冷肢凉，神疲乏力，舌质淡，苔白，脉弱。

11.胃腑气滞　也称肝气犯胃证，是指木郁伐土，不利于胃之和降所表现的证候。多由肝郁气滞所致。

【证候表现】胃脘胀满，疼痛连胁，嗳气频作，呃逆呕吐，食少嘈杂吞酸，郁闷不畅，烦躁易怒，舌苔薄黄，脉弦。

（二）脾与胃病的护理

1.病情观察　观察患者饮食、腹胀、腹痛、二便、呕吐，舌苔等；观察和记录呕吐物的色、质、量、气味及伴随症状，必要时留取标本送检。

2.生活起居护理　生活起居有常，轻症患者可自由活动，劳逸结合，注意休息和睡眠，病情严重者应卧床休息，居处保持安静，空气流通，及时清除排泄物。

3.饮食护理　饮食有节，避免暴饮暴食或饮食过量，多食新鲜食物，少食多餐，忌食生冷、不洁净、腐败或刺激性食物。虚证、寒证者水药宜温服。脾胃虚弱者食补气健脾食物，忌食油腻、生冷、硬固、壅阻气机之品；寒湿困脾宜用健脾化湿之品，如山药、扁豆等；胃阴虚及胃热者可适当多吃水果、梨汁、蔗汁，也可用百合、麦冬。

4.情志护理　消除患者的思想顾虑，用通俗易懂的方式向患者介绍所患病证的相关知识，减轻不良心理因素的影响；避免忧思恼怒，保持情绪稳定，心情舒畅。

5.用药护理　避免饮用对胃肠刺激性强的药物。呕吐患者药液宜少量多次分服，也可在水药中加入少量姜汁，可减轻呕吐。

6.对症护理　脘腹疼痛，可用针灸止痛，诊断不明者，禁用药物止痛，以免贻误病情；呕吐时，宜取侧卧位，轻拍背部，吐后用清水漱口，重症患者意识不清者，应将头偏向一侧，及时清除呕吐物以免吸入气道引起窒息；指导便秘病人定时排便，必要时帮助灌肠。

四、肝与胆病辨证及护理

肝的病证有虚有实。虚证多见肝阴、肝血不足；实证多见气郁火盛及寒滞肝脉、肝胆湿热，甚或肝阳上亢，肝风内动等，多为虚实夹杂之证。胆病则有胆郁痰扰证和肝胆同病的肝胆湿热证。

（一）肝与胆病辨证

1.肝气郁结　指肝失疏泄，气机郁滞所表现的证候。多由情志不遂，肝的疏泄失常所致。

【证候表现】情志抑郁或易怒，善太息，胸胁或少腹胀痛，或咽有梗塞感，或胁下痞块，妇人见乳房胀痛，痛经，月经不调，甚至闭经，舌质紫或边有瘀斑，脉沉弦涩。

2.肝火上炎　指肝经气火上逆所表现出的证候。多由情志不遂，肝郁化火，或过食肥腻烟酒，或外感火热之邪所致。

【证候表现】头胀痛，眩晕，面红目赤，急躁易怒，口苦咽干，不眠或噩梦纷纭，胁肋灼痛，耳鸣耳聋，尿黄便秘，或吐血，衄血，或目赤肿痛，舌红苔黄，脉弦数。

3.肝血虚　指肝藏血不足，导致肝血亏虚所表现的证候。多因脾肾亏虚，生化乏源，或慢性病耗伤肝血，或失血过多所致。

【证候表现】眩晕耳鸣，面白无华，爪甲不荣，两目干涩，视物模糊，夜盲，肢体麻木，筋脉拘挛，月经量少或闭经，舌质淡，脉细。

4.肝阴虚　指肝阴不足，虚热内扰所表现的证候。多由情志不遂，气郁化火，或肝病、温热病后期耗伤肝阴所致。

【证候表现】头晕，头痛，耳鸣，胁肋隐痛，两目干涩，视物模糊，烦躁失眠，五心烦热，潮热盗汗，咽干口燥，舌红少津，脉弦细数。

5.肝阳上亢　指肝气亢奋，或肝肾阴虚，阴不潜阳，肝阳上扰头目所表现的证候。多因肝肾阴虚，肝阳失潜，或恼怒焦虑，气郁化火，暗耗阴津，以致阴不制阳所致。

【证候表现】急躁易怒，头胀痛，眩晕目胀，或面部烘热，口苦咽干，小便黄，大便秘结，舌红苔黄，脉弦数。

6.肝风内动　指病变过程中出现眩晕欲仆，抽搐震颤等具有“动摇”特点的症状，临床常见的有肝阳化风、热极生风与血虚生风三种类型。

（1）肝阳化风：指肝阳亢逆无制而表现出的风动证候。多因肝肾阴虚日久，肝阳失潜，阳动化风所致。

【证候表现】眩晕欲仆，头痛而摇，项强肢麻，肢体震颤，语言不利，步履不稳，舌红，脉弦细；若见猝然昏倒，不省人事，口眼歪斜，半身不遂，舌强语謇，喉中痰鸣，则为中风证。

（2）热极生风：指热邪亢盛引起抽搐等动风的证候。多因外感温热，邪热炽盛，燔灼肝经，筋脉失养而致。

【证候表现】高热，烦渴，躁扰不安，抽搐，两目上翻，甚见角弓反张，神志昏迷，舌红苔黄，脉弦数。

（3）血虚生风：指肝血亏虚、虚风内动所表现出的证候。多由急慢性出血过多，或久病血虚所引起。

【证候表现】手足震颤，关节拘急不利，肢体麻木，眩晕耳鸣，面色无华，爪甲不荣，舌质淡，苔白，脉细。

7.肝胆湿热　指湿热蕴结肝胆所表现的证候。多因感受湿热之邪，或嗜酒肥甘，酿成湿热所致。

【证候表现】胁肋胀痛，口苦纳呆，呕恶腹胀，小便短黄，大便不调，苔黄腻，脉弦数；或兼见身目发黄，发热；或见阴囊湿疹、睾丸肿大热痛，外阴瘙痒、带下黄臭等症。

8.胆郁痰扰　指胆失疏泄，痰热内扰所表现的证候。多由情志不遂，气郁化火，炼津成痰所致。

【证候表现】惊悸不寐，烦躁不安，口苦泛恶呕吐，胸闷胁胀，头晕目眩，耳鸣，舌黄苔腻，脉弦滑。

（二）肝与胆病的护理

1.病情观察　观察患者神志、面色、胁痛、黄疸、眩晕、头痛、舌苔、脉象等。

2.生活起居护理　居处安静，空气流通，起居有常，轻证患者可自由活动，劳逸结合，注意休息和睡眠，病情严重者卧床休息。胸满气喘者采用半卧位，呕吐后及时清除排泄物。

3.饮食护理　食用易于消化，营养丰富，新鲜可口，少食多餐，忌食辛辣、煎炸、油腻及刺激性食物。肝风内动者宜多饮菊花茶，忌食公鸡，猪头肉；肝血不足者宜多食补血食物，如动物肝脏及血肉有情之品；肝气郁结者宜常食疏肝理气之品。

4.情志护理　安慰、劝导患者，避免忧思恼怒，向其介绍所患病证的相关知识，解除思想顾虑，保持情绪稳定，心情舒畅，增强治疗信心，积极配合治疗。

5.用药护理　避免服用对胃肠刺激性强的药物，臌胀患者药丸需研开服用，以免损伤食道，引起出血。

6.对症护理　高热者给予物理降温、冷敷或酒精擦浴；出血者可给予三七粉 3 g 冲服；神昏谵语者可用安宫牛黄丸或至宝丹；口内气味臭秽者，要加强口腔护理，保持口腔清洁。

五、肾与膀胱病辨证及护理

肾为先天之本，藏真阴而寓元阳，宜固藏而不宜泄溢。另外，任何疾病发展到严重阶段，都可累及肾，故肾病多虚证。膀胱具有储尿、排尿的功能。膀胱病多见湿热证。

（一）肾与膀胱病辨证

1.肾阳虚　指肾脏阳气虚衰所表现的证候。多因素体阳虚，或年高肾亏，或久病及肾，或房劳伤行等因素所致。

【证候表现】腰膝酸软，形寒肢冷，以下肢为甚，头晕耳鸣，神疲乏力，阳痿，不孕，尿少，浮肿或五更泄，舌质淡胖，脉沉弱。

2.肾气不固　指肾气亏虚，固摄无权所表现的证候。多由年高肾气亏虚，或年幼肾气未充，先天不足，或房劳过度，或久病伤肾所致。

【证候表现】腰膝酸软，耳鸣耳聋，小便频数清长，遗尿，小便失禁或余沥不尽，夜尿多，滑精早泄，白带清稀，胎动易滑，舌淡苔白，脉沉弱。

3.肾虚水泛　指肾阳虚不能温化水液，水湿泛滥所表观的证候。多由素体虚弱，肾阳虚衰，以致水湿泛滥所致。

【证候表现】全身水肿，腰以下尤其，按之没指，腹胀满，小便少，腰膝酸软，形寒肢冷，或见心悸，气短，喘咳痰鸣，舌淡胖嫩有齿痕，苔白滑，脉沉细。

4.肾不纳气　指肾气虚衰，气不归元所表现的证候。多由久病咳喘，肺虚及肾，或年老体弱，肾气不足，或劳伤肾气所致。

【证候表现】喘促、气短，呼多吸少，气不得续，动则喘息益甚，自汗神疲，声音低怯，腰膝酸软，舌淡苔白，脉沉细无力。

5.肾精不足　指肾精亏损所表现的证候。多因禀赋不足,先天元气不充,或后天失养所致。

【证候表现】男子精少不育,女子经闭不孕,性机能减退;小儿发育迟缓,身材矮小,智力低下,动作迟钝,囟门迟闭,骨骼痿软;成人可见早衰,发脱齿摇,耳鸣耳聋,健忘恍惚,足痿无力。舌淡,脉弱。

6.肾阴虚　指肾阴亏虚,虚热内扰所表现的证候。多由久病伤肾,或房室过度,或急性热病之后,或情志内伤,耗伤肾阴所致。

【证候表现】眩晕,耳鸣耳聋,失眠多梦,咽干舌燥,腰膝酸软,形瘦,五心烦热,潮热盗汗,男子遗精,女子经闭,不孕或见崩漏,舌红苔少而干,脉细数。

7.膀胱湿热　指湿热蕴结于膀胱所表现的证候。多由外感湿热之邪蕴结膀胱,或饮食不节,湿热内生,下注膀胱所致。

【证候表现】尿频,尿急,排尿灼热疼痛,小便短赤涩少或尿血,或尿有砂石,尿浊,或腰痛,少腹拘急腹痛,发热,舌红苔黄腻,脉濡数。

(二)肾与膀胱病的护理

1.病情观察　观察排便的情况,同时观察和记录排尿次数、尿量、尿色、有无砂石、血块等;观察水肿的特点和轻重;观察寒热、面色、耳鸣耳聋、腰痛等。

2.生活起居护理　病室保持安静,空气流通,起居有常,轻者可自由活动,劳逸结合,重者卧床休息。

3.饮食护理　普通饮食,根据病情给予适量饮水,水肿者应注意限制水盐的摄入。

4.情志护理　安慰、劝导患者,向其介绍所患病证的相关知识,解除思想顾虑,保持情绪稳定,心情舒畅,增强治疗信心,积极配合治疗。

5.对症护理　水肿的患者要保护皮肤,防止破损,经常用温水擦洗,水肿较重者卧床休息,抬高下肢;癃闭宜及时采取措施,帮助患者解除排尿困难,但要减少不必要的导尿。

六、脏腑兼病辨证及护理

(一)脏腑兼病辨证

生理上人体各脏腑之间是相互联系的,在病理情况下,脏腑之间也相互影响。当某一脏或腑发生病变时,不仅表现出本脏腑的症状,同时还时常影响到其他脏腑,致使多脏腑同时发生病变。凡两个或两个以上脏腑相继或同时发病者,即为脏腑兼病。

1.心肺气虚　是指心肺两脏气虚所表现出的证候。多由久病咳喘,耗伤心肺,或禀赋不足,或年高体弱所致。

【证候表现】心悸咳喘,气短乏力,动则尤其,面白无华,头晕神疲,自汗,胸闷,痰液清稀,声音低怯,舌淡补白,脉沉弱或结代。

2.心脾两虚　是指心血不足,脾气虚弱所表现出的证候。多由久病失调,或劳倦思虑,或饮食失调,或慢性出血,以致心血耗伤,脾气受损所致。

【证候表现】心悸健忘,失眠多梦,饮食减少,腹胀便溏,倦怠乏力;或面色萎黄,皮下出血;或妇女月经量多色淡,或经少,经闭,或崩漏;舌淡脉细弱。

3.心肾不交　是指心肾水火既济失调所表现出的证候。多由久病耗伤精血,或房室过度耗伤肾精,或思虑过度,情志郁而化火,或外感热病,心火独亢所致。

【证候表现】心烦失眠，心悸健忘，头晕耳鸣，咽干口燥，腰膝酸软，多梦遗精，五心烦热，潮热盗汗，舌红少苔，脉细数。

4.心肾阳虚　是指心肾阳气虚衰，阴寒内盛，失去温煦所表现出的证候。多由久病不愈，或劳倦内伤所致。

【证候表现】形寒肢冷，心悸怔忡，小便不利，肢体面目浮肿，甚则唇甲青紫，舌青紫暗淡，苔白滑，脉沉细微。

5.肝脾不调　是指肝失疏泄，脾失健运所表现出的证候。多因情志不舒，郁怒伤肝，横逆犯脾，或饮食不节，劳倦伤脾，脾病及肝所致。

【证候表现】胁肋胀闷而痛，情志抑郁或急躁易怒，纳呆腹胀，便溏，肠鸣矢气；或腹痛欲泻，泻后痛减；苔白腻，脉弦。

6.肝胃不和　是指肝失疏泄，胃失和降所表现出的证候。多因情志不遂，肝郁化火，横逆犯胃，或饮食伤胃、胃失和降，影响肝失疏泄所致。

【证候表现】胸胁、胃脘胀满疼痛，呃逆嗳气，嘈杂吞酸，烦躁易怒或情志抑郁，舌红，苔薄黄，脉弦。

7.肝火犯肺　是指肝火炽盛，上逆犯肺所表现出的证候。多因情志郁结，肝郁化火，上逆犯肺，肺失清肃所致。

【证候表现】咳嗽痰黄，痰黏量少，咳逆上气，甚则咳血，或胸胁灼痛，急躁易怒，伴头晕目赤，烦热口苦，舌红，苔薄黄，脉弦数。

8.肝肾阴虚　是指肝肾两脏阴液亏虚所表现出的证候。多由久病失调，或房室过度，或情志内伤等耗伤阴精所致。

【证候表现】头晕目眩，胁肋疼痛，腰膝酸软，视物模糊，耳鸣失眠健忘，咽干口燥，颧红盗汗，五心烦热，遗精，月经不调，舌红少苔，脉细数。

9.肺脾气虚　是指肺脾两脏气虚所表现出的证候。多由久病咳喘，肺虚及脾，或饮食不节，劳倦伤神，不能输精于肺所致。

【证候表现】久咳不止，气短而喘，痰多稀白，食欲不振，腹胀便溏，伴倦怠乏力，面色无华，甚则面浮足肿，舌淡苔白，脉细弱。

10.肺肾阴虚　是指肺肾两脏阴液不足所表现出的证候。多因久咳耗伤肺阴，肺虚及肾，或肾阴亏虚，不能滋润肺阴，最终导致肺肾阴虚。

【证候表现】咳嗽痰少或痰中带血，口干咽燥或声音嘶哑，腰膝酸软，或遗精，或月经量少，伴形体消瘦，骨蒸潮热，盗汗颧红，舌红少苔，脉细数。

11.脾肾阳虚　是指脾肾两脏阳气亏虚所表现出的证候。多由脾肾久病或，久泄，久痢，或久居水湿之地等耗伤阳气所致。

【证候表现】面色苍白，形寒肢冷，腰膝或小腹冷痛，久泄，久痢，或五更泄泻，下利清谷，或小便不利，而浮肢肿，甚则出现腹水，舌淡胖大，苔白滑，脉沉细。

（二）脏腑兼病的护理

1.病情观察　密切观察患者的面色、神志、二便、脉象、舌苔、汗出等。

2.生活起居护理　病室保持安静，空气流通，温湿度适宜。患者起居有常，轻者可自由活动，劳逸结合，重者卧床休息。

3.情志护理　护理人员要有良好的服务态度，主动热情，态度和蔼可亲，用通俗易通的语言向患者介绍所患病证的相关知识，解除思想顾虑，保持情绪稳定，心情舒畅，增强治疗信心，积极配合治疗。

4.对症护理　根据患者所出现的情况，做相应处理。腹水严重可给予抽放腹水，术后警惕发生出血、昏迷、腹腔感染；肝火犯肺者，针刺肺俞、肝俞、太冲等穴，用黛蛤散泻白散加减，以泻肝清肺，化痰止咳。

知识拓展

卫气营血辨证

卫气营血辨证，是将外感温热病发展过程中不同病理阶段所反映的证候，分为卫分证、气分证、营分证、血分证四类，用以说明病位的浅深、病情的轻重和传变的规律，并指导临床治疗和护理。卫分证主表，邪在肺与皮毛，为外感温热病的开始阶段；气分证主里，病在胸、膈、胃、肠、胆等脏腑，为邪正斗争的亢盛期；营分证为邪入心营，病在心与心包络，病情深重；血分证则邪热已深入心、肝、肾，重在扰神、动风、耗血、动血。

【本章小结】

辨证施护既是指导中医临产护理的基本法则，又是诊断治疗与调护疾病的基本法则和具体方法。辨证施护的过程就是中医理论与护理实践相结合的过程，中医护理人员在护理工作中，必须以整体观念为指导，针对疾病与证候，采取相应的护理措施。

（陈　未）

目标检测

1.下列除哪项外均属于八纲？（　　）

A.表里　　B.寒热　　C.虚实

D.阴阳　　E.天地

2.中医学的各种辨证方法中，总纲的是（　　）。

A.八纲辨证　　B.脏腑辨证　　C.气血津液辨证

D.卫气营血辨证　　E.三焦辨证

3.某男，66岁，胸闷气喘，病愈十年，少气不足以息，此因（　　）。

A.肺阴虚　　B.肺肾阴虚　　C.痰饮停肺

D.肺气虚　　E.肺肾气虚

4.某女，26岁，小便频数，尿急尿痛，小便短赤已3天，此因（　　）。

A.膀胱湿热　B.肝胆湿热　C.大肠湿热
D.肾虚不固　E.脾虚气陷

5.疾病深入于脏腑、气血、骨髓所表现的证候称为(　　)。
A.表证　B.里证　C.实证
D.虚证　E.阳证

6.眩晕,面赤耳鸣,心悸健忘,腰膝酸软,见于(　　)。
A.心脾两虚　B.心肾不交　C.肾精不足
D.肝阳上亢　E.肝肾不足

7.头晕耳鸣,肢体麻木震颤,心悸健忘,面色无华,舌淡白,脉细数,辨证为(　　)。
A.肝阳上亢　B.肝血虚　C.肝阴虚
D.心肝血虚　E.肾阴不足

第八章
养生与防治原则

【学习目标】

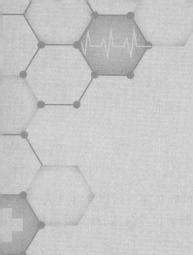

- 理解养生的基本原则。
- 熟悉养生的主要方法。
- 掌握防治原则。

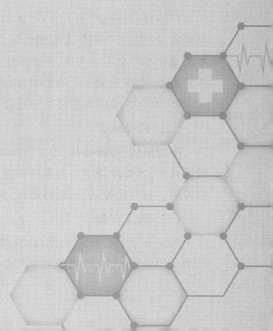

第一节　养　生

“生长壮老已”是人类生命的自然规律。人的生命只有一次。而健康长寿自古以来就是人类的共同愿望和追求。养生,又称摄生,是根据生命发展的规律,采取能够保养身体、减少疾病、增进健康、延年益寿的手段所进行的保健活动。

知识拓展

寿星彭祖的养生之道

(1)重视运动锻炼:彭祖坚持每天凌晨练功。首先正襟端坐,拭揉双目,按摩肢体,舐唇咽液,闭气纳息,服气数十遍;然后起身,熊经鸟伸,导引行步。这就是被后人概括并沿用到今天的“导引法”。

(2)保持良好的生活习惯:彭祖坚持顺乎自然,顺应四季节气变化;认为长寿的秘方在于不伤身体,劳逸结合,心情舒畅,衣食不求华贵;如果放纵求乐,不知节制,就会伤害身体。

(3)和谐夫妻生活:彭祖主张夫妻生活和谐有节,不赞同“夫妻生活损身减寿”的禁欲观点。

一、养生的基本原则

中医养生的基本原则包括适应自然规律,重视精神调养,房事有节,注重形体锻炼,谨和五味,防止病邪侵害等,概括起来有以下几个方面。

(一)顺应自然

顺应自然,就是“天人合一”的整体观,即《黄帝内经》所云“法于阴阳,和于术数”,是养生所必须遵循的基本原则。人生天地间,人的生理活动与自然界的阴阳消长变化周期基本同步,自然界的变化必然会影响人体,使之发生相应的生理和病理反应。另外,社会环境的变化,也会对人体的心理、生理造成一定的影响,调适不当,也会损害健康,导致疾病的发生。因此,养生必须要适应环境,包括适应自然环境和社会环境。

(二)形神共养

形指形体,神指精神,形是物质基础,神是形的外在表现,形与神是互相依存的、对立统一的。形神共养,才能保持生命健康和长寿。其中,养神又为首务,神明则安。中医主张:静以养神,动以养形。只有动静结合,适当持久,就能形神共养,增强身心健康,延年益寿。

(三)起居有常

起居有常是指日常生活、工作、学习、劳作和睡眠等各个方面要有一定的规律并合乎自然阴阳消长的变化,使机体阴阳两个方面始终保持在一个平衡的状态。要养成按时作息的习惯,也就是古人所说的“日出而作，日入而息”，才能有益于健康。

（四）饮食有节

饮食是维持人体成长、发育和生命活动的基本物质条件，合理调剂饮食，养成良好的饮食方式和习惯，既可保证人体的需要，又可维护好脾胃功能，以固后天之本使血气旺盛，人就健康长寿。

（五）劳逸有度

必要的劳动和必需的休息是人体生存和保持健康的基本条件，适度的劳作运动有助于气血流通，增强体质；必要的休息可以消除疲劳，恢复体力和脑力。《黄帝内经》主张“不欲太劳，不欲太逸”。体力劳动、脑力劳动和性活动要宜度，体力劳动要轻重相宜。脑力劳动要与体力活动相结合。房事有节，可保精护肾。要保证必需的休息，休息保养可多样化。这样才能身体健康，防止疾病的发生。

（六）慎避外邪

人体一旦受到病邪的侵害而生病，健康就会受到损害。任何疾病的发生过程都是正气与邪气双方斗争的过程，病邪是导致疾病发生的重要条件。因此，应根据季节、气候、地域、生活居住环境和工作环境等各方面的情况而采取相应措施，以避免外界不良因素的影响。

二、养生的主要方法

中医养生的主要方法包括顺时摄养、调神养生、惜精养生、饮食养生、传统养生、药物养生、针灸与推拿养生等，概括起来有以下几个方面。

1.顺时养生　天人相应，以从其根。如顺应四时的养生，春夏养阳，秋冬养阴。

2.调神养生　精神情志活动对人体生理、病理变化都有着很大的影响。心情舒畅，情绪乐观，则气机调畅，气血平和，正气充沛，就可以防止或减少疾病的发生。

（一）避免不良刺激，静以养神

1.避免外源性不良刺激　如避免来自社会、自然、家庭等外界的不良刺激。

2.防止内源性不良刺激　如积极治疗躯体疾患。

（二）提高自我心理调摄能力，加强文化思想修养，淡泊名利

1.惜精养生　性欲不过分压抑以防气机郁滞，也不有意放纵以防耗竭肾精。惜精重在保肾，做到房事有节，食疗保肾，运动保健，针灸、药物调治，按摩固肾。

2.饮食养生　饮食有节，要按时节量，不可过饥过饱。要谨和无味，克服饮食偏嗜，要忌厚味，寒温适宜，清洁卫生。

3.运动养生　生命在于运动，经常适量锻炼身体，能够调顺气机，舒畅经络，强筋壮骨，强健体魄。从而增强体质，提高机体抗病能力。如进行传统的五禽戏、太极拳、八段锦、气功等多种健身运动。体育锻炼要注意：掌握要领，动静结合，晨运最宜，强调适度，持之以恒。

4.中药养生　中药养生最常用的是药膳，药膳适用于普通人群的保健，如山药、蜂蜜、枸杞子等。中医有根据药物的颜色与五脏相对应的“五色食疗”等。同时还要因人、因时、因地制宜，如老人体质虚弱，大剂量强补不宜，而应当少量多次进补；小儿脏腑娇嫩，药膳宜平淡，性味不宜过偏；“女子以血为本”，药膳应以补血、补阴为主等。

5.针灸与推拿养生　如按摩涌泉穴可补肾，针灸推拿关元、气海、百会、足三里等穴可强身健体，增强抵抗力；足疗、全身保健按摩等也可强壮身体。

第二节　预　防

一、未病先防

未病先防，就是在疾病发生之前，采取各种预防措施，防止疾病的发生。疾病的发生，主要与正气不足（发病的内在根据）和邪气的入侵（发病的外在条件）密切相关。因此，要做到未病先防，一是要通过养生以提高人体正气的抗病能力，二是要防止病邪的侵害。

1.养生以增强正气　就是通过前面所讲的养生的主要方法，即顺时养生、调神养生、惜精养生、饮食养生、运动养生、中药养生和针灸、推拿养生等，来提高人体正气的抗病能力。

2.防止病邪的侵害

（1）避其邪气：病邪的入侵是导致疾病发生的外在条件，故未病先防除了养生保健、增强体质、提高正气的抗病能力外，还要注意防止病邪的侵害。其中包括讲究卫生，保护环境，防止水源、空气和食物的污染；避免六淫、疠气侵袭机体，还要防范外伤、虫兽伤等。

（2）人工免疫与药物预防：我国很早就开始用药物来预防疾病，《黄帝内经》中“小金丹……服十粒，无疫干也”。元代人们就用紫草煎剂来预防荨麻疹。近年来运用中草药预防疾病的方法，如用贯众、板蓝根、大青叶来预防流感、腮腺炎；用茵陈、栀子来预防肝炎等，都是简单易行、行之有效的预防方法。16 世纪发明的人痘接种方法预防天花，开创了人工免疫的先驱，为后世免疫学的发展作出了极大的贡献。

二、既病防变

未病先防是最理想、最积极的防范措施，一旦疾病发生，就争取做到早期诊断、早期治疗，防止疾病的发展与传变。

1.早期诊治　疾病初期，病情较轻，病位交浅，正气为衰，较易治愈，因而传变较少，因此，早期做出正确的诊断，及时进行有效和彻底的治疗，就能把疾病消灭于萌芽状态。如温病的卫分证阶段就是温病早期诊治的关键。否则，病邪步步深入，正气受损，病情深重、复杂，就较难治愈，容易产生传变或危变。

2.控制传变　传变是指疾病在脏腑组织中的转移变化，又称传化。疾病的传变，都有一定的途径和规律性。外感热病有六经传变或卫气营血传变及三焦传变；如清代名医叶天士提出的“务在先安未受邪之地”，均为针对疾病的传变规律，实施预见性治疗，以控制其病理传变的具体体现。内伤杂病有五行生克制化规律或经络传变，如《金匮要略》中“夫治未病者，见肝之病，知肝传脾，当先实脾”。作为医护人员，临床宜根据不同疾病的传变规律，采取相应有效的治疗与护理措施，阻止其传变，防止病情发展或恶化。

知识拓展

头痛如何治病求本?

头痛是一种常见病,可由外感、气血亏虚、肾虚、痰湿、肝阳上亢、淤血等多种原因引起,治疗就不能简单地采取头痛医头的对症治疗,而应在辨证基础上找出病因所在,分别采用解表、补益气血、补肾、燥湿化痰、平肝潜阳、活血化瘀等法进行治疗。这就是"治病求本"的意义所在。

第三节　治　则

一、治病求本

治病求本,指在治疗疾病时必须寻求疾病的本质(病因病机),并针对疾病的本质进行治疗。"求本",就是辨清病因病机,确立诊断。疾病在发生发展过程中,有各种错综复杂的原因,它通过若干症状和体征表现出来。但是这些显露于外的现象,并不是疾病的本质。必须从诸多复杂的表象中进行综合分析,透过疾病的表面现象,找出疾病发生的根本原因,然后针对其本质进行治疗。

治病求本是中医学治疗疾病的主导思想,是辨证论治的根本原则。临床运用"治病求本"这一原则时,必须正确掌握"治标与治本""正治与反治"及"病治异同"三种方法。

(一)治标与治本

标与本是一对相对的概念,它主要说明事物的本质与现象、因果关系及病变过程中矛盾的主次、先后关系等。"本"是本质,是矛盾的主要方面,标是现象,是矛盾的次要方面,不同情况下标与本之所指不同。如以正气与邪气而言,正气为本,邪气为标;以病因与症状而言,病因为本,症状为标;以先病与后病而言,先病为本,后病为标;以新病与旧病而言,旧病为本,新病为标。在疾病的发展变化过程中,由于有标本主次和轻重缓急的不同,因而治疗上就有先后缓急之分,有急则治其标、缓则治其本及标本兼治三种。

1.急则治其标　当标病急重,已成为疾病矛盾的主要方面,若不及时解决,患者会有很大痛苦甚至危及生命,这时就必须采取暂时性的急救措施先治标病。例如,"肺痨"患者突然出现大咯血,尽管此时仍以阴虚为本,咯血为标,但若不及时止血患者就有可能出现气随血脱,甚至死亡,所以就应当迅速止血先治标,待血止后再滋阴润肺治其本。

2.缓则治其本　指在病势缓和、病情不急情况下,治疗上要从疾病的本质着手。如肺阴虚的咳嗽,肺阴虚为本,咳嗽为标,治疗采用滋阴润肺的方法以治其本,肺阴虚得以纠正,咳嗽就自然消除。

3.标本兼治　当标病、本病并重或均不太急时,就应该标本同时兼顾治疗,既治标又治本。如气虚患者患感冒,此时,气虚为本、表邪为标,治疗若单纯补气治本,则易使邪气滞留,表证难解;若仅有发汗解表治标,则易损伤正气,使正气更虚。所以要益气解表、标本兼顾,使正胜邪退而痊愈。

(二)正治与反治

疾病的变化是错综复杂的,在多数情况下,疾病的证候与疾病的临床表现是一致的(采取正治),但在某些时候也会出现疾病的证候与疾病的临床表现不一致,甚至相反的现象,即出现假象,如真寒假热和真热假寒等(采取反治)。正治与反治是指所用的中药的寒热性质、补泄效用,与疾病的本质、表现之间的逆从关系而提出的两种治疗方法,都是“治病求本”这一治疗原则的具体运用。

1.正治　指疾病临床表现的性质与疾病本质(证候性质)一致的情况下,逆着疾病临床表现的性质进行治疗的一种治疗法则,故又称为逆治,即采用方药的性质与疾病证候的性质及临床表现的性质均相反,符合治病求本的基本原则。由于临床上大多数疾病的本质和临床表现的性质是相一致的,如寒证有寒象,热证有热象,虚证有虚象,实证有实象等。“正”含有“正规”和“常规”的意思,所以,正治法是临床上最常用的一种治疗方法。疾病证候的性质有寒、热、虚、实的区别,所以正治法就有“热者寒之”(热证出现热象,用寒凉方药进行治疗)、“寒者热之”(寒证出现寒象,用温热方药进行治疗)、“虚者补之”(虚证出现虚象,用补益方药进行治疗)、“实者泻之”(实证出现实象,用攻泻方药进行治疗)四种具体治疗方法。

2.反治　指疾病临床表现的性质与疾病本质(证候性质)相反的情况下,顺着其临床表现性质进行治疗的一种治疗方法,又称从治,即采用方药的性质与临床表现的性质相同,与疾病证候的性质相反,实质也是逆着疾病的本质进行治疗,仍然符合治病求本的基本原则。疾病临床表现的性质与疾病本质相反的情况较少见,偶见于病势深重时,所以反治在临床上较少用。反治法有“热因热用”(用热性药物治疗阴盛格阳的真寒假热证)、“寒阴寒用”(用寒性药物治疗阳盛格阴的真热假寒证)、“塞因塞用”(用补益药物治疗具有闭塞不通症状的真虚假实证)、“通因通用”(用通利药物治疗具有泄泻症状的真实假虚证)四种具体治疗方法。

(三)病治异同

中医治疗疾病,主要不是着眼于疾病的异同,而是着眼于证候的区别。在辨证论治思想指导下,相同的证候采用相同治疗方法;不同的证候则采用不同的治疗方法。

1.同病异治　指同一种疾病,由于其发病时间、地区,以及患者机体的反应性不同,或其病情处于不同的发展阶段,所表现出的证候不同,因而采用不同的治疗方法。

2.异病同治　指不同的疾病,在其发展过程中,只要出现了相同的证候,就可以采用相同的方法进行治疗。如子宫脱垂、脱肛、久泻、胃下垂等不同的疾病,因其病机相同,均属中气虚陷,都可以采用补中、益气、升提的治法,给予补中益气汤进行治疗。

二、扶正祛邪

疾病的过程,从邪正关系来说,是正气与邪气矛盾双方互相斗争的过程,正邪力量的消长盛衰,决定着疾病的发生、发展与转归。因此扶正祛邪就成为指导治疗疾病的一个重要原则。

(一)扶正

扶正,即正气,增强体质,提高机体抗病和康复能力。属于补法,主要用于虚证。即“虚者补之"。临床上可根据具体情况，分别采取益气、养血、滋阴、助阳等治法。扶正多用补益的药物及针灸、推拿、气功、体育锻炼等，而精神的调摄和饮食营养的补充，对扶正也具有中药作用。

（二）祛邪

祛邪，即驱除邪气，减弱或去除病邪的侵袭和损害，使邪去正安，属于泻法，主要用于实证，即"实者泻之"。临床上可根据正虚、邪实的主次情况，分别采用发汗、催吐、攻下、清热、散寒、去湿、消导、行气、化瘀等治法。

（三）扶正祛邪兼用

扶正祛邪兼用适用于正气已虚而邪气仍实的所谓虚实夹杂的病症。为了做到"祛邪不伤正，扶正不留邪"，临床上可根据正虚、邪实的主次情况，分别采用扶正兼祛邪、祛邪兼扶正、先祛邪后扶正和先扶正后祛邪等方法。

三、调整阴阳

疾病发生发展的过程，就是人体阴阳的相对平衡状态遭到破坏，出现了阴阳的偏盛或偏衰的结果。因此，调整阴阳，损其偏盛，补其偏衰，恢复阴阳的协调平衡，是中医治疗疾病的一条基本原则。调整阴阳的治则包括损其有余、补其不足和补损兼用三个方面。

（一）损其有余

损其有余适用于阴阳偏盛，即阴或阳的偏盛有余的实证。应当用"实则泻之"的方法来治疗。对于"阴盛则寒"的实寒症，即采取"寒者热之"的温散阴寒法治疗；对于"阳盛则热"的实热证，即采取"热者寒之"的清泻阳热法治疗。

（二）补其不足

补其不足适用于或为阴虚，或为阳虚，或为阴阳两虚的虚证。应当用"虚则补之"的方法来治疗。阴虚则滋阴，阳虚则补阳，阴阳两虚则阴阳双补。

（三）补损兼用

由于阴阳双方之间存在着对立制约、消长变化关系，在阴阳偏盛的疾病过程中，一方的偏盛，也可导致对方的不足。《黄帝内经》中"阴盛则阳病，阳盛则阴病"，即阴寒内盛易于损伤阳气，阳热抗盛易于耗伤阴液，故在治疗阴或阳偏盛时，应注意有没有相应的阳或阴偏衰情况的同时存在。如已引起相对一方明显偏衰，出现了阴液亏损或阳气不足时，应用"损其有余"这一治法时，应兼顾"补其不足"，在温散阴寒的同时兼以扶阳，在清泻阳热的同时兼以滋阴。

四、三因制宜

三因制宜，包括因时制宜、因地制宜、因人制宜。疾病的发生、发展、变化和转归，与季节气候、地域环境，以及个体的体质、性别、年龄等都密切相关。因此，在治疗和护理疾病时，必须考虑这些因素，区别对待。这种因时、因地、因人的不同而采取不同治疗和护理的方法，称为三因制宜。

（一）因时制宜

因时制宜，指根据不同季节的气候特点来考虑用药治疗原则。如同为感冒风寒证，在春夏季节，气候温热，人体腠理比较疏松而多汗，不宜过用辛温发散药，以免发汗太过，耗伤气精；秋冬季节，气候寒凉，人体腠理比较致密，可用辛温发散重剂。

（二）因地制宜

因地制宜，指根据不同地区的地理环境特点来考虑用药的原则。如西北高原地区地势高，气候寒凉，少雨干燥，人体腠理致密，易外感风寒，用药可予辛温解表重剂；而东南沿海地区地势低，气候温热，多雨潮湿，易外感湿热，多用辛凉解表和化湿法治疗。

（三）因人制宜

因人制宜，指根据患者年龄、性别、体质、生活习惯等不同特点来考虑用药的治疗原则。

1.年龄　年龄不同，其生理状况和病变特点亦不同。如老年人生机减退，气衰血少，患病多为虚证或者虚中求实，治疗宜补慎攻；小儿生机旺盛，脏腑娇嫩，气血未充，患病后易寒易热，易虚易实，病情变化较快，用药宜轻，慎补慎攻。

2.性别　男女性别不同，各有其生理病变特点。妇女有经带胎产诸疾；男子有阳痿、早泄、遗精等病，治疗和护理应有区别。

3.体质　人的体质有强弱、寒热之别。体质强者，患病多为实证，攻邪药量宜重；体质弱者，患病多为虚证，祛邪药量宜轻；阳盛阴虚偏热之体，慎用温热药。阴盛阳虚偏寒之体，慎用寒凉药。

综上所述，因时、因地制宜强调了自然环境对人体的影响，因人制宜是指治病时不能孤立地看待病症，要考虑到不同人的特点。三因制宜的治疗原则，充分体现了中医治病的整体观、恒动观和辨证论治精神在实际应用中的原则性及灵活性。只有全面、动态地看问题，具体情况具体分析，因时、因地、因人制宜，确定正确的治疗原则和方法，才能取得理想的治疗和护理效果。

【本章小结】

本章主要介绍了中医养生的基本原则、主要方法和防治原则。同学们在学习时必须理解以上内容，同时，可以利用业余时间通过互联网和其他方式查阅有关资料，根据所学知识，结合校园生活特点和自己的实际情况，给自己制订一份合理的、切实可行的养生保健计划。

（邓尚平、徐凤英）

目标检测

1.最早提出“治未病”思想的医籍是(　　)。

A.《伤寒杂病论》　B.《黄帝内经》　C.《千金方》

D.《难经》　E.《本草纲目》

2.中医治疗疾病的根本原则是(　　)。

A.治病求本　B.扶正祛邪　C.调治脏腑

D.调理气血　E.三因制宜

3.大出血患者应当采取的措施是(　　)。

A.急则治标　　B.缓则治本　　C.标本兼治

D.扶正　　E.祛邪

4.“用寒远寒,用凉则凉,用温远温,用热远热”的治法体现了(　　)。

A.因时制宜　　B.因地制宜　　C.因人制宜

D.未病先防　　E.既病防变

5.运用泻下通便的方药逐邪外出,适用于邪结肠道等里实证的治法是(　　)。

A.汗法　　B 吐法　　C.下法

D.和法　　E.温法

6.具有渐消缓解,破坚消积作用的治法是(　　)。

A.清法　　B.和法　　C.消法

D.汗法　　E.补法

第九章
方药基本知识

【学习目标】

- 掌握中药的性能和用法。
- 掌握常见中草药中毒及不良反应的护理。
- 熟悉方剂的组成原则。
- 了解中药汤剂的煎煮方法。

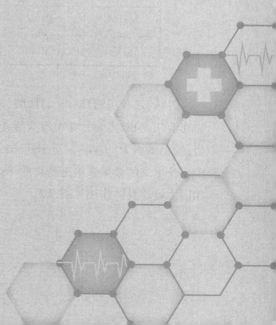

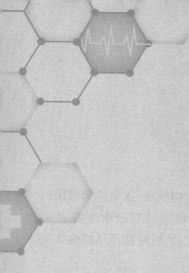

第一节　中药基本知识

中药是我国传统药物的总称。凡是运用传统中国医药理论说明作用机理，指导临床应用的药物，统称中药。包括植物药、动物药、矿物药及部分化学、生物制品类药物，因以植物最多，故有“本草”之称。中药又分为熟药和草药，熟药是经过人工加工炮制而成的，而草药是指采集来未经加工的药用部分。

一、中药的性能

药物治病的基本作用主要是消除病因，扶正祛邪，恢复脏腑的正常生理功能，纠正阴阳气血偏盛偏衰的病理现象，使机体在最大程度上恢复到正常状态，达到治愈疾病，恢复健康的目的。中药的性能，就是对中药的基本性质和作用特征的高度概括，包括药物发挥疗效的物质基础和治疗过程中所体现出来的作用。中药性能的基本内容包括四气五味、升降浮沉、归经和毒性等。

（一）四气五味

四气又称四性，就是寒、热、温、凉四种不同的药性，是根据药物作用于机体所发生的不同反应和治疗效果概括出来的（见表9.1），因此，它是与疾病属性的寒热相对而言的。凡能治疗寒性病的药物便认为是热性和温性，凡是能治疗热性病的药物便认为是寒性和凉性，其中寒与凉、温与热是同一属性，仅是程度上差异，寒性较小的称凉性，热性较小的称温性。此外，有些药物作用较和缓，称为平性，但实际上有偏温、偏凉之别，仍未超出四性的范围。

表9.1　四气的作用功效及用途

四　气	属　性	作用功效及用途
寒凉	阴	清热泻火、凉血解毒；治热性病
温热	阳	温里散寒、温经通络、补火助阳、回阳救逆；治寒性病

五味，是指药物具有辛、甘、酸、苦、咸五种不同的味道，实际上不止五种。有些药物还具有淡味和涩味，淡味实为甘味中最淡薄者，习惯上依附于甘、甘淡并提，涩味是酸之变味，作用与酸相似，故仍概括为“五味”。至于药味的确定，最初是由口尝而得，后来，逐渐发展为根据临床治疗中反映出来的效果来确定药物的味，不同的味有不同的作用。味相同的药物，其作用也有相近或相同之处。具体作用见表9.2。

表 9.2　五味的作用及用途

五　味	属　性	入五脏	作　用	用　途
辛	阳	肺	发散、行气、和血	治疗表证、气滞、血瘀
甘(淡)	阳	脾	补益、和中、缓急	治疗气虚、调和、疼痛
酸(涩)	阴	肝	收敛、固涩	治疗各种滑脱不禁
苦	阴	心	清热、泻火、降逆、燥湿	治疗热证、肺气上逆、湿证
咸	阴	肾	软坚、散结、润下	治疗瘰疬、便秘

每一药物均有气有味，有些药物气同而味不同，有些药物味同而气不同，不论哪种情况，其作用均有明显的差异。如黄连苦寒，能清热燥湿；芒硝咸寒，能软坚泻下；黄芪甘温，可以补气；芦根甘寒，能清热生津除烦。所以，对气和味不能孤立看待，必须结合起来全面认识。此外，还必须注意，性味一般只能表示药物的大体作用和某些共性，有些性味相同的药物，其作用不尽相同，如苦寒的板蓝根能清热解毒，而苦寒的龙胆草却能清热燥湿泻火。

药物的四气五味仅显示了药物的部分性能，不能全面说明药物的性能，需结合其他理论才能做到辨证用药。

（二）升降浮沉

升降浮沉，是指药物在体内的作用趋向，升是上升举陷，趋向于上；降是下降平逆，趋向于下；浮是发散向外，趋向于表；沉是泄利向内，趋向于里。药物如能改善或消除诸如泄泻、脱肛、崩漏、窍闭神昏等病势向下、向内的病证，说明其具有升浮作用；相对而言，药物能改善或消除呕吐、喘咳、发热、自汗、盗汗等病势向上、向外的病证，说明其具有沉降作用。一般来说，升浮药的作用趋于向上、向外，具有升阳、解表、开窍作用；沉降药的作用趋于向下、向内，具有止呕、止咳、平喘、清热、收敛等作用。药物升降浮沉的作用趋向与药物本身的性质、质地有不可分割的关系（见表 9.3）。升浮的药物大多具有辛、甘味和温热性，质地较轻；沉降的药物大多具有苦、酸、咸味和寒凉性，质地较重。

表 9.3　升降浮沉与四气五味、质地和炮制方法的关系

用　途	与气的关系	与味的关系	与质地的关系	与炮制的关系
治疗在上在表，以及病势下陷的病证	温热	辛甘	质地轻松的花叶壳	酒
治疗在下在里，以及病势上送的病证	寒凉	酸苦咸	质地较重的根茎、果实、矿物	醋

（三）归经

归经，是指药物对机体某些脏腑经络的病变起着选择性的治疗作用，也就是指药物治病的适应范围、药物作用的部位。归经对临床有重要的指导意义，掌握了药物的归经，便掌握了各药物功效产生效应的主要部位，这样便增强了临床用药的准确性，有助于提高临床疗效。

1.以脏腑经络理论为基础　脏腑通过经络联系到体表,体表的病证也可通过经络影响相应的脏腑,能治疗某种体表的病,即入相应的脏腑、归相应的经络。如麻黄能发汗、平喘、利水,可以治疗外感风寒、喘咳、水肿等病证,根据中医学对肺、膀胱生理、病理的认识,便可确定该药归肺、膀胱经;酸枣仁具有安神作用,可以治疗失眠等证,根据中医学心主神志的理论,便可确定该药归心经。

2.以所治病证为依据　人们在用药实践中观察到一种药物主要对某一脏腑或几个脏腑发生明显作用,对其他部位作用较小甚至没有作用,如同属药性寒凉,具有清热作用的药物,在临床应用时发现有的偏于清肺热,有的偏于清胃热,有的偏于清心热,有的则长于泻肝火,这反映了药物在机体产生效应的部位是各有侧重的。

3.依据五味对五脏的配属关系　五味入五脏,酸入肝,辛入肺,苦入心,咸入肾,甘入脾,入何脏即归何经。

(四)毒性

毒性是指药物对机体所造成的损害性。我国医药学之毒:一指药物的总称,西汉《周礼·天官》载"医师掌医之政令,聚毒药以供医事";二指药物的偏性,"药以治病,因毒为能,所谓毒者,以气味之有偏也";三指药物的毒副作用。本节讨论的是药物的毒副作用。

毒性分无毒、有毒、小毒、大毒。

无毒——作用平和,不致引起不良反应的药物,不注明。

有毒——具有强烈作用,可能引起不良反应的药物以及具有毒理作用,可能导致中毒的药物,需小心谨慎使用。

小毒——指药物使用虽可出现一些副作用,但一般不会导致严重后果。

大毒——具有明显毒理作用的药物,此毒药物使用时必须谨慎小心,由于毒性强烈,临床多供外用,内服须严格掌握,炮制合格,剂量严格在中毒量以内,如砒石为0.002~0.004 g,硼砂为1.5~3 g。

中药的副作用有别于毒性作用,副作用是指在常用剂量时出现与治疗需要无关的不适反应,中药的副作用一般比较轻微,对机体危害不大。停药后一般可自行消失,如临床常见的服用某些中药可引起恶心、呕吐、胃痛、腹泻、皮肤瘙痒或其他不适反应。过敏反应也属于不良反应范围,其症状轻者可见瘙痒、皮疹、胸闷、气急,重者可引起过敏性休克(多见于中药注射剂),同化学药一样,引起过敏反应除药物因素外,多与患者体质有关。

中药的副作用是相对而言的。由于每一个中药实际就是一个小复方,具有多成分、多功效、多用途的特点,故往往一药多能,如常山既可解疟又可催吐,若用治疟疾,则催吐就是副作用;若作为催吐药,它就是治疗作用。

中药的毒性,与化学药相比,有毒中药还是比较少的。目前中药品种已多达 12 800 多种,而见中毒报告的才 100 余种,其中许多的毒药还是临床很少使用的剧毒药。因此,现在大多数中药品种应该是安全的,这是中药一大优势,尤其与西药化学合成药造成众多药源性疾病的危害相比,中药安全低毒的优势比较突出。

二、中药的用法

(一)配伍

两种或两种以上的药物配合应用叫作中药的配伍。中药通过配伍,可以对较复杂的病情予以全面照顾,同时又可利用药物间的协同作用和拮抗作用而获得安全及更高的疗效。

古人把单味药的应用同药与药之间的配伍关系总结为七个方面，称为“七情”，其中除单行（指用单味药物治病）外，其余六个方面都是指配伍关系。

1.相须　即性能相类似的药物相伍为用，可起协同作用，增强疗效。如石膏、知母合用以增强清热泻火之力。

2.相使　即在功效方面有某种共性的药物配合应用，而以一药为主，余药为辅，能提高主药的功效。如补气利水的黄芪与健脾利水的茯苓配合，茯苓能提高黄芪的补气利水之功。

3.相畏　即一种药的毒副作用，能被另一种药物减轻或抑制。如半夏和南星的毒性能被生姜减轻或消除，所以说半夏和南星畏生姜。

4.相杀　即一种药物能减轻或消除另一种药物的毒副作用。如防风杀砒霜的毒，绿豆能解巴豆的毒，所以说防风杀砒霜，绿豆杀巴豆。

5.相恶　即两种药物合用，能互相牵制而使作用降低，甚至丧失药效。如生姜恶黄芩，人参恶莱菔子。

6.相反　即两种药物合用后能产生毒性反应或副作用。如乌头反半夏，甘草反芫花。

上述配伍关系中，相须、相使可相互促进，提高疗效，临床用药时应充分利用；相畏、相杀能减轻或消除原有毒性或副作用，在应用毒性或峻烈药时要考虑选用；相恶具有相互对抗作用，用药时应加以注意；相反可能产生毒性反应或剧烈的副作用，一般应避免使用。

（二）用药禁忌

用药禁忌是指临床用药时，必须注意在某种情况下，不宜使用某些药，或在服用药时不宜吃某些食物等问题，以免发生不良反应或影响药效。它主要包括配伍禁忌、妊娠禁忌、服药禁忌。

1.配伍禁忌　有些药物合用后，能降低药效或产生毒副作用，应避免应用。《神农本草经》称这些药物间的关系为相恶、相反，金元时期概括为十八反和十九畏。

（1）十八反：甘草反甘遂、大戟、芫花、海藻，乌头反贝母、瓜蒌、半夏、白及，藜芦反人参、沙参、丹参、玄参、苦参、细辛、芍药。

（2）十九畏：硫黄畏朴硝，水银畏砒霜，狼毒畏密陀僧，巴豆畏牵牛，丁香畏郁金，牙硝畏三棱，川乌、草乌畏犀角，人参畏五灵脂，官桂畏赤石脂。

知识拓展

《十八反歌》

乌怕半蒌贝蔹及，草反遂芫藻大戟，本草明言十八反，诸参辛勺俱叛藜。

《十九畏歌》

硫黄原是火中精，朴硝一见便相争，水银莫与砒霜见，狼毒最怕密陀僧，

巴豆性烈最为上，偏与牵牛不顺情，丁香莫与郁金见，牙硝难和京三棱，

川乌草乌不顺犀，人参最怕五灵脂，官桂善能调冷气，若逢石脂便相欺。

以上配伍禁忌并不是绝对的，因为在古今配方中也有同用的情况，如甘遂半夏汤中甘遂与甘草同用，大活络丹中乌头与犀角同用等等。鉴于目前在这方面的研究尚无明确结论，有待于进一

步探讨,所以临床仍须避免盲目配合应用。

2.妊娠禁忌　妊娠期间服用某些药物,可引起胎动不安,甚至造成流产。根据药物对胎儿影响程度大小,分禁用药与慎用药两类。

(1)禁用药:大多毒性较强或药性猛烈。如峻下药巴豆、芦荟、番泻叶;逐水药芫花,甘遂、大戟、商陆、牵牛子;催吐药瓜蒂、藜芦;破血通经药干漆、三棱、莪术、阿魏、水蛭、虻虫;通窍药麝香、蟾酥、穿山甲;其他剧毒药如水银、砒霜、生附子、轻粉等。

(2)慎用药:大多是烈性或有小毒的药物。如泻下药大黄、芒硝;活血祛瘀药桃仁、红花、乳香、没药、王不留行、益母草、五灵脂等;通淋利水药冬葵子、薏苡仁;其他如半夏、南星、牛黄、贯众等。

凡禁用药都不能使用,慎用药则应根据孕妇病情酌情使用。可用可不用者,都应尽量避免使用,以免发生事故。

3.服药禁忌　俗称忌口,一般服药期间应忌食生冷、油腻、腥臭等不易消化及有特殊刺激性的食物。古代文献中还有常山忌葱;地黄、何首乌忌葱、蒜、萝卜;茯苓忌醋;鳖甲忌苋菜等记载,可供临床参考。

(三)剂量

剂量,又称中药常用量,包括单味药物的成人一日量,方剂中各药物的相对量和制剂的实际服用量。

中药剂量的大小,与疗效有直接关系,剂量过小则达不到治疗目的,剂量过大则达不到预期疗效,甚至可能造成不良后果。在确定剂量的时候,要根据药物的性质,病势轻重,剂型种类,处方用药的多少,以及年龄、体质的差别等具体情况全面考虑。

1.根据药物性能确定剂量　凡有毒、峻烈的药物,剂量宜小,应严格控制在安全限度内,并从小量开始,逐渐增加,病热减退即可减量或停服。一般药物,质地较轻,较易溶解的花、叶类,剂量宜小。质地较重,难溶解的矿物、贝壳类,剂量宜重。

2.根据配伍、剂型确定剂量　一般来说,处方用药多时,其中单味药剂量宜小。相反,处方用药少时,其中单味药剂量宜大。使用单味药治病时,剂量较复方为重。同样的药物入汤剂比入丸、散剂量宜大。作酒剂、浸膏剂,剂量可稍大。

3.根据病情、体质、年龄确定剂量　一般重病、急性病剂量宜大;轻病、慢性病剂量宜小。体质壮实剂量宜大;年老体弱剂量宜小。不同年龄的病人,药物量尚无严格的规律可循。大体是:小儿在1岁以下,用成人量的1/4;1~5岁,用成人量的1/3;6~15岁,用成人量的1/2;16岁以上,可用成人量。

除毒性药、峻烈药和某些精制药剂外,一般中药的常用内服剂量(即有效剂量)为5~10 g,部分药物的常用量较大的为15~30 g。

三、常用中药分类

(一)解表药

解表药以发散表邪,治疗表证为主的药物。大多辛散轻扬,主入肺经、膀胱经。主治恶寒发热,头身疼痛,无汗或不畅脉浮之外感表证。平素多汗、伤津者慎用,剂量不宜过大。

1.发散风寒药　多属辛温，以发散肌表风寒邪气为主要作用。

【歌诀】辛温解表生姜葱，麻黄桂枝紫防风，荆芥香薷辛夷芷，羌活藁本细辛柽。

药　名	主要功效	主　治
麻黄	发汗解表，宣肺平喘，利水消肿	风寒感冒，咳嗽气喘，风水水肿
桂枝	发汗解肌，温通经脉，助阳化气	风寒感冒，寒凝血滞诸痛证，痰饮，蓄水证，心悸
香薷	发汗解表，化湿和中，利水消肿	风寒感冒，水肿脚气
紫苏	解表散寒，行气宽中，安胎止呕	风寒感冒，脾胃气滞，胸闷呕吐，解鱼蟹毒
荆芥	祛风解表，透疹消疮，止血	外感表证，麻疹不透，风疹瘙痒，疮疡见表证，吐衄下血
防风	祛风解表，胜湿止痛，止痉	外感表证，风疹瘙痒，风湿痹痛，破伤风证
羌活	祛风解表散寒，胜湿止痛	风寒感冒（后头痛，太阳经），风寒湿痹
白芷	祛风解表散寒，通窍，止带，消肿排脓	风寒感冒（前头痛），风寒湿痹，头痛牙痛，鼻渊，带下
生姜	解表散寒，温中止呕，温肺止咳	风寒感冒，脾胃寒呕吐，解半夏天南星鱼蟹毒，呕家圣药
细辛	祛风散寒止痛，温肺化饮，治鼻渊头疼	风寒感冒，风寒湿痹，头痛牙痛，鼻渊，肺寒咳喘
苍耳子	发散风寒，通鼻窍，祛风寒，止痛	风寒感冒，鼻渊，风湿痹痛

2.发散风热药　辛苦而偏寒凉，用于风热感冒以及温病初起邪再卫分。

【歌诀】辛凉解表薄荷萍，葛根牛蒡柴胡升，桑菊豆豉蔓荆子，木贼蝉蜕水蜈蚣。

药　名	主要功效	主　治
薄荷	疏散风热，透疹，疏肝解郁	风热感冒，温病初起，麻疹风疹，肝郁气滞，胸胁胀痛
牛蒡子	疏散风热，宣肺祛痰，透疹，解毒消肿	风热感冒，温病初起，麻疹风疹，痈肿丹毒，痄腮喉痹
桑叶	疏散风热，清肺润燥，清肝明目	风热感冒，温病初起，肺热咳嗽，肝火上炎，目赤昏花
菊花	疏散风热，平肝明目，清热解毒	风热感冒，温病初起，肝阳眩晕，痈肿，目赤昏花
柴胡	解表退热，疏肝解郁，升举阳气（劫肝阴）	表证发热，少阳证，肝郁气滞，气虚下陷，脏气脱垂
葛根	发表解肌，升阳透疹，解热生津	表证发热，项背强痛，麻疹不透，口渴消渴，热痢泄泻
蝉蜕	疏散风热，明目退翳，祛风止痉	风热感冒，温病初起，麻疹风疹，音哑目翳，惊风破伤风
升麻	解表透疹，清热解毒，升举阳气	外感表证，麻疹不透，口疮，咽肿，温毒发斑，脏器下垂
蔓荆子	疏散风寒，清利头目	风热感冒、头昏头痛、目赤肿痛、耳鸣耳聋

(二)清热药

清热药以解除里热、治疗里热证为主的药物,性寒凉,沉降入里,主治温热病高热烦渴、湿热泻痢、温毒发斑、痈肿创毒及阴虚发热等里热证。

1.清热泻火药　多苦寒或甘寒,清气分热,主治热邪入气分之高热、口渴、烦躁甚或神昏谵语。

【歌诀】清热泻火生石膏,知母栀子古精草,花粉竹叶密青葙,水石决明芦枯草。

药　名	主要功效	主　治
石膏	生清热泻火除烦止渴;煅生肌敛疮止血	气分实热证,肺热喘咳,胃火牙痛,实热消渴,溃疡湿疹
知母	清热泻火,滋阴润燥	热病烦渴,肺热燥咳,内热消渴,肠燥便秘
栀子	清热泻火除烦,清热利湿,凉血解毒	热病心烦,湿热黄疸,血淋吐衄,目赤肿痛,火毒疮疡
夏枯草	清肝热,散郁结	目赤肿痛,头痛眩晕,瘰疬,瘿瘤,乳痈肿痛
天花粉	清热生津,消肿排脓,清肺润燥	热病烦渴,肺热燥咳,内热消渴,疮疡肿毒
芦根	清热生津,止呕,利尿	热病烦渴,胃热呕哕,肺热咳嗽,肺痈吐脓,热淋涩痛
决明子	清热明目,润肠通便	目赤肿痛,多泪,目暗不明,眩晕,便秘

2.清热燥湿药　性味苦寒,清热之中,燥湿力强,用于湿热证。

【歌诀】清热燥湿三黄鲜,秦皮椿皮苦龙胆。

药　名	主要功效	主　治
黄芩	清热燥湿,泻火解毒,凉血止血,安胎	温毒,暑湿,黄疸泻痢,咳嗽高热烦渴,吐衄,痈毒,胎动
黄连	清热燥湿,泻火解毒,清心除烦	湿热痞满泻痢,高热神昏,吐衄,痈毒,目赤牙痛,消渴
黄柏	清热燥湿,泻火解毒,清虚热	湿热带下,热淋泻痢黄疸,脚气骨蒸盗汗遗精,疮毒湿疹
龙胆	清热燥湿,泻肝胆火	湿热黄疸,阴痒带下,湿疹,肝火头痛目赤胁痛,惊风抽搐
苦参	清热燥湿,杀虫利尿	湿热泻痢,便血黄疸,带下阴痒,湿疹瘙痒,疥癣
白鲜皮	清热燥湿,祛风解毒	湿热疮毒,湿疹,疥疮,湿热黄疸,风湿热痹

3.清热解毒药　性寒凉,清热解毒,主治热毒炽盛之痈肿疮疡。

【歌诀】清热解毒土茯苓,银花连翘与大青,蓝根青黛鱼腥草,射干马勃蒲公英,紫花地丁马齿苋,败酱熊胆白头翁。

药　名	主要功效	主　治
金银花	清热解毒，疏散风热	痈肿疔疮（内痈外痈要药），外感风热，温病初起，热毒血痢
连翘	清热解毒，疏散风热，消痈散结	痈疮瘰疬痰核（疮家圣药），外感风热，温病初起，热淋涩痛
蒲公英	清热解毒，利湿通淋	痈疔，乳痈内痈（乳痈要药），热淋涩痛，湿热黄疸
鱼腥草	清热解毒，利尿通淋	肺痈咳嗽（肺痈之要药），热毒疮痈，湿热淋证
紫地	清热解毒，凉血消肿	疔疮肿毒，乳痈肠痈，毒蛇咬伤
射干	清热解毒，消痰利咽	利咽消肿，为治疗咽喉肿痛常用品
山豆根	清热解毒，利咽消肿	咽喉肿痛，牙龈肿痛
白头翁	清热解毒，凉血止痢	善清胃肠湿热及血分热毒，热毒血痢良药
大青叶	清热解毒，凉血消斑	热入营血，温毒发斑，喉痹口疮，痄腮丹毒
板蓝根	清热解毒，凉血，利咽	外感发热，温病初起，咽喉肿痛，发斑，痄腮丹毒，痈肿疮毒
青黛	清热解毒，凉血消斑，清肝定惊	温毒发斑，血热吐衄，咽喉口疮，火毒，胸痛，惊风抽搐
贯众	清热解毒，凉血止血，杀虫	风热感冒，温毒发斑，血热出血，虫疾
蚤休	清热解毒，消肿止痛，凉肝定惊	痈肿疔疮，咽喉肿痛，毒蛇咬伤，惊风抽搐，跌打损伤
土茯苓	解毒，除湿，通利关节	杨梅毒疮，肢体拘挛，淋浊带下，湿疹瘙痒，痈肿疮毒
熊胆	清热解毒，息风止痉，清肝明目	热极生风，惊痫抽搐，热毒疮痈，目赤翳障

4.清热凉血药　性苦寒或咸寒，偏入血分以清热，多归心肝经，治疗营血分热为主的药物。

【歌诀】清热凉血犀角昂，水牛角粉代犀当，玄参紫草赤芍药，牡丹皮与生地黄。

药　名	主要功效	主　治
生地黄	清热凉血，养阴生津	热入营血烦渴，斑疹吐衄（清热凉血止血要药），骨蒸，消渴肠燥
玄参	清热凉血，解毒散结	温邪入营内陷心包温毒发斑，津伤骨蒸便秘，目赤瘰疬白喉痈疮
牡丹皮	清热凉血，活血祛瘀，清热解毒	温毒发斑吐衄，温毒伤津骨蒸，血滞经闭痛经，跌损，痈肿疮毒
赤芍	清热凉血，散瘀止痛	温毒发斑吐衄，目赤，痈疮，肝郁胁痛，经闭痛经，癥瘕，跌损
水牛角	清热凉血，解毒定惊	温病高热神昏谵语，惊风癫狂，血热斑疹吐衄，痈疮，咽喉肿痛

5.清虚热药　性寒凉，入阴分，清虚热，退骨蒸。

【歌诀】清虚热药银柴胡，白薇胡连蒿地骨。

药　名	主要功效	主　治
青蒿	清虚热，解暑，劫疟	温邪伤阴，阴虚发热劳热骨蒸，暑热外感，发热口渴，疟疾寒热
地骨皮	凉血退蒸，清肺降火	阴虚发热，盗汗骨蒸，肺热咳嗽，血热出血证
白薇	清热凉血，利尿通淋，解毒疗疮	阴虚发热，产后虚热，热淋，血淋，痈毒，蛇咬，咽喉肿痛

（三）泻下药

泻下药能引起腹泻，或润滑大肠，促进排便的药物。主归大肠经，泻下通便，排除胃肠积滞。

1.攻下药　性苦寒沉降，主入胃大肠经。攻下通便，清热泻火。

【歌诀】攻下芦荟生川军，番泻叶与玄明粉。

药　名	主要功效	主　治
大黄	泻下导滞，解毒凉血，活血化瘀，退黄	积滞便秘，吐衄目赤，疮疡烫伤，瘀血证，湿热痢疾黄疸
芒硝	泻下导滞，润燥软坚，清热消肿	积滞便秘，咽痛，口疮，目赤，痈疮肿毒

2.润下药　味甘质润，入脾、大肠经。能润滑大肠，促使排便。

【歌诀】润下松子黑芝麻，火麻郁李二仁佳。

药　名	主要功效	主　治
火麻仁	润肠通便	肠燥便秘
郁李仁	润肠通便，利水消肿	肠燥便秘，水肿胀满，脚气浮肿

3.峻下逐水药　多苦寒有毒，药力峻猛，引起剧烈腹泻。

【歌诀】峻下逐水芫遂戟，牵商巴豆续随子。

药　名	主要功效	主　治
大戟	泻水逐饮，消肿散结	水肿，鼓胀，胸胁停饮，痈疮肿毒，瘰疬痰核
芫花	泻水逐饮，祛痰止咳，杀虫疗疮	水肿，鼓胀，胸胁停饮，咳嗽咳痰，头疮，头秃，顽癣
甘遂	泻水逐饮，消肿散结	水肿，鼓胀，胸胁停饮，风痰癫痫，痈疮肿毒
巴豆	峻下冷积，逐水，祛痰利咽，蚀疮	寒积便秘，腹水鼓胀，喉痹痰阻，痈肿脓成未溃，疥疮恶癣
牵牛子	泻下逐水，去积杀虫	水肿，鼓胀，痰饮喘咳，虫积腹痛

（四）祛风湿药

祛风湿药，以祛风寒湿邪，治疗风湿痹证为主的药物。味辛苦，能祛风除湿，活血通络，止痛，补肝肾强筋骨。

1.祛风寒湿药　辛苦温，入肝脾肾经。祛风除湿，散寒，通络。

【歌诀】祛风胜湿有二蛇，威灵木瓜乌独活。

药　名	主要功效	主　治
独活	祛风湿，通络止痛，解表	风寒湿痹，风寒挟湿表证，少阴头痛
蕲蛇	祛风通络，定惊止痉，解毒	风湿顽痹，中风半身不遂，小儿惊风破伤风，麻风疥癣
木瓜	祛风湿，和胃化湿	风湿痹证，脚气水肿，吐泻转筋
威灵仙	祛风除湿，消骨鲠	风湿痹证，骨鲠咽喉

2.祛风湿热药　辛苦寒，入肝脾肾经，祛风除湿，通络止痛，清热消肿。风湿热痹，关节红肿热痛。

【歌诀】祛风胜湿清热药，秦艽防己络石藤，桑枝瓜络豨莶草，梧桐海桐穿山龙。

药　名	主要功效	主　治
秦艽	祛风湿，退虚热，清湿热	风湿痹证（风药润剂，热痹尤宜），中风不遂，骨蒸疳积，湿热黄疸
防己	祛风湿，利水消肿	风湿痹证（湿热偏盛及湿热身痛者要药），水肿，小便不利，脚气

3.祛风湿强筋骨药　主入肝肾经，兼有补肝肾、强筋骨。

【歌诀】祛风胜湿强筋骨，寄生狗脊五加苦。

药　名	主要功效	主　治
桑寄生	祛风湿，补肝肾，强筋骨，安胎	风湿痹证，崩漏经多，妊娠漏血，胎动不安
五加皮	祛风湿，补肝肾，强筋骨，利水	风湿痹证，筋骨痿软，小儿行迟，体虚乏力，水肿，脚气

（五）化湿药

化湿药气味芳香，性偏温燥，以化湿运脾为主要作用的药物。主入脾胃经，能促进脾胃运化，消除湿浊。用于湿浊困脾，运化失常之脘腹痞满、呕吐泛酸、大便溏薄、食少体倦、舌苔白腻。

【歌诀】化湿藿苍佩兰朴，草白豆蔻砂草果。

药　名	主要功效	主　治
藿香	和中止呕，解暑	湿阻中焦（芳香化湿浊要药），呕吐，暑湿或湿温初起
佩兰	化湿，解暑	湿阻中焦，暑湿，湿温初起
苍术	燥湿健脾，祛风除湿散寒，养肝	湿阻中焦，风湿痹证，风寒挟湿表证（明目，夜盲症及眼目昏涩）
厚朴	行气燥湿，消积，降逆平喘	湿阻中焦，脘腹胀满（消除胀满要药），食积气滞，便秘，痰饮喘咳
砂仁	行气化湿，和中止呕，行气安胎	湿阻中焦，脾胃气滞，脾胃虚寒吐泻，气滞妊娠恶阻及胎动不安
白豆蔻	化湿行气，温中止呕	湿阻中焦及脾胃气滞证，呕吐

（六）利水渗湿药

利水渗湿药能通利水道，渗泄水湿，治疗水湿内停病症。味多甘淡，主归膀胱小肠经。

1.利水消肿药　味甘淡平或微寒，能使小便畅利，水肿消退，用于水湿内停之水肿、小便不利。

【歌诀】利水渗湿薏苡仁，猪苓泽泻冬瓜皮，茯苓葫芦枳椇子，泽漆蝼蛄玉米须。

药　名	主要功效	主　治
茯苓	利水渗湿，健脾，宁心	水肿（利水消肿要药），痰饮，脾虚泄泻，心悸，失眠
薏苡仁	利水渗湿，健脾止泻，除痹，清热排脓	水肿，小便不利，脚气，脾虚泄泻，湿痹拘挛，肺痈肠痈
泽泻	利水渗湿，泻热（湿热带下，骨蒸潮热）	水肿，小便不利，泄泻，淋证，遗精
猪苓	利水渗湿	水肿，小便不利，泄泻

2.利尿通淋药　味多苦寒或甘淡而寒。走下焦，清利下焦湿热，利尿通淋，用于热淋，血淋等。

【歌诀】利尿通淋瞿韦滑，车前通地海金沙。

药　名	主要功效	主　治
车前子	利尿通淋，清肝明目，清肺化痰	淋证，水肿，泄泻，目赤肿痛，目暗昏花，翳障，痰热咳嗽
滑石	利尿通淋，清解暑热，收湿敛疮	热淋，石淋，尿热涩痛
木通	清热利尿，通经下乳	热淋涩痛，水肿，口舌生疮，心烦尿赤，经闭乳少
通草	利尿通淋，通气下乳	淋证，水肿，产后乳汁不下

续表

药　名	主要功效	主　治
石韦	利尿通淋,清肺止咳,凉血止血	淋证,肺热咳嗽,血热出血
瞿麦	利尿通淋,活血通经	热淋,闭经,月经不调
萆薢	利湿祛浊,祛风除痹	膏淋,白浊,风湿痹痛

3.利湿退黄药　味多苦寒,入脾胃肝胆经,清泄湿热,以利湿退黄为主,用于湿热黄疸。

【歌诀】利湿退黄茵陈蒿,金钱虎杖垂盆草。

药　名	主要功效	主　治
茵陈	清利湿热,利胆退黄	黄疸(黄疸之要药),湿疮瘙痒
金钱草	利湿退黄,利尿通淋,解毒消肿	湿热黄疸,石淋(善消结石,尤宜石淋);热淋,痈疮蛇咬
虎杖	利湿退黄,清热解毒散瘀止痛,化痰止咳	湿热黄疸,淋浊,烫伤蛇咬,痈疮跌损,经闭癥瘕,肺咳

(七)温里药

温里药以温里祛寒,治疗里寒证为主的药物。味辛而性温热,善走脏腑而能温里祛寒,温经止痛,用于里寒证,尤以里寒实证为主。

【歌诀】温里肉桂干良姜,花胡吴萸小茴香。

药　名	主要功效	主　治
附子	回阳救逆,温肾助阳,祛寒止痛	亡阳证(回阳救逆第一品药),阳虚证,寒痹证
干姜	温中散寒,回阳通脉,温肺化饮	为腹痛,呕吐,泄泻(温暖中焦主药),亡阳证,寒饮喘咳
肉桂	补火助阳散寒,温经通脉止痛	阳痿(命门火衰要药),宫冷,腹痛寒疝,腰痛胸痹通经,虚阳上浮
吴茱萸	温中止痛,疏肝降逆,助阳止泻	寒凝疼痛(肝寒气滞诸痛要药),胃寒呕吐,虚寒泄泻
花椒	温中止痛,杀虫止痒	中寒腹痛,寒湿吐泻,虫积腹痛,湿疹,阴痒
丁香	温中降逆,散寒止痛,温肾助阳	胃寒呕吐,呃逆,脘腹冷痛,阳痿,宫冷
高良姜	散寒止痛,温中止呕	胃寒冷痛,胃寒呕吐

(八)理气药

理气药以疏理气机为主要作用、治疗气滞或气逆证的药物,又称行气药。味多辛苦而芳香。有疏散气机、行气降气、解郁散结的作用。并能通过畅达气机,消除气滞而达到止痛之效。

【歌诀】理气大腹青陈皮，木香香附沉香荔，二枳川楝檀佛手，乌药薤白甘柿蒂。

药　名	主要功效	主　治
陈皮	理气健脾，燥湿化痰	脾胃气滞，呕吐，呕吐，湿痰，寒痰咳嗽，胸痹
青皮	疏肝破气，消积化滞	肝郁气滞，气滞脘腹疼痛，食积腹痛，癥瘕积聚，久疟痞块
枳实	破气消积，化痰除痞	胃肠积滞，湿热泻痢，胸痹结胸，气滞胸胁疼痛，产后腹痛
枳壳	与枳实同，作用缓和，长于行气开胸，宽中除胀	
木香	行气止痛，健脾消食	脾胃气滞，（行气止痛和湿热泻痢里要药），腹痛胁痛黄疸，胸痹
香附	疏肝解郁，调经止痛，理气调中	肝郁胸腹痛，月经不调通经（疏肝解郁，行气止痛，妇科调经要药）
沉香	行气止痛，温中止呕，纳气平喘	胸腹胀痛，胃寒呕吐，虚喘证
檀香	行气止痛，散寒调中	胸腹寒凝气滞
川楝子	行气止痛，杀虫，疗癣	肝郁化火胸腹诸痛（每与延胡索配伍），虫积腹痛
乌药	行气止痛，温肾散寒	寒凝气滞胸腹诸痛证，尿频，遗尿
薤白	温通阳气，行气散结	胸痹心痛（治胸痹之要药），脘腹痞满胀痛，泻痢里急后重

（九）消食药

消食药以消化食积为主要作用，主治饮食积滞的药物。味甘性平，主归脾胃，具有消食化积，健脾开胃，和中益气的作用。治宿食停留，饮食不消所致之脘腹胀满，嗳气吞酸，大便失常。

【歌诀】消食内金稻麦芽，阿魏莱菔曲山楂。

药　名	主要功效	主　治
山楂	消食化积，行气散瘀	饮食积滞（消化油腻食积滞要药），泻痢腹痛，疝气痛，瘀阻胸腹痛，痛经
莱菔子	消食除胀，降气化痰	食积气滞（尤善行气消胀），咳喘痰多，胸闷食少
鸡内金	消食健胃，涩精止遗	饮食积滞，小儿疳积，肾虚遗精遗尿，砂石淋证，胆结石

（十）驱虫药

驱虫药以驱除或杀灭人体寄生虫，治疗虫证为主。入脾胃大肠经，有杀灭和麻痹作用。

【歌诀】驱虫槟榔苦楝皮，鹤草南瓜使君子。

药　名	主要功效	主　治
使君子	杀虫消积	蛔虫病，蛲虫病（为驱蛔要药，尤宜小儿），小儿疳积
苦楝皮	杀虫，疗癣	蛔虫、蛲虫、钩虫病（广谱驱虫中药），疥癣，湿疮
槟榔	杀虫消积，行气利水劫疟	肠道寄生虫病（尤治绦虫），食积气滞，泻痢后重，水肿脚气，疟疾
雷丸	杀虫消积	绦虫，钩虫，蛔虫病，小儿疳积

（十一）止血药

止血药以制止体内外出血，治疗各种出血病症。均入血分，归心肝脾为主。

1.凉血止血药　性寒味甘苦，清泄血分之热而止血，用于血热妄行所致的出血病症。

【歌诀】凉血止血大小蓟，侧柏茅根槐地榆。

药　名	主要功效	主　治
大蓟	凉血止血，散瘀解毒消痈	血热出血证，热毒痈肿
小蓟	凉血止血，散瘀解毒消痈	血热出血证，热毒痈肿
地榆	凉血止血，解毒敛疮	血热出血证（尤宜下焦之便血），烫伤湿疹，痈疮（水火烫伤要药）
槐花	凉血止血，清肝泻火	血热出血证，目赤头痛
白茅根	凉血止血，清热利尿，清肺胃热	血热出血，水肿，热淋，黄疸，胃热呕吐，肺热咳嗽
苎麻根	凉血止血，安胎，清热解毒	血热出血，胎动不安，胎漏下血，热毒痈肿

2.化瘀止血药　既能止血，又能化瘀，止血而不留瘀，用于瘀血内阻，血不循经之出血。

【歌诀】化瘀止血紫降香，三七花蕊茜蒲黄。

药　名	主要功效	主　治
三七	化瘀止血，消肿定痛	出血证（止血不留瘀，化瘀不伤正，为伤科要药），跌损，瘀血肿痛
茜草	凉血止血，化瘀通经	出血证（尤宜血热夹瘀的各种出血证），血瘀经闭，跌损，风湿痹痛
蒲黄	化瘀，止血，利尿	出血证（止血行瘀良药，止血不留瘀），瘀血痛证，血淋尿血

3.收敛止血药　味涩，或为炭类，或质粘，故能收敛止血。有留瘀恋邪之弊，配化瘀药。

【歌诀】收敛止血藕白及，棕榈仙鹤和血余。

药　名	主要功效	主　治
白及	收敛止血，消肿生肌	出血证（收敛止血要药，治诸出血证），痈疮，手足皲裂，水火烫伤
仙鹤草	收敛止血，止痢，截疟，补虚	出血证（全身各部出血证），腹泻痢疾，疟疾寒热，脱力劳伤

4.温经止血药　性温热，温内脏，益脾阳，固冲脉而统摄血液，具温经止血之效。

【歌诀】温经止血伏龙肝，干姜灶土均炒炭。

药　名	主要功效	主　治
艾叶	温经止血，散寒止痛，调经安胎	出血证（暖气血而温经脉，温经止血要药），月经不调痛经，胎动
炮姜	温经止血，温中止痛	出血证（主治脾胃虚寒，脾不统血之出血证），腹痛，腹泻
灶心土	温中止血，止呕，止泻	出血证（收摄脾气而止血，为温经止血要药）胃寒呕吐，脾虚久泻

（十二）活血化瘀药

活血化瘀药以通利血脉，促进血行，消散瘀血为主要功效，用于治疗瘀血病证的药物。

1.活血止痛药　味辛，入血分，又入气分，活血兼行气，有较好的止痛效果。主治气滞、血瘀的痛症。

【歌诀】活血止痛芎乳药，郁金姜黄灵胡索。

药　名	主要功效	主　治
川芎	活血行气，祛风止痛	血瘀气滞痛经（活血行气，血中之气药），头痛风湿痹痛
延胡索	活血，行气，止痛	气血瘀滞痛症（活血行气之良药，为常用的止痛药）
郁金	活血止痛，行气解郁，清心凉血，利胆退黄	气血瘀滞痛症，热病神昏，血症，肝胆湿热黄疸胆石
姜黄	活血行气，通经止痛	气滞血瘀痛症，风湿痹痛
乳香	活血行气止痛，消肿生肌（没药同）	气滞血瘀，跌损痈疮（散瘀止痛，活血消痈，外伤科要药）
五灵脂	活血止痛，化瘀止血	瘀血阻滞痛症（瘀滞疼痛之要药），瘀血阻滞出血证
没药	活血止痛，消肿生肌	跌损，瘀滞肿痛，痈疽，疮疡溃后久不收口及一切瘀滞痛症

2.活血调经药　以调畅血脉，通经止痛为主要功效的药物。辛散苦泄，主归肝经血分，具活血散瘀之功。

【歌诀】活血调经紫丹参，泽兰叶与鸡血藤，怀牛膝和益母草，王不留行桃仁红。

药　名	主要功效	主　治
丹参	活血调经，凉血除烦，解毒消痈	月经不调闭经痛经，产后瘀滞，心痛癥瘕，痈肿神昏失眠
红花	活血调经，祛瘀止痛	血滞经闭痛经，产后瘀滞腹痛，胸痹心痛癥瘕，跌损斑疹
桃仁	活血祛瘀，润肠通便，止咳平喘	瘀血阻滞诸证，肺痈肠痈，肠燥便秘，咳嗽气喘
益母草	活血调经，利水消肿，解毒消痈	血滞经闭痛经，产后瘀滞（妇科要药），水肿，跌损疮毒
牛膝	活血调经，补肝肾利尿通淋，引火下行	血滞经闭痛经，腰膝酸软，水肿淋证，头痛眩晕，吐衄血
鸡血藤	行血补血，调经舒筋活络	月经不调闭经痛经（活血药中的行气药），湿痹，麻木瘫痪
王不留行	活血通经下乳，利尿通淋	血滞经闭痛经难产，产后乳汁不下，乳痈，热淋血淋石淋

3.活血疗伤药　以活血疗伤，治疗伤科疾患为主的药物。性辛苦咸，归肝肾经，善活血化瘀，消肿止痛，续筋接骨，止血生肌敛疮，用于跌打损伤，瘀肿疼痛，骨折筋损，金疮出血。

【歌诀】活血疗伤骨碎补，马钱地鳖苏木苦。

药　名	主要功效	主　治
土鳖虫	破血逐瘀，续筋接骨	跌损筋伤骨折瘀肿（为伤科常用药），血瘀经闭产后腹痛，积聚痞块
血竭	活血定痛，化瘀止血，敛疮生肌	跌损，瘀滞心腹疼痛，外伤出血，疮疡不敛
马钱子	散结消肿，通络止痛	跌损骨折肿痛（伤科止痛佳品），痈疽咽肿，风湿顽痹，麻木瘫痪

4.破血消癥药　以破血逐瘀为主要功效的药物。味多辛苦，均归肝经血分。药性峻猛，走而不守，能破血逐瘀，消癥散结，主治瘀血时间长，程度深的癥瘕积聚。亦用血瘀经闭，疼痛，偏瘫。

【歌诀】破血消癥莪三棱，斑蝥山甲蛭虻虫。

药　名	主要功效	主　治
莪术	破血行气,消积止痛	癥瘕积聚,经闭,心腹瘀痛,食积脘腹胀痛
三棱	破血行气,消积止痛	与莪术同,常相须为用,然三棱偏于破血,莪术偏于破气
水蛭	破血通经,逐瘀消癥	血瘀经闭,癥瘕积聚,跌损,心腹疼痛(常与虻虫相须为用)
斑蝥	破血逐瘀消癥,攻毒蚀疮	癥瘕经闭,痈疽恶疮,顽癣,瘰疬
穿山甲	活血消癥,通经下乳,消肿排脓	癥瘕经闭,湿痹,中风瘫痪,产后乳汁不下(要药),痈疮,瘰疬

(十三)化痰止咳平喘药

化痰止咳平喘药能祛痰或消痰,以治疗痰证为主的药物,称化痰药;以制止或减轻咳嗽和喘息为主的药物,称止咳平喘药。

1.温化寒痰药　味辛苦,性温燥,主归肺脾肝经,有温肺祛寒,燥湿化痰之功。

【歌诀】湿化寒痰制半夏,天南星与旋覆花,白前桔梗白芥子,白附子和皂角荚。

药　名	主要功效	主　治
半夏	燥湿化痰,降逆止呕,消痞散结,消肿止痛	寒湿痰,呕吐,心下痞结胸梅核气,瘰疬,痰核,痈疽,蛇咬
天南星	燥湿化痰,祛风止痉	湿痰寒痰证,风痰眩晕,中风癫痫,破伤风,痈疽蛇咬
禹白附	燥湿化痰止痉,解毒散结止痛	中风口㖞,惊风,癫痫,破伤风,痰厥眩晕,瘰疬,痰核,蛇咬
白芥子	温肺化痰利气,通络止痛	寒痰喘咳,悬饮,阴疽流注,肢体麻木,关节肿痛
旋覆花	降气化痰,降逆止呕	咳喘痰多,胸膈痞满,噫气,呕吐
白前	降气化痰	咳嗽痰多,气喘

2.清化热痰药　性多寒凉,有清化热痰之功,部分药物兼润燥或软坚散结之效。

【歌诀】清化寒痰梨瓜蒌,竹沥竹茹贝前胡,天竺礞石胖大海,浮石蛤壳藻昆布。

药　名	主要功效	主　治
川贝母	清热化痰,润肺止咳,解毒消肿	虚劳咳嗽,肺热燥咳,瘰疬,乳痈,肺痈
浙贝母	清热化痰,解毒散结	风热、痰热咳嗽,瘰疬,瘿瘤,乳痈疮毒,肺痈
瓜蒌	清热化痰,宽胸散结,润肠通便	痰热咳喘,胸痹结胸,肺痈,肠痈,乳痈,肠燥便秘

续表

药　名	主要功效	主　治
胆南星	清热化痰，息风定惊	中风癫痫，惊风，头风眩晕，痰火喘咳
竹茹	清热化痰，除烦止渴	肺热咳嗽，痰热心烦不寐，胃热呕吐，妊娠恶阻
桔梗	宣肺化痰，利咽	咳嗽痰多（为肺经之引经药），胸闷不畅，咽肿失音，肺痈吐脓

3.止咳平喘药　主归肺经，味或辛或苦或甘，性或温或寒，有宣肺、清肺、润肺、敛肺及化痰之别。主治喘咳。

【歌诀】止咳平喘苏杏仁，葶苈百部马兜铃，紫菀冬花枇杷叶，洋金白果桑白皮。

药　名	主要功效	主　治
苦杏仁	止咳平喘，润肠通便	咳嗽气喘（宣肺而止咳平喘，为治咳喘之要药），肠燥便秘
紫苏子	降气化痰，止咳平喘，润肠通便	咳喘痰多（长于将肺气化痰涎，气降痰消则咳喘自平），肠燥便秘
百部	润肺止咳，灭虱杀虫	新久咳嗽，百日咳，肺痨咳嗽，蛲虫，阴道滴虫，头虱及疥癣
桑白皮	泻肺平喘，利水消肿	肺热咳喘，水肿
葶苈子	泻肺平喘，利水消肿	痰涎壅盛，喘息不得卧，水肿，悬饮，胸腹积水，小便不利
款冬花	润肺下气，止咳化痰	咳嗽气喘（辛温而润，治咳喘无论寒热虚实）
紫菀	润肺化痰止咳	咳嗽有痰（长于润肺下气，开肺郁，化痰浊而止咳）
白果	敛肺定喘，止带缩尿	哮喘痰咳（喘咳日久痰多者常用），带下，白浊，尿频，遗尿

（十四）安神药

安神药以安定神志，治疗心神不宁病症为主的药物。入心肝经，镇惊安神或养心安神。

1.重镇安神药　具有质重沉降之性，镇安心神，平惊定志，平肝潜阳等作用。

【歌诀】重镇安神龙骨齿，朱砂琥珀与磁石。

药　名	主要功效	主　治
朱砂	清心镇惊，安神解毒	心神不宁，心悸失眠，惊风癫痫，疮疡肿毒，咽肿，口舌生疮
磁石	镇惊安神，平肝潜阳，聪耳明目	心神不宁，心悸失眠，癫痫，眩晕，耳鸣耳聋，目昏，肾虚气喘

续表

药　名	主要功效	主　治
龙骨	镇惊安神，平肝潜阳，收敛固涩	心神不宁，心悸失眠，癫痫，眩晕，滑脱诸证，湿疮，疮疡不敛
琥珀	镇惊安神，活血散瘀，利尿通淋	心神不宁，心悸失眠，惊风癫痫，痛经经闭，癥瘕，淋证癃闭

2.养心安神药　具甘润滋养之性，滋养心肝，益阴补血，交通心肾。

【歌诀】养心安神酸柏仁，夜交远志合欢皮。

药　名	主要功效	主　治
酸枣仁	养心安神，敛汗	心悸失眠（为养心安神要药），自汗，盗汗
柏子仁	养心安神，润肠通便	心悸失眠，肠燥便秘
远志	宁心益智，祛痰开窍，消散痈肿	失眠多梦，心悸怔忡，健忘，癫痫，咳嗽痰多，痈疮乳肿，喉痹

（十五）平肝息风药

平肝息风药以平肝潜阳或息风止痉为主，治疗肝阳上亢或肝风内动病症的药物。

1.平抑肝阳药　具有平抑或潜镇肝阳，主要治疗肝阳上亢的药物。

【歌诀】平抑肝阳代赭石，珍珠母和紫贝齿，罗布麻叶白蒺藜，牡蛎石决与紫石。

药　名	主要功效	主　治
石决明	平肝潜阳，清肝明目	肝阳上亢，头晕目眩，目赤，翳障，视物昏花
牡蛎	重镇安神，平肝潜阳，软坚收涩	心神不宁，惊悸失眠，肝阳眩晕，痰核，瘰疬瘿瘤，癥瘕积聚
代赭石	平肝潜阳，重镇降逆，凉血止血	肝阳眩晕，呕吐，呃逆，噫气，气逆喘息，血热吐衄，崩漏

2.息风止痉药　以平息肝风为主要作用，是主治肝风内动、惊厥、抽搐病证的药物。

【歌诀】息风止痉天钩藤，僵蚕全蝎与蜈蚣，地龙牛黄羚羊角，山羊角粉代羚用。

药　名	主要功效	主　治
羚羊角	平肝息风，清肝明目，清热解毒	肝风内动，惊痫抽搐，肝阳眩晕，温热病壮热神昏，热毒发斑
牛黄	化痰开窍，凉肝息风，清肝解毒	热病神昏，小儿惊风，癫痫，口疮，咽喉肿痛，牙痛，痈疽

续表

药　名	主要功效	主　治
钩藤	清热平肝，息风止痉	头痛眩晕，肝风内动，惊痫抽搐
天麻	息风止痉，平抑肝阳，祛风通络	肝风内动，惊痫抽搐，头痛眩晕，肢麻，手足不遂，风湿痹
地龙	清热息风，通络，平喘，利尿	高热惊痫，癫狂，气虚血瘀，半身不遂，痹证，肺热哮喘，尿闭
全蝎	息风镇痉，攻毒散结，通络止痛	痉挛抽搐，疮毒，瘰疬结核，风湿顽痹，顽固性偏正头痛
蜈蚣	息风镇痉，攻毒散结，通络止痛	痉挛抽搐，疮毒，瘰疬结核，风湿顽痹，顽固性头痛
僵蚕	息风止痉，祛风止痛，化痰散结	惊痫抽搐，风中经络，口㖞，风热头痛，风疹瘙痒，痰核瘰疬

（十六）开窍药

开窍药具辛香走窜之性，以开窍醒神为主要作用，治疗闭证神昏。

【歌诀】开窍冰片苏合香，菖蒲安息麝香良。

药　名	主要功效	主　治
麝香	开窍醒神，活血通经，消肿止痛	闭证神昏，疮毒，瘰疬痰核，咽喉肿痛，血瘀经闭，癥瘕，跌损
石菖蒲	开窍醒神，化湿和胃，宁神益志	痰蒙清窍，神昏，痰阻中焦，痞满，噤口痢，健忘失眠，耳聋鸣
冰片	开窍醒神，清热止痛	闭证神昏，目赤肿痛，喉痹口疮，疮毒，疮溃不敛，水火烫伤
苏合香	开窍醒神，辟秽，止痛	寒闭神昏，胸腹冷痛，满闷

（十七）补益药

补益药能补虚扶弱，纠正人体气血阴阳虚衰的病理偏向，以治疗虚证的药物。

1.补气药　具有补气的功效，能补益脏气以纠正人体脏气虚衰的病理倾向。

【歌诀】补气人参太子参，黄芪白术与党参，甘草扁豆淮山药，饴糖大枣西洋参。

药　名	主要功效	主　治
人参	大补元气，补脾益肺，生津，安神	元气虚脱证，肺脾心肾气虚证，热病气虚津伤口渴及消渴症
西洋参	益气养阴，清热生津	气阴两虚，肺气虚及肺阴虚证，热病气虚津伤口渴及消渴症

续表

药 名	主要功效	主 治
党参	补中益气，补血，生津	脾肺气虚，气血两虚，气津两伤证
太子参	补气健脾，生津润肺	脾肺气阴两虚证
黄芪	补气健脾，升阳局限，益气固表，利水消肿，托疮生肌	肺脾气虚，气虚自汗，气血亏虚，难溃难敛
白术	益气健脾，燥湿利水，止汗，安胎	脾气虚，气虚自汗，脾虚胎动不安（补气健脾第一要药）
山药	益气养阴，补益肺肾，固精止带	肺脾肾虚证，消渴气阴两虚证
甘草	补脾益气，祛痰止咳，缓急，清热	心气不足，脾气虚，咳喘，脘腹四肢拘急疼痛，热毒，调和药

2.补阳药　能补助人体阳气，以治疗各种阳虚证为主的药物。

【歌诀】补阳鹿茸鹿角胶，沙苑蒺藜冬虫草，石英苁蓉巴戟天，河车续断蛤仙茅，益智杜仲葫芦巴，锁阳骨脂菟胡桃，韭子海马淫羊藿，阳起钟乳响铃草。

药 名	主要功效	主 治
鹿茸	补肾益精，强筋骨，调冲任，托疮毒	肾阳虚衰，精血不足，骨弱，小儿五迟，冲任虚寒，疮溃不敛
淫羊藿	补肾壮阳，祛风除湿	肾阳虚衰，阳痿尿频，腰膝无力，风寒除痹，肢体麻木
杜仲	补肝肾，强筋骨，安胎	肾虚腰痛及各种腰痛，胎动不安，习惯性堕胎
续断	补益肝肾，强筋续断，止血安胎	阳痿遗精，腰膝酸痛，寒湿痹痛，崩漏胎动，跌损骨折
菟丝子	补肾益精，养肝明目，止泻，安胎	阳痿遗精，尿频，宫冷不孕，目暗，便溏泄泻，肾虚胎动
巴戟天	补肾助阳，祛风除湿	阳痿不举，宫冷不孕，尿频，风湿腰膝疼痛，腰膝酸软
补骨脂	补肾阳，固精缩尿，温脾止泻，平喘	阳痿腰膝冷痛，遗精遗尿尿频，五更泄泻，肾不纳气，喘咳
紫河车	补肾益精，养血益气	阳痿遗精，头晕耳鸣，气血不足，肺肾虚喘
肉苁蓉	补肾助阳，润肠通便	肾精亏虚，阳痿早泄，宫冷不孕，腰膝酸软，肠燥津枯便秘
蛤蚧	补肺益肾，纳气平喘，助阳益精	肺虚咳嗽，肾虚做喘，虚劳喘咳，肾虚阳痿
虫草	补肾益肺，止血化痰	阳痿遗精，腰膝酸痛，久咳虚喘，劳咳痰血

3.补血药　能补血，以治疗血虚证为主的药。

【歌诀】补血熟地当归芍，首乌龙眼与阿胶。

药　名	主要功效	主　治
当归	补血调经,活血止痛,润肠通便	血虚诸证,血瘀经闭,月经不调,痛经,跌损疮疡,风寒湿痹
熟地	补血养阴,填精益髓	血虚诸证,肝肾阴虚诸证
何首乌	制:补益精血,生:解毒劫疟,通便	头昏眼花,须发早白,腰膝酸软,久疟,痈疽瘰疬,肠燥便秘
白芍	养血敛阴,柔肝止痛,平抑肝阳	肝血亏,月经不调,肝脾不合,胸腹疼痛,四肢拘急,眩晕
阿胶	补血,滋阴,润肺,止血	血虚诸证,出血证,肺阴虚燥咳,心烦失眠,动风,手足瘛疭
龙眼肉	补益心脾,养血安神	思虑过度,劳伤心脾,惊悸怔忡,失眠健忘

4.补阴药　以滋养阴液,纠正阴虚的病理偏向为主要功效,常用于治疗阴虚证的药物。

【歌诀】补阴龟鳖两沙参,石斛百合天麦冬,玉竹黄精枸杞子,旱莲桑葚与女贞。

药　名	主要功效	主　治
北沙参	养阴清肺,益胃生津	肺阴虚证,胃阴虚证
南沙参	养阴清肺,益胃生津,补气化痰	肺阴虚证,胃阴虚证
麦门冬	养阴润肺,益胃生津,清心除烦	胃阴虚证,肺阴虚证,心阴虚证
天门冬	养阴润燥,清肺生津	肺阴虚证,肾阴虚证,热病伤津之食欲不振、口渴及肠燥便秘
玉竹	养阴润燥,生津止渴	肺阴虚证,胃阴虚证
石斛	益胃生津,滋阴清热	胃阴虚证,热病伤津证,肾阴虚证
百合	养阴润肺,清心安神	阴虚燥咳,劳咳,阴虚有热之失眠心悸及百合病心肺阴虚内热
黄精	补气养阴,健脾润肺,益肾	阴虚肺燥,干咳久咳,脾虚虚弱,肾精亏虚,内热消渴
枸杞子	滋补肝肾,益精明目	肝肾阴虚及早衰证
墨旱莲	滋补肝肾,凉血止血	肝肾阴虚证,阴虚血热的失血证
女贞子	滋补肝肾,乌须明目	肝肾阴虚证
龟甲	滋阴潜阳,益肾健骨,养血补心	阴虚阳亢,虚风内动生热,骨痿;囟门不合,惊悸失眠健忘
鳖甲	滋阴潜阳,退热除蒸,软坚散结	肝肾阴虚证,癥瘕积聚

(十八)收涩药

收涩药以收敛固涩,用以治疗各种滑脱病证为主的药物。

1.固表止汗药　性味多甘平,性收敛,多入肺心经,能行肌表,调节卫分,顾护腠理而又固表止汗之功。

【歌诀】固表止汗麻黄根，浮小麦敛虚汗品，小麦非为止汗药，自汗盗汗糯稻根。

药　名	主要功效	主　治
麻黄根	固表止汗	自汗，盗汗

2.敛肺涩肠药　酸涩收敛，主入肺经或大肠经，具有敛肺止咳，涩肠止泻之功。

【歌诀】敛肺涩肠五味子，罂粟诃子与乌梅，余粮肉蔻五倍子，赤石脂和石榴皮。

药　名	主要功效	主　治
五味子	收敛固涩，益气生津，补肾宁心	久咳虚喘，自汗盗汗，遗精滑精，久泻，津伤口渴，消渴，失眠
乌梅	敛肺止咳，涩肠止泻，安蛔，生津	肺虚久咳，久泻久痢，蛔厥，呕吐，虚热消渴
诃子	涩肠止泻，敛肺止咳，利咽开音	久泻久痢，久咳失音
肉豆蔻	涩肠止泻，温中行气	虚泻，冷痢，胃寒胀痛，食少呕吐
赤石脂	涩肠止泻，收敛止血，敛疮生肌	久泻，久痢，崩漏，便血，疮疡久溃
五倍子	敛肺止咳，涩肠止泻，固精，敛疮	咳血，自汗盗汗，久泻久痢，遗精滑精，崩漏，便血痔血；湿疮，肿毒
石榴皮	涩肠止泻，杀虫，收敛止血	久泻久痢，虫积腹痛，崩漏，便血

3.固精缩尿止带药　酸涩收敛，主入肾膀胱经，具有固精缩尿止带作用。

【歌诀】固精缩尿止带药，桑海螵蛸山茱萸，金樱芡实覆盆子，石莲莲子与莲须。

药　名	主要功效	主　治
山茱萸	补益肝肾，收敛固涩	腰膝酸软，头晕耳鸣，阳痿遗精，遗尿尿频，崩漏，大汗体虚
覆盆子	固精缩尿，益肝肾明目	遗精滑精，遗尿尿频，肝肾不足，目暗不明
金樱子	固精缩尿止带，涩肠止泻	遗精滑精，遗尿尿频，带下，久泻久痢
莲子	益肾固精，补脾止泻，止带养心	遗精滑精，带下，脾虚泄泻，心悸，失眠
芡实	益肾固精，健脾止泻，除湿止带	遗精滑精，脾虚久泻，带下
椿皮	清热燥湿，收敛止带，止泻止血	赤白带下，久泻久痢，湿热泻痢，崩漏经多，便血痔血
桑螵蛸	固精缩尿，补肾助阳	遗精滑精，遗尿尿频，白浊，肾虚阳痿
海螵蛸	固精止带，收敛止血，制酸，敛疮	遗精带下，崩漏吐血，便血，胃痛吐酸，湿疮湿疹，溃疡不敛

（十九）涌吐药

涌吐药以促使呕吐，治疗毒物、宿食、痰涎等停滞胃脘或胸膈以上所致病证为主的药物。

【歌诀】涌吐药多毒素含，常山瓜蒂与胆矾。

药　名	主要功效	主　治
常山	涌吐痰涎，劫疟	胸中痰饮证，疟疾
瓜蒂	涌吐痰食，祛湿退黄	风痰、宿食停滞及食物中毒诸证，湿热黄疸
胆矾	涌吐痰涎，解毒收湿，祛腐湿疮	喉痹，癫痫，误食毒物，风眼赤烂，口疮，牙疳

（二十）攻毒杀虫止痒药

攻毒杀虫止痒药以攻毒疗疮，杀虫止痒为主要作用的药物。

【歌诀】攻毒杀虫除湿痒，蛇床雄黄与硫黄，土荆皮与大风子，白矾大蒜和蜂房。

药　名	主要功效	主　治
硫黄	外用：解毒杀虫止痒 内服：补火助阳通便	外治疥癣，湿疹，阴疽 内治阳痿，虚喘冷哮，虚寒便秘
雄黄	解毒，杀虫	痈肿疔疮，湿疹疥癣，蛇虫咬伤
蟾酥	解毒，止痛，开窍醒神	痈疽疔疮，瘰疬，咽喉肿痛，牙痛，腹痛，神昏吐泻
蛇床子	杀虫止痒，燥湿祛风，温肾壮阳	阴部湿痒，湿疹疥癣，带下，湿痹腰痛，阳痿，宫冷不孕
土荆皮	杀虫，止痒	体癣，手足癣，头癣，湿疹，皮炎，皮肤瘙痒
白矾	外解毒杀虫，燥湿止痒，内止血止泻	外治湿疹瘙痒，疮疡疥癣，内治便血崩漏，寒厥癫狂痫
大蒜	解毒杀虫，消肿，止痢	痈肿疔毒，疥癣，痢疾，泄泻，肺痨，顿咳，钩虫蛲虫病

（二十一）拔毒化腐生肌药

拔毒化腐生肌药是外用，以拔毒化腐，生肌敛疮为主要作用的药物。

【歌诀】拔毒生肌药砒霜，炉甘轻铅硼松香。

药　名	主要功效	主　治
升药	拔毒，去腐	痈疽溃后，脓出不畅，腐肉不去，新肉难生
炉甘石	解毒明目退翳，收湿止痒退翳	目赤翳障，溃疡不敛，湿疮，湿疹，眼睑溃烂
硼砂	外清热解毒，内清肺化痰	咽喉肿痛，口舌生疮，目赤翳障，痰热咳嗽
砒石	外攻毒杀虫，蚀疮去腐，内劫痰劫疟	腐肉不脱之恶疮，顽癣，牙疳，痔疮，寒痰哮喘
铅丹	拔毒生肌，杀虫止痒	外疮疡溃烂，湿疹疥癣，狐臭，酒糟鼻，内治癫狂痫，疟疾
轻粉	外攻毒杀虫，敛疮，内逐水通便	外疮疡，疥癣，酒糟鼻，梅毒下疳，内水肿胀满，二便不利

第二节　方剂基本知识

一、方剂的组成及变化

方剂，是在辨证审因决定治法之后，选择合适的药物，酌情定量，按照组成原则，妥善配伍而成，是辨证论治的主要工具之一。

（一）方剂的组成原则

方剂的组成有严格的原则性。这种原则前人总结为"君、臣、佐、使"现代又称"主、辅、佐、使"，其具体含义如下。

1.君药（主药）　即针对主病、主证或主要病因而起主要治疗作用的药物，是方剂组成中不可缺少的主药。

2.臣药（辅药）　一是辅助君药加强治疗主病、主证或主要病因的药物；二是针对兼病、兼证或次要病因起主要治疗作用的药物。

3.佐药　一是佐助药，即协助君、臣药物发挥治疗作用，或直接治疗次要症状的药物；二是佐制药，即用以消除或减弱方中某些药物的毒性，或能制约方中某些药物峻烈之性的药物；三是反佐药，即病重邪甚，可能拒药时，配用与君药性味相反而又能在治疗中起相成作用的药物。

4.使药　一是引经药，即能引方中诸药至病所的药物；二是调和药，即具有协调方中诸药作用的药物；三是矫味药，即矫正药物味道，便于服用的药物。

（二）方剂的组成变化

方剂的组成既有原则性，又有灵活性。特别是在选用成方时，应根据病证的变化、体质的强弱、年龄性别的差异、气候与生活习惯的不同，灵活应用，随证加减化裁，做到师其法而不泥其方。其变化方式，归纳起来主要有三种，即药味加减的变化、药量加减的变化和剂型更换的变化。

方剂的组成变化，主要是为了适应更复杂的病情。上述三种变化虽各有特点，但目的只有一个，就是适应更复杂的病情。因此，在临床上具体应用时，三种变化可分别为单独使用，也可合并使用，甚至可数方相合，加减化裁使用。

二、剂型

方剂的剂型，是指方药的制剂形式，即根据病情需要或药物特点，将药物配伍组成方剂后，将其制成一定的制剂形式。中医临床常用的剂型有以下几种。

（一）汤剂

将药物配剂后，加水或酒，或水酒各半浸透后，再煎煮一定的时间去渣取汁，即为汤剂。一般作内服用，也可外敷。其特点是吸收快，奏效速，便于加减，能全面灵活地照顾到每一个病人或各种急慢性病证。

（二）散剂

将药物研碎，成为均匀混合的干燥粉末，称为散剂。有内服、外用两种。内服散剂量小末细者可直接冲服；量大末粗者可加水煎服。外用散剂末极细，可撒布或调敷患处。散剂的特点是制作简便，便于服用携带，吸收较快，节省药材，不易变质等。

（三）丸剂

丸剂是将药物研成细末，以蜜、水或米糊、面糊、酒、醋、药汁等赋形剂，与之黏合制成的圆形固体剂型。其特点是吸收缓慢，药力持久，体积小，便于服用、携带和储存。某些峻猛有毒以及贵重、芳香，不易煎煮者，多配成丸剂使用。

（四）丹剂

丹剂是指用含汞、硫黄等的矿物经过加热升华而成的一种化合制剂。分内服外用两种，其特点是剂量小，作用大，没有固定的剂型。

（五）膏剂

膏剂是将药物用水或植物油煎熬浓缩而成的一种剂型。分内服、外用两种。其特点是用法简单，携带储存方便，硬膏对患处能起到机械性的保护作用。

（六）酒剂

以酒为溶媒，或浸制药物，或加温同煎，去渣取液，称为酒剂。分内服、外用两种。其特点是服用方便，节约药材。对体虚、风湿、痹痛或跌打损伤较适合。

（七）糖浆剂

将药物煎煮去渣取汁煎熬成浓缩液，加入适量蔗糖溶解，称为浆剂，其特点是口感好，易于服用，尤其易于儿童服用。

（八）片剂

片剂是将中药加工或提炼后与辅料混合，压制成圆片状的一种剂型。其特点是用量准确、体积小、易于服用，若需在肠道中作用或遇胃酸易被破坏的药物，尚可外包肠溶衣，使之在肠道中崩解。

（九）冲剂

冲剂是将中药提炼成稠膏，加入适量糖粉及其他辅料，如淀粉、山药粉、糊精等，充分拌匀，制成颗粒，烘干过筛而成的一种剂型，其特点是易吸收，作用快，服用、携带、储存方便等。

（十）针剂

针剂即注射剂，是将中药经过提取，精制而成的灭菌溶液，供皮下、肌内、静脉、穴位注射用的一种剂型。其特点是剂量准确，给药方便，作用迅速，药物不受消化液或食物的影响，能直接进入人体组织。

此外，临床尚有茶、锭、饼、条、线、灸剂等传统剂型和海绵剂、油剂、气雾剂、栓剂、霜剂、胶囊剂、五官外科用制剂等新剂型，这些都是祖国医学的宝贵财富和对祖国医学的丰富和发展，值得重视和进一步研究。

三、常用方剂简表

(一)解表剂

方名或方类	功　用	主　治	证治要点	方　歌
麻黄汤	发汗解表,宣肺平喘	外感风寒表实证	恶寒发热,无汗而喘,脉浮紧	麻黄汤中臣桂枝,杏仁甘草四般施,发汗解表宣肺气,伤寒表实无汗宜
桂枝汤	解肌发表,调和营卫	外感风寒表虚证	发热,恶风,汗出,脉浮缓	桂枝芍药等量伍,姜枣甘草微火煮,解肌发表调营卫,中风表虚自汗出
九味羌活汤	发汗祛湿,兼清里热	外感风寒湿邪内有里热证	恶寒发热,头痛无汗,肢体酸楚疼痛,口苦微渴	九味羌活防风苍,辛芷芎草芩地黄,发汗祛湿兼清热,分经论治变通良
小青龙汤	解表散寒,温肺化饮	外寒内饮证	恶寒发热,无汗喘咳,痰多而稀,舌苔薄白,脉浮	解表蠲饮小青龙,麻桂姜辛夏草从,芍药五味敛气阴,表寒内饮最有功
银翘散	辛凉透表,清热解毒	温病初起	发热,微恶风寒,咽痛,口渴,脉浮数	银翘散主上焦疴,竹叶荆蒡豉薄荷,甘桔芦根凉解法,清疏风热煮无过
桑菊饮	疏风清热,宣肺止咳	风温初起	咳嗽,发热不甚,微渴,脉浮数	桑菊饮中桔杏翘,芦根甘草薄荷饶,清疏肺卫轻宣剂,风温咳嗽服之消
麻杏甘石汤	辛凉宣肺,清热平喘	表邪未解,肺热咳喘证	发热,喘急,苔薄黄,脉数	仲景麻杏甘石汤,辛凉宣肺清热良,邪热壅肺咳喘急,有汗无汗均可尝
升麻葛根汤	辛凉解肌,解毒透疹	麻疹初起未发,或发而不透	疹出不畅,身热舌红,脉数	阎氏升麻葛根汤,芍药甘草合成方,麻疹初起出不透,解肌透疹此方良
败毒散	散寒祛湿,益气解表	气虚外感证	憎寒壮热,肢体酸痛,无汗,脉浮按之无力	人参败毒草苓芎,羌独柴前枳桔共,薄荷少许姜三片,气虚感寒有奇功

（二）泻下剂

方名或方类	功　用	主　治	证治要点	方　歌
大承气汤	峻下热结	阳明腑实，热结旁流证	数日不大便，脘腹胀满，苔黄厚干或焦黑燥裂，脉沉有力	大承气汤大黄硝，枳实厚朴先煮好，峻下热结急存阴，阳明腑实重证疗；去硝名为小承气，轻下热结用之效；调胃承气硝黄草，缓下热结此方饶
大黄牡丹汤	泻热破瘀，消肿散结	肠痈初起	少腹疼痛拒按，右足屈而不伸，舌苔黄，脉滑数	金匮大黄牡丹汤，桃仁芒硝瓜子襄，泻热破淤散结肿，肠痈初起腹痛康；肠痈初起腹按痛，尚未成脓服之消
温脾汤	攻下寒积，温补脾阳	寒积腹痛	腹痛便秘，手足不温，畏寒喜热，苔白，脉沉有力	温脾附子大黄硝，当归干姜人参草，攻下寒积温脾阳，阳虚寒积腹痛疗
麻子仁丸	润肠泻热，行气通便	脾约证	大便秘结，小便频数，舌苔微黄	麻子仁丸脾约治，杏芍大黄枳朴蜜，润肠泻热又行气，胃热肠燥便秘施
十枣汤	攻逐水饮	悬饮，水肿	咳唾，胸胁引痛或水肿腹胀，二便不利，脉沉弦	十枣非君非汤剂，芫花甘遂合大戟，攻逐水饮力峻猛，悬饮水肿实证宜

（三）和解剂

方名或方类	功　用	主　治	证治要点	方　歌
小柴胡汤	和解少阳	伤寒少阳，妇人热入血室	往来寒热，胸胁苦满，苔白，脉弦	小柴胡汤和解功，半夏人参甘草从，更加黄芩生姜枣，少阳为病此方宗
蒿芩清胆汤	清胆利湿，和胃化痰	少阳湿热证	寒热如疟，寒轻热重，胸胁胀闷，吐酸苦水，舌红苔腻，脉弦滑数	蒿芩清胆夏竹茹，碧玉赤苓枳陈辅，清胆利湿又和胃，少阳湿热痰浊阻
四逆散	透邪解郁，疏肝理气	阳郁厥逆，肝脾不和证	手足不温，或胁肋疼痛，脉弦	阳郁厥逆四逆散，等分柴芍枳实甘，透邪解郁理肝脾，肝郁脾滞力能堪

续表

方名或方类	功　用	主　治	证治要点	方　歌
逍遥散	疏肝解郁,养血健脾	肝郁血虚脾弱证	两胁作痛,神疲食少,月经不调,脉弦	逍遥散用当归芍,柴苓术草加姜薄,肝郁血虚脾气弱,调和肝脾功效卓
痛泄要方	补脾柔肝,祛湿止泻	痛泄之证	肠鸣腹痛,大便泄泻,泻必腹痛,脉弦而缓	痛泻要方用陈皮,术芍防风共成剂,肠鸣泄泻腹又痛,治在泻肝与实脾
半夏泻心汤	寒热平调,散结除痞	寒热互结之痞证	心下痞满,呕吐泻利,苔腻微黄	半夏泻心配芩连,干姜人参草枣全,辛开苦降除痞满,寒热错杂痞证蠲

(四)清热剂

方名或方类	功　用	主　治	证治要点	方　歌
白虎汤	清热生津	阳明气分实热盛证	身大热,汗大出,口大渴,脉洪大	白虎膏知粳米甘,清热生津止渴烦,气分热盛四大证,益气生津人参添
竹叶石膏汤	清热生津,益气和胃	余热未清,气津两伤证	身热多汗,气逆欲呕,烦渴喜饮,口干,舌红少津,脉虚数	竹叶石膏参麦冬,半夏粳米甘草从,清补气津又和胃,余热耗伤气津用
清营汤	清营解毒,透热养阴	热入营分证	身热夜甚,神烦少寐,斑疹隐隐,舌绛而干,脉数	清营汤治热传营,身热燥渴眠不宁,犀地银翘玄连竹,丹麦清热更护阴
黄连解毒汤	泻火解毒	三焦火毒热盛证	大热烦扰,口燥咽干,舌红苔黄,脉数有力	黄连解毒柏栀芩,三焦火盛是主因,烦狂火热兼谵妄,吐衄发斑皆可平
凉膈散	泻火通便,清上泻下	上中二焦火热证	胸膈烦热,面赤唇焦,烦燥口渴,舌红苔黄,脉数	凉膈硝黄栀子翘,黄芩甘草薄荷饶,再加竹叶调蜂蜜,上中郁热服之消
普济消毒饮	清热解毒,疏风散热	大头瘟	头面肿盛,恶寒发热,舌红苔白兼黄,脉浮数	普济消毒蒡芩连,甘桔蓝根勃翘玄,升柴陈薄僵蚕入,大头瘟毒服之痊

龙胆泻肝汤	清肝胆实火，泻下焦湿热	肝胆实火上炎、湿热下注	口苦溺赤，舌红苔黄，脉弦数有力	龙胆栀芩酒拌炒，木通泽泻车柴草，当归生地益阴血，肝胆实火湿热消
玉女煎	清胃热，滋肾阴	胃热阴虚证	牙痛齿松，烦热干渴，舌红苔黄而干	玉女石膏熟地黄，知母麦冬牛膝襄，肾虚胃火相为病，牙痛齿衄宜煎尝
芍药汤	清热燥湿，调气和血	湿热痢疾	痢下赤白，腹痛里急，苔腻微黄	芍药汤内用槟黄，芩连归桂草木香，重在调气兼行血，里急便脓自然康
白头翁汤	清热解毒，凉血止痢	热毒痢疾	下痢赤多白少，腹痛里急后重，舌红苔黄，脉弦数	白头翁治热毒痢，黄连黄柏佐秦皮，清热解毒并凉血，赤多白少脓血医
青蒿鳖甲汤	养阴透热	温病后期，邪伏阴分证	夜热早凉，热退无汗，舌红少苔，脉细数	青蒿鳖甲知地丹，热自阴来仔细看，夜热早凉无汗出，养阴透热服之安

（五）祛暑剂

方名或方类	功　用	主　治	证治要点	方　歌
清络饮	祛暑清热	暑热伤肺，邪在气分证	身热口渴不甚，头目不清，昏眩微胀，舌淡红苔薄白	清络祛暑六药鲜，银扁翠衣瓜络添，佐以竹叶荷叶边，暑热伤肺轻证安
六一散	清暑利湿	暑湿证	身热烦渴，小便不利	滑石甘草六一散，清暑利湿功用专，辰砂黛薄依次加，益元碧玉鸡苏裁
清暑益气汤	清暑益气，养阴生津	暑热气津两伤证	体倦少气，口渴汗多，脉虚数	王氏清暑益气汤，暑热气津已两伤，洋参麦斛粳米草，翠衣荷连知竹尝

（六）温里剂

方名或方类	功　用	主　治	证治要点	方　歌
理中丸	温中散寒，补气健脾	脾胃虚寒证	吐利冷痛，畏寒肢冷，舌淡苔白，脉沉迟或迟细	理中干姜参术甘，温中健脾治虚寒，中阳不足痛呕利，丸汤两用腹中暖
小建中汤	温中补虚，和里缓急	虚劳里急证	腹痛喜温喜按，心悸发热，面色无华，舌淡红，脉沉弱或虚弦	小建中汤君饴糖，方含桂枝加芍汤，温中补虚和缓急，虚劳里急腹痛康
吴茱萸汤	温中补虚，降逆止呕	虚寒呕吐	口不渴四肢欠温，呕吐或干呕涎沫，舌淡苔滑，脉细迟或弦细	吴茱萸汤重用姜，人参大枣共煎尝，厥阴头痛胃寒呕，温中补虚降逆良
四逆汤	回阳救逆	少阴病	四肢厥冷，神衰欲寐，舌淡苔白，脉微	四逆汤中附草姜，阳衰寒厥急煎尝，腹痛吐泻脉沉细，急投此方可回阳
当归四逆汤	温经散寒，养血通脉	血虚寒厥证	手足厥寒，脉细欲绝，舌淡	当归四逆用桂芍，细辛通草甘大枣，养血温经通脉剂，血虚寒厥服之效
黄芪桂枝五物汤	益气温经，和血通痹	血痹	四肢麻木或身体不仁，微恶风寒，舌淡，脉无力	黄芪桂枝五物汤，芍药大枣与生姜，益气温经和营卫，血痹风痹功效良

（七）表里双解剂

方名或方类	功　用	主　治	证治要点	方　歌
大柴胡汤	和解少阳，内泻热结	少阳阳明合病	往来寒热，胸胁苦满，心下满痛呕吐，苔黄，脉弦数有力	大柴胡汤用大黄，枳芩夏芍枣生姜，少阳阳明同合病，和解攻里效无双
石膏汤	清热解毒，发汗解表	伤寒表证未解，里热已炽证	壮热无汗，鼻干口渴，烦躁，脉数	石膏汤用芩柏连，麻黄豆豉山栀全，清热解毒兼解表，枣姜细茶一同煎
五积散	发表温里，顺气化痰，活血消积	外感风寒，内伤生冷证	寒热无汗，胸腹胀满，苔白腻，脉沉迟	五积消滞又温中，麻黄苍芷芍归芎，枳桔桂苓甘草朴，两姜陈皮半夏葱

(八)补益剂

方名或方类	功　用	主　治	证治要点	方　歌
四君子汤	益气健脾	脾胃气虚证	面色苍白,食少气短,四肢无力,舌淡苔白,脉虚弱	四君子汤中和义,人参苓术甘草比,益气健脾基础剂,脾胃气虚治相宜
参苓白术散	益气健脾,渗湿止泻	脾虚夹湿证	脾胃气虚证+泄泻,舌苔白腻,脉虚缓	参苓白术扁豆陈,莲草山药砂苡仁,桔梗上浮兼保肺,枣汤调服益脾神
补中益气汤	补中益气,升阳举陷	脾胃气虚,下陷发热证	体倦乏力少气懒言,面色苍白,脉虚缓无力	补中益气芪参术,炙草升柴归陈助,清阳下陷能升举,气虚发热甘温除
生脉散	益气生津,敛阴止汗	温暑热耗气伤阴,久咳肺虚气阴两伤	体倦气短,咽干舌红脉数	生脉麦味与人参,保肺清心治暑淫,气少汗多兼口渴,病危脉绝急煎斟
玉屏风散	益气,固表,止汗	表虚自汗	自汗恶风,面色苍白,舌淡脉虚	玉屏组合少而精,芪术防风鼎足形,表虚汗多易感冒,固卫敛汗效特灵
归脾汤	益气补血,健脾养心	心脾气血两虚,脾不统血证	心悸失眠,体倦食少,面色萎黄,便血崩漏,舌淡苔薄白,脉细弱	归脾汤用术参芪,归草茯神远志齐,酸枣木香龙眼肉,煎加姜枣益心脾
炙甘草汤	滋阴养血,益气温阳,复脉心悸	阴血不足,阳气虚弱,虚痨肺痿	脉结代心动悸,虚羸少气,舌光少苔	炙甘草参枣地胶,麻仁麦桂姜酒熬,益气养血温通脉,结代心悸肺痿疗;加芍去参枣桂姜,加减复脉滋阴饶
六味地黄丸	滋阴补肾	肾阴虚证	腰膝酸软,头晕目眩,口燥咽干,舌红少苔,脉沉细数	六味地黄山药萸,泽泻苓丹三泻侣,三阴并补重滋肾,肾阴不足效可居;滋阴降火知柏需;养肝明目加杞菊;都气五味纳肾气;滋补肺肾麦味续

续表

方名或方类	功　用	主　治	证治要点	方　歌
左归丸	滋阴补肾，填精益髓	真阴不足证	头目眩晕，腰酸腿软，形体羸瘦，舌瘦质红少苔，脉细	左归丸内山药地，萸肉枸杞与牛膝，菟丝龟鹿二胶合，壮水之主方第一
一贯煎	滋阴疏肝	肝肾阴虚，肝气不舒证	胁肋疼痛，吞酸吐苦，舌红少津，脉虚弦	一贯煎中生地黄，沙参归杞麦冬藏，少佐川楝泄肝气，阴虚胁痛此方良
肾气丸	补肾助阳	肾阳不足证	腰痛脚软，小便不利或反多，舌淡胖，脉虚而尺部沉细	肾气丸主肾阳虚，干地山药及山萸，少量桂附泽苓丹，水中生火在温煦；济生加入车牛膝，温肾利水消肿需；十补丸有鹿茸味，主治肾阳精血虚
右归丸	温补肾阳，填精益髓	肾阳不足，命门火衰证	气怯神疲，畏寒肢冷，腰膝酸软，脉沉迟	右归丸中地附桂，山药茱萸菟丝归，杜仲鹿胶枸杞子，益火之源此方魁

（九）安神剂

方名或方类	功　用	主　治	证治要点	方　歌
朱砂安神丸	重镇安神，清心泻火	心火亢盛，阴血不足证	惊悸失眠，舌红，脉细数	朱砂安神东垣方，归连甘草合地黄，怔忡不寐心烦乱，养阴清热可复康
天王补心丹	滋阴养血，补心安神	阴虚血少，神志不安证	心悸失眠，手足心热，舌红少苔，脉细数	补心地归二冬仁，远茯味砂桔三参，阴亏血少生内热，滋阴养血安心神
酸枣仁汤	养血安神，清热除烦	虚烦不眠证	虚烦不眠，咽干口燥，舌红，脉弦细	酸枣仁汤治失眠，川芎知草茯苓煎，养血除烦清虚热，安然入睡梦乡甜

（十）开窍剂

方名或方类	功用	主治	证治要点	方歌
安宫牛黄丸	清心开窍，豁痰解毒	邪热内陷心包证	神昏谵语，伴高热烦躁，舌红或绛，脉数	安宫牛黄开窍方，芩连栀郁朱雄黄，犀角真珠冰麝箔，热闭心包功用良
紫雪丹	清热开窍，熄风止痉	热邪内陷心包，热盛动风证	高热烦躁，神昏惊厥，便秘，舌红绛苔干黄，脉数有力	紫血犀羚朱朴硝，硝石金寒滑磁膏，丁沉木麝升玄草，热陷痉厥服之消
苏合香丸	芳香开窍，行气温中	寒闭证	突然昏倒，不醒人事，牙关紧闭，苔白，脉迟	苏合香丸麝息香，木丁熏陆荜檀襄，犀冰术沉诃香附，再加龙脑温开方

（十一）固涩剂

方名或方类	功用	主治	证治要点	方歌
牡蛎散	益气固表，敛阴止汗	自汗，盗汗	汗出，心悸短气，舌淡，脉细弱	牡砺散内用黄芪，麻黄根与小麦齐，益气固表又敛阴，体虚自汗盗汗宜
真人养脏汤	涩肠止泻，温中补虚	久泻久痢	泻痢滑脱不禁，腹痛，食少神疲，舌淡苔白，脉迟细	真人养脏木香诃，当归肉蔻与粟壳，术芍参桂甘草共，肛脱久痢服之瘥
四神丸	温肾暖脾，固肠止泻	肾泄	五更泄泻，不思饮食，舌淡苔白，脉沉迟无力	四神故纸与吴萸，肉蔻五味四般齐，大枣生姜同煎合，五更肾泻最相宜
金锁固精丸	补肾涩精	遗精	遗精滑泄，腰痛耳鸣，舌淡苔白，脉细弱	金锁固精芡莲须，龙骨牡砺与蒺藜，莲粉糊丸盐汤下，补肾涩精止滑遗
桑螵蛸散	调补心肾，涩精止遗	心肾两虚证	尿频或遗尿遗精，心神恍惚，舌淡苔白，脉细弱	桑螵蛸散龙龟甲，参归茯神菖远加，调补心肾又涩精，心肾两虚尿频佳
缩泉丸	温肾祛寒，缩尿止遗	膀胱虚寒证	尿频，遗尿，舌淡，脉沉弱	缩泉丸治儿尿频，脬气虚寒约失灵，山药台乌加益智，糊丸多服效显明
固冲汤	益气健脾，固冲摄血	脾气虚弱，冲脉不固证	出血量多，色淡质稀，腰膝酸软，脉微弱	固冲芪术山萸芍，龙牡倍榈茜海蛸，益气健脾固摄血，脾虚冲脉不固疗

（十二）理气剂

方名或方类	功用	主治	证治要点	方歌
越鞠丸	行气解郁	郁证	胸膈痞闷，脘腹胀痛，饮食不消	行气解郁越鞠丸，香附芎苍栀曲研，气血痰火湿食郁，随证易君并加减
瓜蒌薤白白酒汤	通阳散结，行气祛痰	痰阻气滞之胸痹	胸中闷痛，喘息短气，舌苔白腻，脉弦紧	瓜蒌薤白白酒汤，胸痹胸闷痛难当，喘息短气时咳唾，难卧仍加半夏良
枳实消痞丸	行气消痞，健脾和胃	脾虚气滞，寒热互结证	心下痞满，食少倦怠，苔腻微黄	枳实消痞四君全，麦芽夏曲朴姜连，蒸饼糊丸消积满，消中有补两相兼
半夏厚朴汤	行气散结，降逆化痰	梅核气	咽如物阻，吞吐不得，苔白腻，脉弦滑	半夏厚朴与紫苏，茯苓生姜共煎服，痰凝气聚成梅核，降逆开郁气自舒
金铃子散	疏肝泄热，活血止痛	肝郁化火证	胸腹胁肋疼痛，口苦，舌红苔黄，脉弦	金铃延胡等分研，黄酒调服或水煎，疏肝泄热行气血，肝郁化火诸痛蠲
厚朴温中汤	行气除满，温中化湿	中焦寒湿气滞证	脘腹胀满或疼痛，舌苔白，脉沉弦	厚朴温中苓陈草，干姜生姜一齐熬，行气燥湿蔻木香，脘腹胀痛服之消
苏子降气汤	降气平喘，祛痰止咳	实喘（上盛下虚）	胸膈满闷，痰多稀白，苔白滑或白腻	苏子降气祛痰方，夏朴前苏甘枣姜，肉桂纳气归调血，上实下虚痰喘康
定喘汤	宣肺降气，清热化痰	哮喘	痰多色黄，微恶风寒，苔黄腻，脉滑数	定喘白果与麻黄，款冬半夏白皮桑，苏子黄芩甘草杏，宣肺平喘效力彰

（十三）理血剂

方名或方类	功　用	主　治	证治要点	方　歌
桃核承气汤	破血下瘀	下焦蓄血证	少腹急结，小便自利，脉沉实或涩	桃核承气硝黄草，少佐桂枝温经妙，下焦蓄血小腹胀，泻热破瘀微利效
血府逐瘀汤	活血祛瘀，行气止痛	胸中血瘀证	胸痛，痛有定处，舌黯红或有瘀斑	血府当归生地桃，红花枳壳草赤芍，柴胡芎桔牛膝等，血化下行不作劳；通窍全凭好麝香，桃红大枣与葱姜，归芎黄酒赤芍药，表里通经第一方；膈下逐瘀桃牡丹，赤芍乌药玄胡甘，归芎灵脂红花壳，香附开郁血亦安；少腹逐瘀小茴香，玄胡没药芎归姜，官桂赤芍蒲黄脂，经暗腹痛快煎尝；身痛逐瘀桃归芎，脂艽附羌与地龙，牛膝红花没药草，通络止痛力量雄
补阳还五汤	补气，活血，通瘀	中风	半身不遂，口眼歪斜，苔白，脉缓或细弱无力	补阳还五赤芍芎，归尾通经佐地龙，四两黄芪为主药，血中瘀滞用桃红
复元活血汤	活血祛瘀，疏肝通络	跌打损伤	胁肋瘀肿疼痛，痛不可忍	复元活血酒军柴，桃红归甲蒌根甘，祛瘀疏肝又通络，损伤瘀痛加酒煎
温经汤	温经散寒，祛瘀养血	冲任虚寒，瘀血阻滞证	月经不调，小腹冷痛，经有瘀块，时发烦热	温经汤用萸桂芎，归芍丹皮姜夏冬，参草益脾胶养血，调经重在暖胞宫
生化汤	化瘀生血，温经止痛	产后瘀血腹痛	产后恶露不行，小腹冷痛	生化汤是产后方，归芎桃草酒炮姜，消瘀活血功偏擅，止痛温经效亦彰
失笑散	活血祛瘀，散结止痛	瘀血停滞	心腹刺痛，或妇人月经不调，少腹急痛	失笑灵脂蒲黄同，等量为散酽醋冲，瘀滞心腹时作痛，祛瘀止痛有奇功
小蓟饮子	凉血止血，利水通淋	血淋，尿淋	小便赤涩热痛，舌红，脉弦数	小蓟生地藕蒲黄，滑竹通栀归草襄，凉血止血利通淋，下焦瘀热血淋康
黄土汤	温阳健脾，养血止血	阳虚便血	血色暗淡，舌淡苔白，脉沉细无力	黄土汤中芩地黄，术附阿胶甘草尝，温阳健脾能摄血，便血崩漏服之康

（十四）治风剂

方名或方类	功　用	主　治	证治要点	方　歌
川芎茶调散	疏风止痛	风邪头痛	头痛，鼻塞，脉浮	川芎茶调有荆防，辛芷薄荷甘草羌，目昏鼻塞风攻上，偏正头痛悉能康
牵正散	祛风化痰，通络止痉	风痰阻络之口眼斜	卒然口眼歪斜，舌淡苔白	牵正散治口眼斜，白附僵蚕合全蝎，等分为末热酒下，祛风化痰痉能解
羚角钩藤汤	凉肝熄风，增液舒筋	肝热生风证	高热躁扰，手足抽搐，神昏，舌绛而干，脉弦数	羚角钩藤菊花桑，地芍贝茹茯草襄，凉肝熄风又养阴，肝热生风急煎尝
镇肝熄风汤	镇肝熄风，滋阴潜阳	类中风（阴虚阳亢，气血逆上）	头晕目眩，脑部热痛，面色如醉，心中烦热，脉弦长有力	镇肝熄风芍天冬，玄参龟板赭茵从，龙牡麦芽膝草楝，肝阳上亢能奏功
天麻钩藤饮	平肝熄风，清热活血补益肝肾	肝阳偏亢，肝风上扰证	头痛，眩晕，失眠，舌红苔黄，脉弦	天麻钩藤石决明，栀杜寄生膝与芩，夜藤茯神益母草，主治眩晕与耳鸣
大定风珠	滋阴熄风	阴虚动风证	真阴大亏，虚风内动而见神倦，舌绛苔少，脉虚弱	大定风珠鸡子黄，麦地胶芍草麻桑，三甲并同五味子，滋阴熄风是妙方

（十五）治燥剂

方名或方类	功　用	主　治	证治要点	方　歌
杏苏散	轻宣凉燥，理肺化痰	外感凉燥证	恶寒无汗，咳嗽稀痰，咽干，苔白脉数	杏苏散内夏陈前，枳桔苓草姜枣研，轻宣温润治凉燥，咳止痰化病自痊
清燥救肺汤	清燥润肺	温燥伤肺证	身热干咳少痰，气逆而喘，舌红少苔，脉虚大而数	清燥救肺桑麦膏，参胶胡麻杏杷草，清宣润肺养气阴，温燥伤肺气阴耗
麦门冬汤	润肺益胃，降逆下气	肺痿	咳唾涎沫，短气喘促，舌干少苔，脉虚数	麦门冬汤用人参，枣草粳米半夏存，肺痿咳逆因虚火，清养肺胃此方珍
百合固金汤	滋肾保肺，止咳化痰	肺肾阴虚，虚火上炎证	咳嗽，咽喉燥痛，舌红少苔，脉细数	百合固金二地黄，玄参贝母桔草藏，麦冬芍药当归配，喘咳痰血肺家伤

（十六）祛湿剂

方名或方类	功　用	主　治	证治要点	方　歌
平胃散	燥湿润脾，行气和胃	湿滞脾胃证	脘腹胀满，舌苔厚腻	平胃散内君苍术，厚朴陈草姜枣煮，燥湿运脾又和胃，湿滞脾胃胀满除
藿香正气散	解表化湿，理气和中	外感风寒内伤湿滞证	恶寒发热，上吐下泻，舌苔白	藿香正气腹皮苏，甘桔陈苓朴白术，夏曲白芷加姜枣，风寒暑湿并能除
茵陈蒿汤	清热，利胆，退黄	湿热黄疸	一身面目俱黄，黄色鲜明，舌红苔黄腻，脉沉数	茵陈蒿汤大黄栀，瘀热阳黄此方施，便难尿赤腹胀满，功在清热与利湿
八正散	清热泄火，利水通淋	湿热淋证	尿急尿频，溺时涩痛，舌苔黄腻，脉数	八正木通与车前，萹蓄大黄栀滑研，草梢瞿麦灯心草，湿热诸淋宜服煎
三仁汤	宣畅气机，清利湿热	湿温初起及暑温夹湿	头痛恶寒，身重疼痛，午后身热，苔白不渴	三仁杏蔻薏苡仁，朴夏通草滑竹存，宣畅气机清湿热，湿重热轻在气分
五苓散	利水渗湿，温阳化气	蓄水，痰饮水湿内停	小便不利，舌苔白，脉浮或缓	五苓散治太阳腑，白术泽泻猪苓茯，桂枝化气兼解表，小便通利水饮逐
苓桂术甘汤	温阳化饮，健脾利湿	痰饮	胸胁支满，目眩心悸，舌苔白滑	苓桂术甘仲景剂，温阳化饮又健脾，中阳不足饮停胃，胸胁支满悸眩施
真武汤	温阳利水	脾肾虚寒，水气内停，太阳病发汗太过，阳虚水泛	小便不利，肢体沉重或浮肿，苔白脉沉	真武附苓术芍姜，温阳利水壮肾阳，脾肾阳虚水气停，腹痛悸眩瞤惕恙
实脾散	温阳健脾，行气利水	阳虚水肿	半身以下肿甚，胸腹胀满，舌淡苔腻，脉沉迟	实脾温阳行利水，干姜附苓术草随，木瓜香槟朴草果，阳虚水中腹胀祟

（十七）祛痰剂

方名或方类	功　用	主　治	证治要点	方　歌
二陈汤	燥湿化痰，理气和中	湿痰咳嗽	咳嗽痰多易咯，舌苔白腻或白润，脉缓而滑	二陈汤用半夏陈，苓草梅姜一并存，理气祛痰兼燥湿，湿痰为患此方珍
温胆汤	理气化痰，清胆和胃	胆胃不和，痰热内扰证	舌苔白腻微黄，脉弦而滑或略见数	温胆夏茹枳陈助，佐以茯草姜枣煮，理气化痰利胆胃，胆郁痰扰诸症除
清气化痰丸	清热化痰，理气止咳	痰热咳嗽	咳嗽痰稠色黄，苔黄，脉数	清气化痰胆星蒌，夏芩杏陈枳实投，茯苓姜汁糊丸服，气顺火清痰热瘳
贝母瓜蒌散	润肺清热，理气化痰	燥痰咳嗽	咯痰难出，咽喉干燥，苔白而干	贝母瓜蒌臣花粉，橘红茯苓加桔梗，肺燥有痰咳难出，润肺化痰此方珍
半夏白术天麻汤	燥湿化痰，平肝熄风	风痰上扰证	眩晕呕恶，舌苔白腻	半夏白术天麻汤，苓草橘红枣生姜，眩晕头痛风痰盛，痰化风熄复正常

（十八）消导化积剂

方名或方类	功　用	主　治	证治要点	方　歌
保和丸	消食和胃	食积	脘腹胀满，嗳腐厌食，苔厚腻，脉滑	保和山楂莱菔曲，夏陈茯苓连翘取，炊饼为丸白汤下，消食和胃食积去
枳实导滞丸	消食导滞，清热祛湿	湿热食积	脘腹胀满，大便失常，苔黄腻，脉沉有力	枳实导滞曲连芩，大黄术泽与茯苓，食湿两滞生郁热，胸痞便秘效堪灵

（十九）驱虫剂

方名或方类	功　用	主　治	证治要点	方　歌
乌梅丸	温脏安蛔	蛔厥证	腹痛时作，烦闷呕吐，常自吐蛔，手足厥冷	乌梅丸用细辛桂，黄连黄柏及当归，人参椒姜加附子，温肠清热又安蛔
肥儿丸	杀虫消积，健脾清热	虫积脾虚内热证	面黄体瘦，肚腹胀痛，发热口臭	肥儿丸内用使君，豆蔻香连曲麦槟，猪胆为丸热水下，虫疳食积一扫清

第三节　给药护理

一、中药汤剂煎煮法

汤药是中医临床上最常用的一种剂型，汤药的煎煮方法对药效影响很大。历代医家都颇为重视。《医学源流论》中“煎药之法，最宜深讲，药之效不效，全在乎此”。

（一）容器

煎药用具通常以带盖的陶瓷砂锅、瓦罐为佳。因为此类容器不易与中药发生化学反应，且导热性能缓和，受热均匀。此外，搪瓷类、玻璃器皿也可用于煎药，其优点是性质稳定，不足之处是传热较快，不利于药物有效成分的析出，且散热较快，怕碰击。煎煮中药禁用铁、锡、铜、铝、不锈钢容器等，因为此类容器易与中药发生化学反应，对人体产生副作用，从而影响疗效。

（二）用水

1.水质　古代一般把煎药用水分为两类。天水类：雾水、雪水、雨水；地水类：河水、江水、井水，并认为天水类的水质优于地水类。现在煎药，除特殊规定外，一般以水质纯净，矿物质少为佳。

2.水量　煎药的水量一般应根据药物的性质、吸水量的大小、煎煮时间、治疗所需药量等因素决定。一般汤剂经水煎两次，药中70%~80%的有效成分已被煎出，故临床常采用第一煎加水至漫过药面3~4 cm；第二煎加水至漫过药面2 cm。约30 g药用水200~300 mL为宜。水应一次加足，不要中途加水，更不能把药煎干后重新加水，药煎煳后就不能服用。

（三）泡药

煎药前，宜用凉水泡药，有利于药中有效成分的析出。一般来说，复方汤剂浸泡30~60 min；以根、茎、果实、种子类为主的，浸泡60 min；以花、叶、草类为主的，浸泡20~30 min。

（四）煎药

1.火候　煎药的火候有武火与文火之分，武火即指大火急煎；文火即指小火慢煎。一般先用大火（武火），待水沸后再改用小火（文火），防止水分迅速蒸发而影响有效成分的煎出。

2.时间　煎药的时间一般以药物煮沸后开始计算。煎药时不宜频频揭开锅盖，以免有效成分挥发。各类药物的煎煮时间与火候，应根据药物性能及功用而定。

（1）一般药物：头煎先用武火煮沸后，改用文火，煎20~30 min；二煎用文火，煎10~15 min。

（2）解表药、清热药、芳香药：武火快煎，以防药性挥发，头煎10~15 min；二煎10 min。

（3）滋补调理药：煮沸后，文火缓煎，头煎40~60 min，二煎30 min。

（4）有毒性的药：文火久煎60~90 min。

（五）取药

用纱布将药液过滤或绞渣取汁。每剂药各煎的总取汁量为250 mL左右，儿童减半。

（六）特殊药物煎法

1.先煎

（1）矿物类、介壳类：药物质地坚硬，药味难出，应打碎后先煎 30 min，再下其他药。如牡蛎、石膏、石决明等。

（2）毒性较强的药物：为降低或消除毒性，应先煎 60 min，再下其他药同煎。如附子、乌头等。

（3）泥沙多、质轻量大的药物：应先煎取汁澄清，以其药汁代水煎其他药。如玉米须、灶心土等。

2.后下　气味芳香类药物为防其有效成分挥发，在药物即将煎好前 4～5 min 放入与其他药同煎。如薄荷、砂仁、藿香等。

3.包煎　绒毛类、粉末类药物为防止煎药后药液混浊，对消化道、咽喉产生不良刺激，应先用纱布包好，再加入同煎。如滑石粉、旋覆花等。

4.另煎　贵重药为了保存其有效成分，尽量避免被同煎药物吸收，可将药切成小片，单味煎煮 2～3 h，煎好后，单独服用或兑入汤药中同服。如人参、羚羊角等。

5.烊化　胶质类或黏性大且易溶的药物为防止同煎粘锅煮煳，或黏附于其他药而影响药效，需单独加温溶化，趁热服下。如阿胶、鹿角胶等。

6.冲服　某些贵重药、细料药、量少的药和汁液性药物，不需煎煮，用煎好的其他药液或开水冲服即可，如三七粉、牛黄、沉香等。

7.泡服　某些挥发性强、易出味的药，不宜煎煮，泡服即可。如番泻叶、胖大海等。

二、服药方法与护理

（一）给药时间

一般中药宜在进食前、后 2 h 服用，一日 2～3 次。急性病、热性病应随煎随服，使药力持久。病位在下如肝、肾疾病，宜在饭前服；病位在上如眼病、咽喉病，宜在饭后服。健胃药、制酸药宜饭前 1 h 服用。消导药、对胃肠有刺激作用的药物宜饭后 1 h 服用。安神药宜睡前半小时服用。滋补药宜空腹服用。驱虫药宜清晨空腹或晚上睡前服用。治疗咽喉疾患的药、清热解暑药宜不拘时间频服。润肠通便药宜空腹或半空腹时服用。涌吐药宜清晨、午前服用。峻下逐水药宜清晨空腹服用。泻下药宜入夜睡前服用。病情严重者，可不拘于此，应酌情给药。止泻药宜及时给予，按时再服，涩精止遗药宜早、晚各服一次。调经药宜行经前数日和经期服用。平喘药宜哮喘发作前 2 h 服用。治疟药宜发作前 3～5 h 服用。特殊情况，应遵医嘱给药，如鸡鸣散宜在凌晨 4 点空腹服用。

（二）服药温度

服药温度一般指中药汤剂的药液温度，有温服、热服、冷服之分。汤药多宜温服。

1.温服　温服是指将煎好的汤药放温后服用。中成药多用温开水、酒、药引等温热液体送服。一般汤剂均宜温服，因过冷或过热均会对胃肠道产生不良刺激。一些对胃肠有刺激的药物，如乳香、没药等，易引起恶心、呕吐，温服则可减轻上述不良反应。

2.热服　热服是指将刚煎好的药液趁热服下。寒证宜热药热服，属“寒者热之”。真热假寒证宜寒药热服，属“治热以寒，温而行之”，以减少患者服药格拒。回阳补益药、发汗解表药、活血化瘀药、透疹药等宜热服。

3.冷服 冷服是将煎好的汤剂放冷后服下。热证宜寒药冷服，属“热者寒之”。真寒假热证宜热药冷服，属“治寒以热，凉血行之”。止血、收敛、清热、解毒、祛暑等汤剂宜冷服。

（三）服药剂量

一般疾病服药，多采用每日 1 剂，早晚 2 次或早中晚 3 次分服，为 200～250 mL。病情急重者，可每隔 4 h 左右服药 1 次，昼夜不停，使药力持续，有利于顿挫病势。应用药力较强的如发汗药、泻下药时，服药应中病即止，以得汗、得下为度，不必尽剂，以免汗下太过，损伤正气。呕吐患者服药宜小量频服。中成药根据剂型不同及要求可给予片、丸、粒、克等单位药量服用，小儿根据要求和年龄酌情减量。

（四）服药护理

服药后应休息一会儿，观察药物反应，特别是峻烈的药物，初服之后更应注意。不同患者和药物，在护理上有不同的要求。

（1）服发汗药后，应多饮热开水、热汤或稀粥，以助药力、助汗。仔细观察患者的出汗情况，只宜周身微汗，不可大汗，否则易耗伤津液，甚至出现虚脱。汗出过多时，应及时用干毛巾或热毛巾擦干，注意避风寒。服药期间，宜食清淡、易消化的食物，忌食酸性和生冷、油腻的食物。

（2）服用滋补药一般宜在饭前空腹服用，以利药物吸收，但急证可不受此限。服药期间忌食辛辣、油腻、生冷和纤维素多不易消化的食物以及萝卜、莱菔子、茶叶等。

（3）服泻下药，应中病即止，邪去为度，不宜过剂，凡血虚、阴虚火旺者慎用。饮食宜温通、易消化，以助药力，忌食生冷瓜果之品，以免影响药效的发挥或损伤胃肠。要注意记录大便次数及颜色、质地等变化，根据大便次数和量的多少来确定药物的用量。

（4）服驱虫药后，要告知患者药后可能出现轻度腹痛，注意观察大便有无寄生虫排出。并记录排虫的时间、数量及种类。如出现头昏眼花等异常情况应及时处理。应用毒性较大的驱虫药，要注意用量、用法，以免中毒或损伤正气；对孕妇、年老体弱者应当慎用，腹痛剧烈者，暂时不宜驱虫，待症状缓解后，再用驱虫药。

（5）危重患者服药后，应严密观察其神志、瞳孔、生命体征的变化，四肢寒温及唇面颜色变化。

（6）服排石药后，应嘱患者做跳跃运动，要注意患者大小便中有无结石排出。

（7）服用药酒时，切勿过量，以免引起头昏头痛、呕吐、心悸等不良反应。

（8）服催吐药后，要注意观察呕吐物的颜色、质地、气味，服药后仍不能呕吐者，可用手指或羽毛探扫咽喉，以助呕吐。但呕吐不可太过，要“中病即止”。

（9）婴幼儿服药时，可加少量糖类，便于吞服，并注意防止药物吸入气管。

（10）气味芳香、富含挥发油的芳香化湿药，入汤剂时不宜久煎，以免影响药效。饮食宜清淡，可多食用白菜、芹菜、马齿苋等有淡渗利湿利尿作用的食物，忌生冷油腻之物。服药后要注意观察小便次数、尿量变化、水肿消退等情况。鼓胀患者服药前后应分别测体重和腹围，并做好详细记录。

（11）闭证患者，可用鼻饲法服药。

（12）服药后出现异常情况，如腹痛、气短、面色苍白、大汗出、脉沉细等，应及时处理。

三、中草药中毒及不良反应的护理

中草药的应用，在我国具有历史悠久、治疗范围广泛、效果显著的优点。但如果使用不当，也会发生中毒或不良反应。如果发生中毒，应立即组织抢救，尽快使患者转危为安。引起中药毒性反应的原因，主要有药物储存、加工炮制、配伍、剂型、给药途径、用量、使用时间的长短以及病人的体质、年龄等。如未按要求对有毒中药进行加工炮制，使用剂量过大，使用时间过长，配伍不当，或患者对某些有毒中药特别敏感等均可能出现中毒或不良反应。因此，护理人员熟悉药物的功效、毒性和用法，正确对待中药的毒性，是安全用药的保证。

（一）常见有毒中草药

1.生物碱类　雷公藤、曼陀罗、藜芦、乌头、天南星、马兜铃、阿片、毒芹。

2.甙类　万年青、夹竹桃、半夏、商陆、芫花、鸦胆子、乌桑、木薯、八角枫。

3.毒蛋白类　相思子、苍耳子、巴豆、蓖麻子、大麻仁、望江南。

4.毒蕈类　红茴香、白果、藤黄、狼毒、细辛。

5.动物类　蟾酥、斑蝥、鱼胆、蜈蚣。

6.矿物类　砒霜、辰砂、雄黄、轻粉、白降丹、红升丹、密陀僧、硫黄。

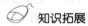

知识拓展

常见30种毒性中药的歌诀

（1）水降三粉陀硝硫：水银、白降丹、红粉、轻粉、官粉、密陀僧、火硝、硫黄。

（2）砒藤蟾斑壳红豆：砒石、藤黄、蟾蜍、斑蝥、粟壳、红娘虫、生巴豆。

（3）四生狼遂闹金花：生半夏、生南星、生附子、生白附、狼毒、甘遂、闹洋花、洋金花。

（4）金仙芫戟马商芦：千金子、天仙子、芫花、大戟、生马钱子、商陆、藜芦。

（二）中草药中毒的解救方法与护理

中草药中毒来势急，症状重，变化迅速，如不积极组织解救与护理，可危及生命。

1.立即终止接触及服用有毒药物　将患者移离有毒现场，安置在空气流通的空间，松解衣扣，注意保暖。

2.迅速清除毒物　如毒物经胃肠道进入人体，可采用催吐、洗胃和导泻的方法，如从皮肤黏膜进入，应立即脱去被污染的衣物，彻底清洗头发、皮肤。

（1）催吐：适用于口服有毒药物2~3 h以内，清醒、能合作的患者。一般先饮温水300~500 mL后，再用压舌板、筷子或手指刺激咽后壁或舌根部，引起反射性呕吐，如此反复进行，直至胃内容物完全吐出为止。

（2）洗胃：应尽早进行，是清除胃中残留毒物最有效的方法。适用于催吐无效，服毒物4~6 h以内的患者。但消化道溃疡出血及因服用腐蚀性药物引起食道、胃、肠损伤者，应禁用洗胃法。①选择合适的洗胃液：在毒物性质未明时选用清水、生理盐水或绿豆汤等；若毒物性质明确的，可以根据毒物的性质选用相对应的洗胃液，如毒蕈、马钱子中毒，可选用碳酸氢钠洗胃；罂粟壳中毒，可选用3%过氧化氢溶液洗胃。②采取头低左侧卧位，以免洗胃液误入气管，每次灌入300~500 mL，反复冲洗，直至洗出液澄清无味为止。③洗胃后，可适当服用牛奶、蛋清、米汤等保护胃黏膜。

(3)导泻:毒物在肠道内未完全吸收前,可口服通下药,使毒物从大便排出。如口服50%硫酸镁40~50 mL或芒硝20~30 g或大承气汤等。如果中毒时间已超过6 h,或服用通下药2 h未泻者,可用生理盐水或2%肥皂水1 000 mL做大量不保留灌肠。

3.促进已吸收的毒物排出

(1)利尿:绝大多数毒物均由肾脏排出,在肾功能正常或损害不严重时,可给输液以增加肾脏排泄量,也可使用利尿剂如甘露醇、速尿(呋塞米)等促使毒物快速排出。

(2)透析:透析疗法适用于出现肾衰和呼吸抑制的患者,如采用腹膜透析、血液透析、血浆置换等,使毒物排出体外。

(3)解毒剂的应用:针对不同毒物,选用不同药物或食物,按本草记载,犀角、川连、黑豆、绿豆、甘草、生姜、芫荽等药物均有较好的解毒作用。如临床常用生姜、甘草、银花解乌头中毒。

4.严密观察并详细记录病情变化　由于各种中毒的临床表现不一,病情观察的重点也有所不同。应严密观察生命体征,特别是神志、瞳孔、面色等变化,注意观察各种排泄物的性质、气味、颜色和量的变化,及时留取标本送检,认真做好监测,详细记录各项指标和情况,防止脱水及电解质紊乱。

5.对症护理　患者若出现呼吸困难,可给予半卧位,给予氧气吸入;呼吸衰竭的患者,应遵医嘱给予呼吸兴奋剂等;出现烦躁不安、惊厥的,可遵医嘱给予镇静剂,使用安全栏保护。

6.一般护理　病室应安静、整洁、温湿度适宜、空气流通、光线柔和。马钱子中毒者、昏迷患者,病室内光线宜暗、避风。注意做好口腔护理,保持气道通畅,及时吸出气道分泌物。饮食宜清淡,轻、中度中毒者宜给予流质或半流质,重度中毒患者初期通过静脉供给营养,后期给予流质。中毒症状消失后,适当补充蛋白质,宜少食多餐,忌食辛辣、油炸、粗糙性食物,以利于食道、胃肠功能及受损黏膜的恢复。加强情志护理,稳定患者情绪,避免不良刺激。

7.加强卫生宣教,预防中草药中毒　应在医师的指导之下用药,不要轻信偏方、验方或自采自制中草药。注意将药物标明名称、药性,放于安全之处,以免不知情者拿错、误服。对于有毒副作用的药,应将用药注意事项与使用方法对患者详细交代清楚,严格掌握用药剂量。严格掌握常用药物的性能和用药指征,避免滥用。纠正中草药不会中毒的错误观念,方中若有缺药,不能随意用有毒副作用的中药代替。

【本章小结】

本章主要介绍了中医学的中药学和方剂学的基本知识以及给药的护理要点。中药学是研究中药的采制、性能、功效及应用的一门科学,是中医学的重要内容之一。方剂学则是研究并阐明治法和方剂的理论及其运用的一门科学,与临床各科有着广泛而密切的联系,是中医学的重要基础学科。重点内容包括掌握中药的性能和用法、常见中草药中毒及不良反应的护理,熟悉方剂的组成原则,了解中药汤剂的煎煮方法。难点是常用的中药和方剂的记忆和应用,这个对于初次接触中医的护理专业的学生而言,存在一定的难度,需要长期的接触和摸索。

同学们在学习时应抓住重点和难点，采用比较、记忆等多种学习方法，注意理论联系实际，具体问题具体分析，多练习、多观察、多总结，逐步掌握本章的重难点内容。

（梅　蛟）

目标检测

【A 型题】

1.关于辛味的描述错误的是(　　)。

A.能发散　B.能行气　C.能活血

D.能润燥　E.能收敛

2.下列说法有误的是(　　)。

A.一药中气只能有一，而味可以有一个，也可以有两个或更多

B.气味相同，功能相近

C.任何气与任何味均可组配

D.味越多，说明其作用越广泛

E.气偏于定能，味偏于定性

3.确定升降浮沉的依据是(　　)。

A.疾病影响人体的部位　B.病证的寒热程度　C.药物的气味厚薄

D.用药的反应情况　E.药物作用的部位特征

4.解表药多具(　　)。

A.甘味　B.辛味　C.苦寒

D.甘寒　E.辛凉

5.砒石(　　)。

A.外用蚀疮去腐，内服劫痰平喘　B.通络散结，消肿定痛

C.攻毒蚀疮，破血散结　D.外用清热解毒，内服清肺化痰

E.收湿敛疮，生肌止血

6.内脏不可持续服用，且忌"火煅"的药物是(　　)。

A.龙骨　B.磁石　C.牡蛎

D.朱砂　E.石决明

7.解表药多具(　　)。

A.甘味　B.辛味　C.苦寒

D.甘寒　E.辛凉

8.解表药主要归经(　　)。

A.肾、肺经　B.膀胱、三焦经　C.肺、膀胱经

D.肺经　E.肺、心经

9.下列说法错误的是(　　)。

A.解表药性善发散，能使肌表之邪外散或从汗而解

B.解表药主要宣肺透疹，兼发散解表、利水、祛风湿

C.解表药主要适用于外感风寒或风热所致的恶寒、发热、头痛、身痛、无汗或有汗、脉浮等表证

D.解表药部分还可用于咳喘、水肿、疹发不畅及风湿痹痛等

E.解表药是以发散表邪，解除表证为主要功效的药物

10.具有发表散寒，行气宽中，能解鱼蟹毒的药是(　　)。

A.荆芥　　B.防风　　C.紫苏

D.桔梗　　E.陈皮

【B 型题】第 11~14 题共用选项

A.先煎　　B.后下　　C.包煎

D.另煎　　E.烊化

11.蒲黄、旋覆花入煎剂宜(　　)。

12.阿胶、鹿角胶入煎剂宜(　　)。

13.薄荷、白豆蔻宜(　　)。

14.磁石、牡蛎、川乌宜(　　)。

【X 型题】

15.下列说法错误的是(　　)。

A.单行，如独参汤补气固脱

B.相使，如石膏配知母，可增强清热泻火的效果

C.相恶，如生姜能减轻或消除生半夏的毒性

D.相畏，如甘遂与甘草合用，能产生或增强不良反应

E.相反，如莱菔子能削弱人参的补气作用

16.下列说法错误的是(　　)。

A.辛凉解表用于温病初起，不适宜配伍清热解毒药

B.辛凉解表药主治风热咳嗽、麻疹不透、目赤多泪

C.表证兼表虚者，配伍助阳、益气、养阴等扶正之品，扶正祛邪

D.解表药是以发散表邪，解除表证为主要功效的药物

E.久患疮痈、淋病及失血者，慎用解表药

第十章
中医护理技术

【学习目标】

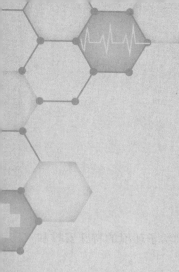

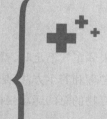

- 掌握生活起居护理的具体内容并能具体操作。
- 掌握七情的概念及情志疾病的护理原则,熟悉情志护理的特点。
- 掌握饮食护理的原则和方法及饮食调养的基本要求。
- 掌握腧穴的定位方法、毫针刺法、艾灸法和拔罐法的操作方法及临床护理应用。
- 熟悉八法的概念、一般护理的概念和内容,以及推拿法、刮痧法的操作和护理。

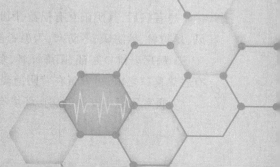

第一节 中医一般护理

一、生活起居护理

生活起居护理是指在病人患病期间，护理人员针对患者的病情分别给予环境的特殊安排和生活的护理照料。

（一）顺应自然，平衡阴阳

当自然界的风、寒、暑、湿、燥、火异常或人体正气不足时，就会导致人体致病。所以从顺应一年四时阴阳的变化规律入手，制订出不同的护理和养生方法，是患者病情得以迅速康复的有效保证。阴阳是天地间的变化规律，是宇宙万事万物的总的运动规律。

知识拓展

《素问·四气调神大论》曰："夫四时阴阳者，万物之根本也，生成之所由也。所以圣人春夏养阳，秋冬养阴，以从其根，故与万物沉浮于生长之门，逆其根则伐其本，坏其真矣。故阴阳四时者，万物之终始也，死生之本也，逆之则灾害生，从之则苛疾不起，是谓得道。"

春季养生、夏季养长、秋季养收、冬季养藏是保养生命过程中需要遵循的法则。一日之中人体的生理活动也随着昼夜晨昏而变化。随着阴阳之气的消长，人气也有着朝生夕衰的规律，从而使疾病出现"旦慧""夜甚"的现象。

患者的作息起居应根据季节变化和个人的具体情况制订出符合生理需要的作息制度，养成按时作息的习惯。首先要适应四时气候变化，注意防寒防暑。夏季昼长夜短，应适当延长午休时间；冬季昼短夜长，应早些熄灯休息，养成有规律的睡眠习惯。

（二）起居有常，劳逸适度

起居有常主要是指作息和日常生活的各个方面要合乎自然界以及人体生理的正常规律，以使机体阴阳两方面始终保持在一个平衡状态，以促进气血运行和经脉畅通，达到增强体质、祛病健体的目的。

劳逸适度是指应合理安排各种活动，包括体力活动、脑力活动和性活动。

（三）环境适宜，慎避外邪

患者病后，其阴阳互有损益，因此护理人员应根据病情性质、季节气候的变化规律做到春防风、夏防暑、秋防燥、冬防寒，为患者创造良好的护理环境。

1.病房安排　寒证、阳虚证者，多畏寒怕风，宜安置在向阳温暖的病室内；热证、阴虚证者，多有恶热喜凉之求，可安置在背阴凉爽病室内。

2.病室环境　安静的病房环境有助于患者的休养及康复，不但能使患者身心愉悦，还能促进睡眠充足、饮食增加。《素问·痹论》中“静则神藏,燥则消亡”,在心系及脑系病证的护理中尤为重要,因此病房噪声以不超过40~60 dB为宜。病房湿度适宜、温度适中,患者可以感到轻松、舒适,但也要随季节更迭、病证的转赴,适当进行调整,一般来说相对湿度保持在50%~60%,温度一般以18~22 ℃为宜。阴虚证、热证患者,湿度宜偏高,室温宜偏低,以16~20 ℃为宜;老年病房、新生儿病房、阳虚证、寒证患者,湿度宜偏低,室温宜稍高,以20~26 ℃为宜。

3.病室洁净 患者、护理人员应做好个人卫生,室内陈设要简单、实用、易于清洗及搬动。

二、情志护理

情志护理是指在护理工作中,注意观察了解患者的情志变化,掌握其心理状态,并通过护理人员的语言、表情、态度、行为等来影响和消除其不良情绪的影响,使患者处于最佳的心理状态,以利于疾病康复的护理方法。

(一)七情的生理病理基础

七情,是指人体喜、怒、忧、思、悲、恐、惊七种情志变化。七情是伴随着人的需要而产生的对客观事物的表现,是人类的基本情感和人体的生理本能。《黄帝内经》提出了喜、怒、忧、思、悲、恐、惊、畏八种情绪,后世认为恐与畏同类,故成七情之说。凡满足人的需要的事物,会引起肯定性质的情绪,以喜概括之;凡不能满足人的需要的事物,或与人的需要相违背的事物,会引起否定性质的情绪,如愤怒、哀怨、痛苦、失望、憎恨、凄怆等,则分别概括为怒、忧、悲、恐、惊等。

七情与五脏关系密切,乃五脏精气化生,《素问·天元纪大论》中“人有五脏,化五气,以生喜、怒、思、忧、恐”,《素问·阴阳应象大论》中“肝在志为怒,心在志为喜,脾在志为思,肺在志为忧、肾在志为恐”,《三因极一病证方论·三因论》云“七情,人之常性,动之则先自脏腑郁发,外形于肢体,为内所因”。所以,七情具有两重性,适度的情绪反应为人之常性,属生理范畴;七情过度,即刺激的强度和时间,超过机体生理调节范围则成病因。临床上有些患者重病或是久病之后,皆会导致其某些情志出现相应变化,在日常护理中应加以注意。

(二)七情的致病条件

七情致病需要有一定外部的不良刺激,当刺激的强度及时间超过了其心理承受和调节能力时,才能形成七情伤。

外界不良刺激有许多方面,如气候环境恶劣(如涝或旱灾)、社会动荡、政治地位丧失、经济上的破落(如先富后贫)、工作条件和环境恶劣或工作过于紧张繁忙,或大材小用、生活遭遇或家庭突变(如失去亲人、丧偶、离婚)、人际关系紧张等,都会产生不良情绪,导致身心受伤而致病。

心理承受和调节能力,与个体脏腑气血阴阳、心理特征及身体素质密切相关。七情是脏腑气血阴阳功能活动在精神情志方面的外在表现,而脏腑气血阴阳失调,又可产生异常的情志变化。肝气郁结的病人常表现为抑郁不乐,而肝郁化火则常心烦易怒。性格开朗形体壮实的勇者,对外界刺激因素的承受和调节能力较强,不易发生情志异常而生病;性格内向形体瘦弱的怯者,对外界刺激因素的承受和调节能力较差,易发生情志异常而生病。

(三)七情的致病特点

1.以情志刺激过度为主因 七情内伤与外感六淫不同,六淫致病是六淫外邪从皮肤或口鼻而入,由表及里,发病初期常有表证。七情内伤是以外界刺激引起情志异常为主因,作用于内脏导致内脏阴阳气血失调而发病。所有七情内伤的病证,均以情志异常为主因。

2.直接伤及内脏　《灵枢·百病始生》中"喜怒不节则伤脏,脏伤则病起于阴也"。《素问·阴阳应象大论》中"怒伤肝,喜伤心,思伤脾,忧伤肺,恐伤肾"。不同的情志刺激所伤的脏器不同,情志对脏腑有一定的选择性,但不能机械地认为怒只能伤肝,喜只能伤心。因为人是一个有机的整体,情志活动又复杂多变,而总统于心,情志所伤的病证,以心、肝、脾三脏和气血失调多见。因心主血藏神,肝藏血主疏泄,与外界各种信息刺激的接受反应和调节有密切的关系,脾主运化,主思,位于中焦,是气机升降的枢纽,气血生化之源。

3.影响脏腑气机　《素问·举痛论》中"怒则气上,喜则气缓,悲则气消,恐则气下,惊则气乱,思则气结"。怒则气上,是指盛怒则肝气上逆,血随气逆,并走于上,临床可见气逆、面红目赤,或呕血,甚则昏厥猝倒。另外,怒伤肝还可表现为肝失疏泄的肝气郁结,出现胸胁胀痛、善太息等症;喜则气缓,包含缓和紧张情绪和心气涣散两个方面。正常情况下,适度之喜能缓和精神紧张,使营卫通利,心情舒畅。但暴喜过度,又可使心气涣散,神不守舍,出现精神不集中,甚则失神狂乱等症状;悲则气消,是指过度忧悲,可使肺气抑郁,意志消沉,肺气耗伤,临床可见心情沉重、闷闷不乐、精神不振、胸闷、气短等;恐则气下,是指恐惧过度,气趋于下,同时血亦下行,临床见面色苍白、头昏,甚则昏厥,恐又可使肾气下陷不固,出现二便失禁,或男子遗精、孕妇流产等,恐伤肾精还可见骨酸痿厥等;惊则气乱,是指突然受惊,使心气紊乱,以致心无所倚,神无所归,虑无所定,惊慌失措,心悸心慌等;思则气结,是指思虑劳神过度,导致气机郁结,伤神损脾,临床上见纳呆、脘腹胀满、便溏、心悸、失眠、健忘等。

4.情志波动可致病情改变　异常情志波动,可使病情加重或迅速恶化,如眩晕患者,因阴虚阳亢,肝阳偏亢,若遇恼怒,可使肝阳暴亢,气血并走于上,出现眩晕欲仆,甚则突然昏仆不语、半身不遂、口眼歪斜,发为中风。

(四)七情致病的护理原则

1.诚挚体贴,全面照顾　人患病后,其情志状态和行为不同于正常人,常常会产生各种心理反应,如依赖性增强,猜疑心加重,且或多或少会伴有紧张、恐惧、焦虑等不良情绪。这样,就迫切需要医护人员给予关怀和温暖,注重与患者及其家人的沟通,设身处地为患者着想,给患者以思想上的安全感,应当处处体谅患者的心情,增强其战胜疾病的信心。

2.三因制宜,有的放矢　《灵枢·寿夭刚柔》中"人之生也,有刚有柔,有强有弱,有短有长,有阴有阳"。由于人存在性别、年龄、体质的差别,所患疾病也千差万别,所处地域、季节也有差异,这就要求护理人员要做到因人、因时、因地制宜,采取不同方法、针对不同特点加以区别对待,有的放矢,以减轻患者患病后的心理压力,以利于身体康复。

3.助人自助,避免刺激　患者能否配合医护人员进行治疗和护理,在一定程度上影响疾病的治疗和护理效果,因此,护理人员应调动患者的积极性,充分发挥患者的主观能动性,投入到治疗和护理当中去。另外,可根据患者的具体情况,有意识地避免不良刺激,如亲友探视时,应言语轻松,鼓励患者有信心战胜疾病;重病患者可在家属的配合下隐瞒病情;病房布置应温馨、整洁、舒适等。

知识拓展

以恐胜喜

清代《冷庐医话》中,说到一江南书生在京考中状元,因过于高兴而发狂,大笑不止。一位名医看后对他说:"你的病治不好了,不过十天就会死的,赶快回家吧,迟了就来不及了。你回家路过镇江时,一定要找一位何医生再给你看看病。"同时写了一封信,让他面呈那位何医生。书生到了镇江,果然病就好了。医生的信中写有这样的话:这位书生"因喜极而狂,喜则心窍开张,不可复合,非药石之所能治。故以危言惧之以死,令其惊恐忧郁,则心窍闭,到镇江当已愈矣"。

这是以恐胜喜的典型病例,因为喜为心志,恐为肾志,在五行中,心属火,肾属水,水能够克火,所以可用肾之志恐,来治疗心之志喜导致的疾病。医生也正是给状元造成病重将死的假象,以恐而治愈了他的"喜"病。

(五)七情致病的护理方法

1.言语开导　通过正面的说理,使患者认识到情志对人体健康的影响,了解疾病的发生、发展及治疗、护理措施,使患者能自觉地调和情志,积极配合治疗,使机体早日康复。在疾病的初始阶段,对不重视或对疾病认识不足的患者,应告诉患者疾病发生的原因、性质、危害以及病情程度,使患者能正确认识和对待疾病;在疾病的发展阶段,针对过度在意、失去信心的患者,要耐心、细致、周到地讲解病情及完成护理工作,以增强其战胜疾病的信心;在疾病的恢复阶段,指导患者进行调养和预防。帮助患者消除恐慌,放下思想包袱,克服不良情绪。

2.顺情解郁　对患者心理上的欲望在护理过程中应区别对待,合理的、条件许可的,应尽力满足其喜恶;对不切实际的想法及欲望,不能一味地迁就和纵容,应善意、诚恳地加以说服开导。此外,医护人员还可以通过介绍医院的相关诊疗条件、诊治程序、相关制度等消除新入院患者的陌生和孤独感,化解患者的不良情绪。

3.以情胜情　《素问·阴阳应象大论》中"怒伤肝,悲胜怒;思伤脾,怒胜思;忧伤肺,喜胜忧;恐伤肾,思胜恐",源于中医的五行制胜的原理,所创立的"以情胜情"的治疗和护理方法,被历代医家广泛应用。以情胜情主要包括采用悲、喜、怒、思、恐等情志刺激,以纠正相应所胜的情志,但应注意临床应用并不能完全按照五行制胜的原理简单机械地生搬硬套,避免过犹不及。

4.移情易性　《素问·移精变气论》中"古时治病,惟其移精变气,可祝由而已",祝是指告诉,由是指生病缘由,祝由即告诉发病的缘由。就是说,转移患者的注意力,以减少和消除不良刺激,疏泄紧张、郁闷、烦恼和忧虑等消极情绪,保持情绪稳定、精神愉悦,从而达到增强治疗效果的目的。这就要求医护人员不光具备扎实的医学知识,而且必须了解患者发病的原因,然后才能采取上述方法。另外,可根据不同患者的心理特点,采取不同的方法帮助患者培养健康的兴趣和爱好,如琴、棋、书、画、音乐、舞蹈、种花等。

5.健康教育　利用医护人员的讲解、板报、多媒体、社区卫生指导等多种途径,引导广大人民群众,特别是患者保持积极、乐观、豁达的心情,消除不良情绪的干扰,增加对疾病的认识,树立正确的健康观,建立预防为主、自我保健的意识,养成良好的就诊习惯。

6.心理暗示　通过护理人员运用语言、行为、情绪及必要的辅助设备等，暗示患者的病情不严重或可以治愈，使患者消除精神负担，树立战胜疾病的信念的一种护理方法。

三、饮食护理

饮食是人体生存和保持健康的必要条件。人体通过饮食，从中吸收各种营养物质，化生为精、气、血、津液等，以维持人体正常的生命活动，是人体脏腑、四肢百骸得以滋养的源泉。

因此，饮食无论对常人还是病患都具有无可比拟的重要作用，饮食护理是指在日常生活和治疗疾病的过程中，根据中医辨证施治的原则，进行营养膳食方面的护理。合理的饮食不仅能促进疾病早日康复，而且能调治疾病，尤其对慢性病和久病的恢复期患者，能起到巩固疗效的作用。

（一）食物的性味与功效

食物同药物一样，具有寒、热、温、凉之性和辛、甘、酸、苦、咸之味，一般分为谷类和薯类、动物类、豆制品、水果蔬菜、纯能量类五大类，饮食调理必须根据病人的体质、疾病的性质不同，选择不同性味的食物进行调理，做到寒热协调，五味不偏，有益于健康。

1.清补类食物　一般均具有寒凉性质，如鸭、鹅、龟、蚌肉、鸡蛋、鸭蛋、豆腐、粳米、高粱米、陈仓米、小米、大麦、薏苡仁、绿豆、赤小豆、各种豆芽、梨、甘蔗、莲子、海带、菠菜、白菜、冰糖等。这类寒凉性食物，常用于热性病证的调护，具有清补功效。

2.温补类食物　一般有温热性质，如羊肉、狗肉、鸡、鸽、鲤鱼、鲫鱼、糯米、黄米、小麦、桂圆肉、锅巴、荔枝、花生、胡萝卜、茄子、红糖等。这类温热性的食物，常用于寒性病证的调护，具有温中、补阳、散寒等功效。

3.平补类食物　所谓“平”，是指这类食物没有寒凉和温热之偏性，其性较平和，如牛奶、猪肉、黑鱼、蚕蛹、蚕豆、扁豆、芝麻、山药、香菇、黄花菜、黑木耳、竹笋等。这类平补食物常用于各种疾病的恢复期，具有补益和中等功效，一般人也宜食用。

4.辛散类食物　一般具有辛温或辛热的性味，如生姜、干姜、葱白、香菜、大蒜、葱、花椒、淡豆豉、茴香、苏叶、薤白、桂枝、白酒等。可用于各种阴寒之证，具有发散、行气的功效。如脾胃虚寒、腹痛、泄泻等症，可用葱、韭、姜、蒜、辣椒等辛热之品，以达健脾通阳温中之效，如适用于风寒感冒、发热、流清涕、头痛等征象的生姜、葱白、香菜，腹痛、呕吐、喜热饮、喜按等征象的干姜、红茶，适用于肢冷、畏寒、风湿性关节痛等征象的辣椒、酒等。

5.清热类食物　一般具有苦寒、甘寒性味，如苦瓜、冬瓜、西瓜、梨、萝卜、芹菜、绿茶、葫芦、荸荠、莴苣及各种动物胆等，常用于实热证的调护，具有清热、泻火、解毒等功效。如常吃苦瓜，对热病如中暑、目赤、疮疡肿毒等证极为有利，西瓜适用于发热、口渴、烦躁、尿赤等征象的患者；梨适用于咳嗽、胸痛、吐黄痰等征象的患者；芹菜、绿茶适用于肝阳上亢引起的眩晕等症。

（二）饮食护理的原则和方法

1.三因制宜，灵活选食　三因制宜，即因时、因地、因人不同而采用适宜病人需要的饮食，达到治病防病的目的。因时有春、夏、秋、冬四季不同；地有东、南、西、北之分；人有肥、瘦、盛、弱之别，所以饮食也应辨因施护。春季宜食用辛凉疏散的食物；夏季气候炎热，阳热偏盛，应多食寒凉、滋润属性的食物，如绿豆、苦瓜；秋季宜用平补或温补的食物，以散寒扶正；冬季气候寒冷，阴寒偏盛，应多食温热属性的食物，如羊肉、狗肉等。东南地区气温偏高，湿气重，宜食清淡、渗湿食物；西北地区气温偏低，燥气盛，宜食温热、生津、润燥食物。如成都、重庆等地由于湿气较重，人们多食辣椒、花椒以除湿。儿童身体娇嫩，宜用性平、易消化食物。老年人气血、阴阳虚弱，宜进补气助阳或养血滋阴之品。体质偏寒者，宜食热性食物；体质偏热者，宜食凉性食物，忌热性食物以及辛辣烟酒等；体质过敏的人，不宜吃海鲜腥发之物。

知识拓展

《素问·脏气法时论》曰："肝色青，宜食甘，粳米、牛肉、枣、葵皆甘；心色赤，宜食酸，小豆、狗肉、李、韭皆酸；肺色白，宜食苦，麦、羊肉、杏、薤皆苦；脾色黄，宜食咸，大豆、猪肉、栗、藿皆咸；肾色黑，宜食辛，黄黍、鸡肉、桃、葱皆辛。"

2.审证求因，协调饮食　疾病的原因错综复杂，要做到合理调配饮食，必须审证求因，如便秘有气虚、津亏、燥实之不同，治疗应有补气、生津、泻下之异，食疗处方也不尽相同，如气虚便秘宜用胡桃粥，津亏宜用鸭梨粥、燥实便秘宜用牵牛子粥等。

（三）饮食调养的基本要求

饮食营养对保持健康有十分重要的意义，不注意饮食卫生和饮食不节是多种疾病发生的直接原因，故有"食能以时，味不重珍，衣不热"和"凡食，不强厚味，无以烈味重酒"的记载。

1.饮食宜有节　饮食要有节制，过饥过饱均会伤害脾胃正常功能。一日之中，机体阴阳有盛衰之变，白天阳旺，活动量大，故食量可稍多；而夜暮阳衰阴盛，即待寝息，以少食为宜。因此古人强调早餐好、午餐饱、晚餐少、按时进食，同时也要按需进食，即根据工作性质、心情、食欲等情况自行调整，以适应生理、心理和环境的变化。

2.饮食宜随和　食物有四性五味和归经，可影响和调节脏腑阴阳。人体营养来源于各类食物，所需的营养成分亦多样化，以保证各个脏腑的需要而维持正常功能，若对饮食有所偏嗜或偏废，体内各种营养成分比例失调，容易发生疾病。如过食肥甘厚味可助湿生痰、化热或生痈疡等症；偏食辛辣，可使胃肠积，上则口腔破溃，牙龈出血，下则大便干燥或成痔疾之症。饮食的冷热要适宜，过食生冷不但损伤脾胃，还会影响肺。过热的食物易烫伤消化道，发生糜破溃疡，日积月累易致癌变；过冷的食物易伤脾胃阳气，发生胃痛、腹泻等病症。妇女行经期过食生冷易患月经不调、痛经、闭经等疾患。

3.饮食宜卫生　饮食要新鲜、洗净。饮食不洁或食有毒食物，可引起胃肠疾病和食物中毒，导致腹痛、吐泻，甚至严重中毒，危及生命。必须注意饮食卫生，最好是熟食。因食物煮熟，不但能杀灭存在的细菌，而且较易消化。饭后应散散步，可以帮助脾胃运化水骨精微，如果饱食即卧，易生百病。

4.饮食宜清淡　清淡饮食，一般指以五谷杂粮为主食，以豆类、蔬菜、瘦肉、植物油以及适量的动物脂肪为副食的膳食。动物性食品是人体蛋白质和脂肪的主要来源，但也不是摄入越多越好。其次古代医家特别强调饮食不宜过咸，应少吃盐；经常过食酒肉、油腻、煎炸、辛辣之品、食盐等能诱发疾病，如膳食中脂肪摄入过高，会使学中脂蛋白、胆固醇增加，中年以上的人由于内分泌的改变和脂类代谢的失调，摄入过高的肥肉类食物和高盐饮食，易形成动脉粥样硬化，导致高血压、冠心病、肥胖症等。

5.饮食宜平衡　饮食要搭配适当，以满足人体对各种营养素的需要。一要浓淡适宜。二要注意各种味道的搭配，即酸、苦、甘、辛、咸的辅佐、配伍得宜。三要在进食时，味不可偏亢，偏亢太过，容易伤及五脏，于健康不利，故《素问·脏气法时论》有“五谷为养，五果为助，五畜为益，五菜为充”的合理营养膳食谱。

6.烹饪要合理　合理的烹调方法，能防止食物中营养成分的损失，增强食欲，有利于胃肠的吸收。主食的烹制、米类的淘米次数要尽量减少，蒸饭不可去米汤，煮粥不要加碱，面粉不要加工过细过精，少做油炸食物等。蔬菜含丰富的维生素、无机盐和其他营养素，应先洗后切，立即烹调，防止水溶性维生素的流失。

（四）饮食调养的宜忌

1.饮食与疾病　食物有寒热、温凉之性，辛、甘、酸、苦、咸之味，疾病有寒热虚实之辨，阴阳表里之别，故一定要根据患者的疾病证候类型来指导患者选择不同属性的食物，以达“虚则补之”“实则泻之”“寒者热之”“热者寒之”的配合治疗目的。所以护理疾病强调饮食宜忌也非常重要。在饮食护理中，尤应注意保护患者的脾胃功能。

2.饮食与药物　药食同源，食物和药物一样都有四气五味之性，临床功效亦有协同和相悖的不同。协同者有辅助加强治疗的作用，如赤小豆配鲤鱼可增强利水作用；当归加羊肉、生姜可加强补血作用；黄芪加薏米可加强渗湿利水的作用；苏叶加鱼、蟹可解毒去腥等。相悖相克者可削弱药物的疗效，如人参忌萝卜，白术忌桃、李、大蒜，蜂蜜忌葱、黄连、桔梗，乌梅忌猪肉、铁屑、土茯苓，使君子忌茶等。一般在服药期间，凡属生冷、油腻、腥类及不易消化，特别是有刺激性的食物，均应避免为宜，护理人员一定要了解食物与药物的关系，与药物的宜忌，合理调配饮食。

3.食物之间　按照中药理论，食物与食物之间也要讲究配伍，配伍得当能起到事半功倍的效果，如羊肉得生姜，加强了温补作用，可治疗虚寒性腹痛；生姜得红糖，增强了生姜温中散寒的功效。若是配伍不当，则会降低食物的功效甚至出现不良反应，如柿子忌茶、白薯忌鸡蛋。

第二节　八法及护理

八法，即汗、吐、下、和、温、清、消、补八种治疗疾病的方法，它是在中医治疗原则的指导下确立的，是治疗原则的具体运用。

一、汗法及护理

汗法又称解表法，即通过开泄腠理、驱邪外出、解除表证的一种治法。

（一）适应病证

1.解表　通过发散，以祛除表邪，解除表证。由于表证有表寒、表热之分，因而汗法也有辛温、辛凉之别。辛温解表代表方有麻黄汤、桂枝汤、荆防败毒散；辛凉解表以桑菊饮、银翘散等代表方。

2.透疹　通过发散，以透发疹毒。如麻疹初期，疹未透发或透发不畅，均可用汗法。代表方有升麻葛根汤、竹叶柳蒡汤等。

3.祛湿　通过发散，以祛风除湿。故外感风寒而兼有湿邪者，以及风湿痹证，均可酌用汗法。

代表方有麻黄杏仁薏仁甘草汤等。

4.消肿　通过发散,可祛水外出而消肿,更能宣肺利水以消肿。故汗法亦可用于实证水肿而兼表证者。代表方为麻黄附子甘草汤等。

（二）施护要点

(1)汗法的运用应根据四时气候变化及患者体质不同而恰当选择,发汗的药物及方法应合理配伍。

(2)表证者多有畏寒、恶风症状,应注意避风保暖。尤忌汗出当风,以防重感风寒而加重病情。

(3)注意不可过汗:用汗法治疗外感热病时,要求达到汗出热退、脉静身凉,以周身微汗为度,不可过汗或久用。以防汗出过多,而耗伤津液。

(4)助汗护理:凡方中单用桂枝发汗时,要求啜热粥或温服以助药力,若与麻黄、葛根同用时,则一般不需啜热粥。因药细宜助,药重不需助,其意乃在使汗出适度。

(5)使用汗法,要注意因人、因时、因证而护。体质虚者,汗之宜缓,体质强壮,汗之可峻;暑天炎热,腠理开泄,汗之宜轻,冬邻严寒,腠天致密,汗之宜重;表虚证用桂枝汤调和营卫,属于轻汗,而表实证用麻黄汤发泄郁阳,则属峻汗。

(6)对表证兼有风湿者,由于风湿互结,湿性重浊,黏滞不爽,须用数次微汗,以达祛风除湿之功效。

(7)注意不可妄汗:凡淋家、疮家、亡血家和剧烈吐下之后均禁用汗法。

(8)汗法用于表证时,忌用冷敷、酒精擦浴等物理降温法。以免因冷而致汗孔闭塞,汗不易出使邪无出路而入里化热成变证。

二、吐法及护理

吐法又称催吐法,即运用具有催吐作用的药物或方法,促使病邪或有害物从口中吐出的一种治法。

（一）适应病证

1.误食毒物　适用于因不慎误食或有意服食毒物,且时间不太长时的急救。代表方:瓜蒂散。

2.涌吐停积　适用于因暴饮暴食,致积停胃脘,无法进行消化时。代表方盐汤探吐方、参芦饮。

3.涌吐痰涎　适用于因痰涎壅盛,阻塞咽喉的喉风、喉蛾、喉痹等症,以便催吐毒涎。代表方雄黄解毒丸。

（二）施护要点

(1)催吐药多具有毒性,且作用剧烈,易损伤正气,故体质虚弱,如老人、小儿、妇女胎前产后,以及素患失血、头晕、心悸、劳嗽咳喘等应合理选用,做到有的放矢。

(2)注意不可过量,宜采用小量渐增的方法。

(3)服药后宜多饮热开水或用压舌板、翎毛等探喉以助药力;吐后应休息,不宜马上进食,待胃肠功能恢复后再以流质或易消化食物,以养胃气;若服药后呕吐不止,可用生姜汁或冷粥、冷开水止吐，或用其他方法止吐。

（4）做到中病即止，不可连服、久服。

三、下法及护理

下法又称泻下法，是运用具有泻下作用的方药，通过泻下通便，以攻逐体内积滞、肠道燥屎等里实证候的一种治法。

（一）适应病证

1.热邪内结　适用于大便燥结、高热烦渴，积滞生热、腹胀而痛，肠痈为患、腑气不通，湿热下痢、里急后重，血热妄行、吐血衄血等。代表方大、小承气汤等。

2.寒邪内阻　适用于脾虚寒积、大便不通，阴寒内结、腹胀水肿、大便不畅等。代表方有温脾汤、大黄附子汤。

3.津伤便秘　适用于热盛、病后、年老、产后血虚引起的便秘，或习惯性便秘等。代表方有麻仁丸、五仁汤等。

4.水湿内聚　适用于胸胁有水气或腹肿胀满，凡脉证俱实者，皆可逐水。代表方有十枣汤等。

（二）施护要点

（1）泻下法在运用时，时机的把握尤为重要，若邪虽入里而尚未成实，过早攻下，易生变证；若邪已入里成实，仍失时不下，从而使津液枯竭，使病势难以挽回。

（2）分清寒热，对里实热证，病人有高热、烦躁不安、口渴舌燥等表现，在安排病室调节温湿度方面应使病人感到凉爽、舒适，利于静心养病；对脾虚寒积、脐下硬结、腹隐痛的温下病证，宜住向阳病室，注意保暖，使病人感到温暖舒服。同时，在饮食方面亦应有寒凉、温热性味之别。

（3）煎服药：服药后要观察燥屎泻下的坚实度、量、腹痛减轻的情况及腹泻的次数。在服药期间应暂禁食。待燥屎泻下后再给以米汤、糜粥等养界气之品。服药后3~5天忌食油腻、辛辣食品，以避免出现热结大肠。润下药一般宜早、晚空腹服用。

（4）泻下法大都易伤胃气，故得效即止，对年老体虚、孕妇、产妇或正值经期、病后伤津以及亡血者，均应慎用或禁用。

四、和法及护理

和法又称和解法，和有调整、调和之意，是运用具有疏通、和解作用的方药，以祛除病邪、调理脏腑气血、扶助正气的一种治疗方法。

（一）适应病证

1.和解少阳　适用于邪在半表里有少阳证。证见寒热往来、胸胁苦满、心烦喜呕、不欲饮食、口苦、咽干、目眩、苔薄脉弦等。代表方为小柴胡汤。

2.调和肝脾　适用于肝脾失调、情志抑郁、胸闷不舒、胁痛、腹胀、腹泻等病证。代表方为痛泻要方。

3.调理胃肠　适用于胃肠功能失调、寒热往来、升降失司而出现的脘腹胀满、恶心呕吐、腹痛或肠鸣泄泻等证。代表方为半夏泻心汤、黄连汤等。

4.调和胆胃　适用于胆气犯胃，胃失和降。证见胸胁胀满、恶心呕吐、心下痞满、时或发热、心烦少寐，或寒热如疟、口苦吐酸、舌红苔白、脉弦而数者。代表方为蒿芩清胆汤。

（二）施护要点

（1）仔细观察，合理施护。若邪已入里，病人出现烦渴、谵语诸证，或温病在表，未达少阳，皆不可妄用和法。

（2）辨证准确，施护得当。少阳证服小柴胡汤后，要观察寒热轻重之偏和发作、持续时间及汗出情况；服截疟药应在疟疾发作前 2~4 h，并向病人交代有关事项；肝脾不和者，应做好情志护理，以防情绪波动而加重病情，也可适当开展文体活动，以达怡情悦志，精神愉快，气机通利，有利于提高治疗效果。

五、温法及护理

温法，又称温里法、祛寒法，是运用具有温热性质的药物或方剂，以补益阳气、祛除寒邪，治疗里寒病证的一种治法。

（一）适应病证

1.中焦虚寒　适用于寒邪侵入脾胃中焦，出现身寒肢冷、脘腹冷痛、呕吐泄泻、舌淡苔润、脉沉迟弱等证。代表方为理中汤等。

2.阳衰阴盛　适用于寒邪直中脏腑或阳虚内寒而出现的身寒肢冷、腰痛水肿、夜尿频数等脾肾虚寒、阳不化水、水湿泛滥之证等证。代表方真武汤、济生肾气丸等。

3.亡阳欲脱　适用于疾病发展到阳气衰微，阴寒内盛而见四肢逆冷、恶寒蜷卧、下利清谷、冷汗淋漓、脉微欲绝等证。代表方为四逆汤、参附汤等。

4.寒凝经脉　适用于寒邪凝常经络，血脉不畅而见的四肢冷痛、肤色紫暗、面青舌瘀、脉细而涩等证。代表方选用当归四逆汤等。

（二）施护要点

（1）本法用于寒证，根据“寒者热之”的治法，从生活起居、饮食、服药等护理均以“温”之护法。对真热假寒之证必须仔细辨认，以免妄用温热护法，导致病势逆变。

（2）服药护理：温阳补气之药，要文火煎煮，取汁温服，如理中汤、参附汤等；温经祛寒之剂，需煮沸后再文火煎 15~20 min，再取汁温服，如四逆汤、当归四逆汤等；对真寒假热证，温药入口即吐者，可采用温药凉服，以防呕吐。温里药多温燥，易耗伤阴血，故凡阴血亏虚、血热等证以及孕妇均当慎用或忌用。

（3）饮食护理　宜食用性温的羊肉、牛肉、桂圆等。酌用桂皮、姜、葱等调味品，以助药物的温中散寒之功效，忌食生冷瓜果和凉性的食品。

（4）对阳气衰微，在使用回阳球逆法的同时，要观察病人神志、面色、汗情、脉象及四肢回湿情况。如服药后，病人汗出，四肢转温，脉渐有力，为阳气来复，病趋好转。反之，汗出不止，厥冷加重，烦躁不安脉细散无根等，为病情恶化，应及时与医生联系，并积极配合医生抢救。

（5）里寒证服温中散寒药注意保暖。对腹痛、呕吐、泄泻较甚者，可采用艾灸中脘、关元、足三里等穴。呕吐较剧者服药前服姜汁止呕。

六、清法及护理

清法又称清热法，是运用寒凉性质的方药，通过清热、泻火、解毒、凉血等作用，以清除热邪，治疗热性病证的一种治法。

（一）适应病证

1.清热泻火　适用于邪入气分，里热渐盛，出现发热、不恶寒反恶热、汗出、口渴、烦躁、苔黄、脉洪大或数。代表方为白虎汤。

2.清热解毒　适用于热毒诸证，如瘟疫、火毒内痈等。代表方为黄连解毒汤、普济消毒饮等。

3.清热凉血　适用于邪热入营分，神昏谵语，或热入血分，见舌红绛，脉数及吐血、衄血、发斑等情况。代表方为清营汤、犀角地黄汤。

4.清热开窍　适用于高热不退、神志昏糊，甚至不省人事，手足抽搐、谵语、痉挛等热入心包、热极生风等病证。代表方为至宝丹、紫雪丹。

5.清热养阴　适用于热病后期、伤津阴虚、夜热早凉，或肺痨阴虚、午后潮热、盗汗咳血等证。代表方为青蒿鳖甲汤、当归六黄汤。

6.清脏腑热　适用于邪入于某一脏腑。如心火炽盛、烦躁失眠、口舌糜烂、大便秘结。代表方为大黄泻心汤、龙胆泻肝汤等。

7.清热除湿　适用于湿热互结，根据其病性病位不同选用不同方药。代表方龙胆泻肝汤、茵陈蒿汤等。

（二）施护要点

（1）清法用于热证，根据“热者寒之”的护法，生活起居、饮食、服药等护理均以“清”之护法。对真寒假热之证必须仔细辨认，以免妄用湿热类护理方法，导致病势逆变。

（2）清热之剂，药物不同，煎药方法也应有别，如白虎汤中的生石膏应先煎；黄连解毒汤中的“三黄”和栀子，先将药物加少量冷水浸泡后，再加水煎煮。凡清热解毒之剂，均以取汁凉服或微温服。

（3）热证病人一般脾胃运化失司，纳食不佳。饮食上应给以清淡易消化的流质或半流质且性凉的食物，如鸭肉、苦瓜等。鼓励病人多饮水，还可给西瓜汁、梨汁、柑橘等生津止渴之品。忌食羊肉、狗肉、煎炸食品，以免助热伤阴。

（4）服药后要观察病情变化。若高热不退，大汗不止，烦渴加剧，甚至出现神昏谵语、斑疹等，应立即通知医生。对疮疡肿毒之证，应观察肿毒消长之势。若肿消热退，为病退之象；若已成脓，则应切开排脓。

（5）具有清热作用的方药，多属寒凉之性，常有损伤脾胃阳气之弊，故不可久用，素体脾胃阳虚者应慎用。

七、消法及护理

消法又称消散法，是运用具有消导、消散、软坚、化积等作用的方药，以祛散病邪，消除体内积滞、癥瘕、痞块等病证的一种治法。

（一）适应病证

1.消食导滞　适用于饮食停滞于胃肠，症见胸脘痞闷、嗳腐吞酸、腹胀或泄泻等。代表方为保和丸、枳实导滞丸等。

2.行气消散　适用于各种郁积，如气积、火郁、肝郁气滞等。代表方为越鞠丸、柴胡疏干散、血府逐瘀汤、桃核承气汤等。

3.消痰化饮　适用于痰湿停滞、痰热互结、痰湿内滞、水饮内停等。代表方为清气化痰丸、苓桂术甘汤等。

4.软坚散结　适用于气滞血瘀或痰湿内聚引起的癥瘕、痞块等。代表方为鳖甲煎丸、大黄䗪虫丸等。

5.消痈溃脓　适用于痈疽发背、瘰疬、对口、乳痈、肺痈、便毒，鱼口等脓已成或未成者。代表方为溃脓散、千金苇茎汤等。

（二）施护要点

（1）消导剂的运用，要根据具体方药的气味清淡、重厚之别，采用不同的煎药法。如药味清淡，煎药时间宜短；如药味重厚，煎药时间宜长。

（2）凡消导类药物，均有泻下或导滞之功效，只作暂用，不可久服，宜饭后服用。一旦病人食得消、气得运、瘀得化、饮得退，即应停药。

（3）饮食调护上要注意控制食量，进食清淡易消化食物；肝郁气滞，肝胃不和之气积证，应给山楂、橘饼等理气消食之品，并配合情志护理；小儿食滞可配合捏脊疗法。

（4）体虚者适用时，注意攻补兼施，避免损伤正气。

八、补法及护理

补法又称补益法，是运用具有补益作用的方药，补益人体气血阴阳的不足或某一脏腑虚损，以消除虚弱证候的一种治法。

（一）适应病证

1.补气　适用于倦怠乏力、呼吸短促、动则气喘、面色白、食欲不振、便溏、脉弱或虚大等各种气虚病证。代表方为补中益气汤、四君子汤等。

2.血虚　适用于头晕眼花、耳鸣耳聋、心悸失眠、面色无华、脉细数或细涩等各种血虚病证。代表方为四物汤、归脾汤等。

3.阴虚　适用于口干、咽燥、虚烦不眠、便秘、甚则骨蒸潮热、盗汗、舌红少苔、脉细数等各种阴虚病证。代表方为六味地黄丸等。

4.阳虚　适用于畏寒肢冷、冷汗虚喘、腰膝酸软、泄泻水肿、舌胖而淡、脉沉而迟等各种阳虚病证。代表方为金匮肾气丸、右归丸等。

（二）施护要点

（1）补益法适用于各种虚证，临床治疗和护理中应辨明气、血、阴、阳之后再予以灵活运用，以防“闭门留寇”。

（2）对于阴虚生热、阳虚生寒的病人，在病房温度、湿度的调控上要做到因人而异。

（3）补益剂多质重味厚，煎药时要放水久煎才能出汁，采用饭前服下的方法。对阿胶、龟板、红参、白参等贵重药品应品应另煎或冲服。

(4)久病致虚的患者,体质较弱,应做好抵御外邪侵袭的预防工作;另外,久病之人因病程较长,易产生急躁、悲观、忧虑等情绪,应做好开导和劝慰等工作。

(5)结合具体病证,在做好药补的同时,配合饮食护理,如阳虚、气虚证者可选用牛、羊肉和桂圆、大枣等温补之品,忌生冷瓜果和凉性食品;阴虚、血燥者应选用银耳、淡菜、甲鱼等清补,忌辛辣炙煿之品。

第三节　常用传统疗法及护理

一、针刺法及护理

针刺法,是以中医理论为指导,运用针刺防治疾病的一种方法。具体包括毫针刺法、三棱针刺法、耳针法、皮肤针刺法、皮内针刺法及穴位注射法等。由于临床上以毫针刺法最为常用,故本篇重点介绍毫针刺法。

(一)针具构造及检查

1.构造及规格　毫针是临床应用最广泛的一种针具。目前临床所使用的毫针通常为不锈钢合金针,也有用铜、银、金等材质制作的。毫针由五部分构成,即针尖、针身、针根、针柄和针尾,如图 10.1 所示。

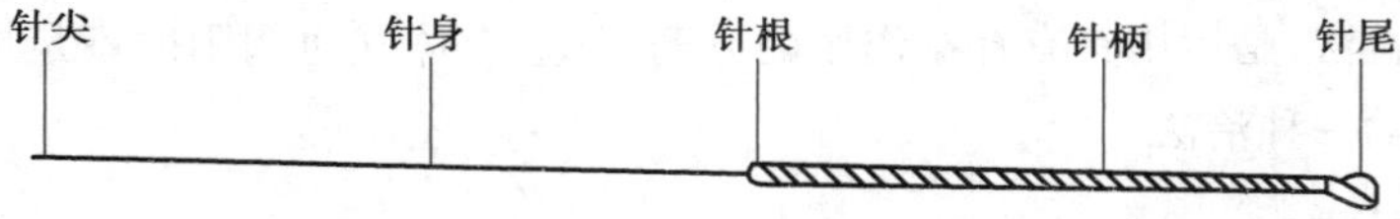

图 10.1　毫针结构

临床上以粗细为 28~31 号和长短为 3~10 cm 者最常用。短针主要用于皮肤浅薄处的腧穴及浅刺,长针多用于肌肉丰厚处的腧穴及深刺,或某些腧穴作横向透刺时应用。毫针粗细及长度规格见表 10.1、表 10.2。

表 10.1　毫针粗细规格表

号　数	26	27	28	29	30	31	32	33
直径/mm	0.45	0.42	0.38	0.34	0.32	0.30	0.28	0.26

表 10.2　毫针长度规格表

寸	0.5	1.0	1.5	2.0	2.5	3.0	3.5	4.0	4.5
厘　米	1.5	2.5	4.0	5.0	6.5	7.5	9.0	10.0	11.5

2.针具选用及检查

(1)根据患者的年龄、性别、形体肥瘦、体质强弱、病证虚实、病位深浅及腧穴所处的具体部位,合理选取长短、粗细适宜的针具。同时应从针尖、针身、针根、针柄四处着手,仔细检查针尖是否圆盾,有无带钩;针身是否坚韧、均匀,有无弯曲及锈蚀;针根是否松动,有无断裂;针柄是否长短适中,金属丝是否紧密、均匀缠绕,有无松动。以防因针具损坏而带给患者针刺痛苦及断针事故。

(2)家庭使用或使用数量较少时,可选用一次性的毫针,以防交叉感染,用过的针具放入指定的地方,集中销毁。

(二)毫针刺法

由于毫针形状、功用及制作材料的特殊性,故造成了其细软的特性,如果不具备一定的基本功,不仅在施治时难以进针,且不能随意施行各种运针的手法,甚至出现弯针、断针的情况。

1.指力训练　指力,是指操作者持针之手进针操作的力度。要想进针顺利,力度适当,则必须进行指力训练。一般可在纸垫或棉团上进行训练(用松软的纸张,折叠成长为8~10 cm、宽为5~7 cm、厚为2~3 cm的纸块,用线如"井"字形扎紧,做成纸垫;或取棉团一团,用棉线缠绕,外紧内松,做成直径为6~7cm的圆球,外用棉布缝制即可。),如图10.2、图10.3所示。训练时,一只手握住纸垫或棉团,另一只手的拇、食、中三指如持毛笔状夹持针柄,使针垂直于纸垫或棉团,手指逐渐用力,待针刺透纸垫或棉团后,再更换一处进行训练,直至能迅速、灵活地刺入穴位为止。

2.进针方法　进针法是指操作者将毫针刺入皮下的操作方法。临床一般用右手持针操作,主要以右手拇、食、中三指夹持针柄,拇指指腹与食指、中指相对,如持毛笔状,故称右手为"刺手",其作用是掌握针具,施行手法操作,进针时,运指力于针尖,而使针刺入皮肤,行针时便于左右捻转,上下提插和弹震刮搓以及出针时手法操作等。左手按压所刺部位或辅助针身协助操作,故称左手为"押手",其作用是固定腧穴的位置,夹持针身协助刺手进针,使针身有所依附,保持针身垂直,力达针尖,以利于进针,减少刺痛和协助调节、控制针感。临床上主要有两大类进针方法:单手进针法和双手进针法。

(1)单手进针法:仅适用于1.5寸以内的短针。以刺手拇、食指持针,中指指端紧靠针尖,指腹抵住针身下段,当拇、食指向下用力时,中指随势屈曲将针刺入,直刺至所需求的深度,如图10.4如示。

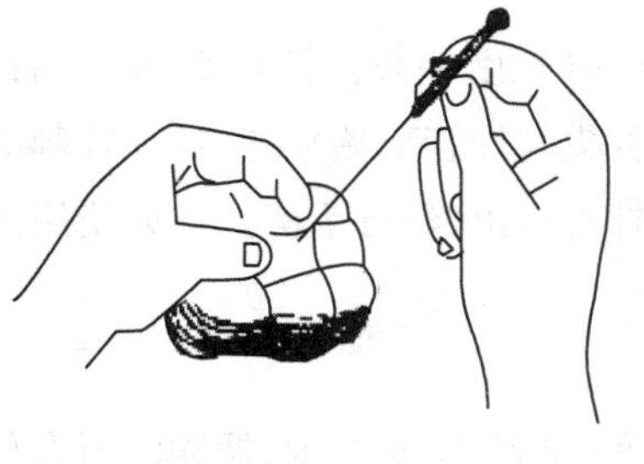
图10.2　纸垫练针法

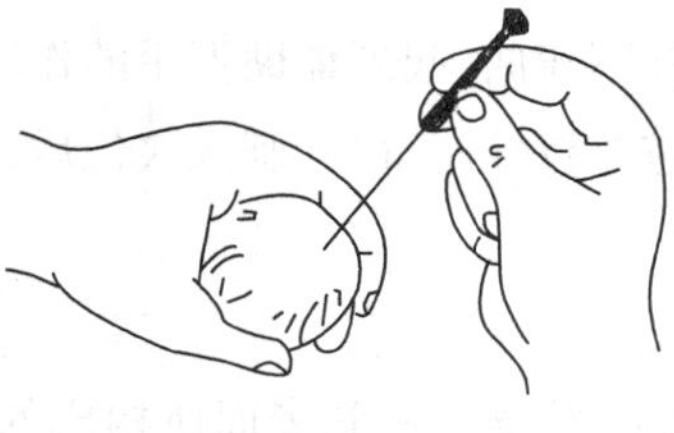
图10.3　棉球练针法

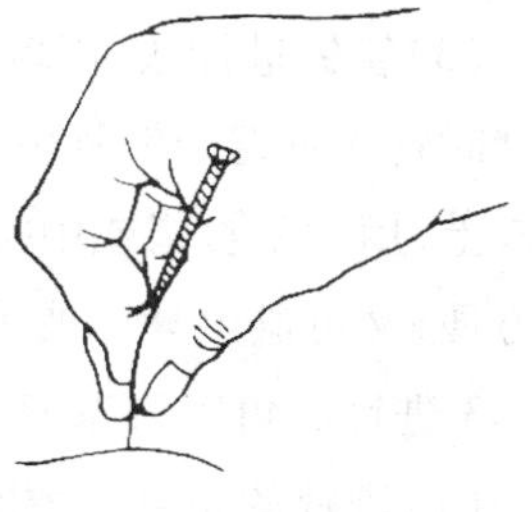
图10.4　单手进针法

(2)双手进针法:刺手和押手根据所刺穴位的具体情况,相互配合将毫针刺入。常用方法有四种:①指切进针法:用押手拇指或食指端切按在腧穴位置的旁边,刺手持针,紧靠押手指甲面将针快速刺入腧穴内，如图 10.5 所示。此法多用于 5 cm 以下的毫针进针。②夹持进针法：用押手拇、食二指夹持消毒干棉球，夹住针身下端，露出针尖，将针尖固定在所刺腧穴上，刺手握持针柄，使针身垂直，在刺手指力下压时，押手拇、食两指同时用力，两手同时协调用力将针刺入腧穴，如图 10.6 所示。此法适用于长针的进针。③舒张进针法：用押手拇、食二指或食、中二指将所刺腧穴部位的皮肤向两侧撑开绷紧，刺手持针，使针从押手拇、食二指或食、中二指的中间刺入，如图 10.7 所示。此法主要用于皮肤松弛部位或皱褶较多部位的进针。④提捏进针法：用押手拇、食二指将针刺部位的皮肤捏起，刺手持针，从捏起的上端将针刺入，如图 10.8 所示。此法适用于皮肉浅薄部位腧穴的进针，特别是面部腧穴。

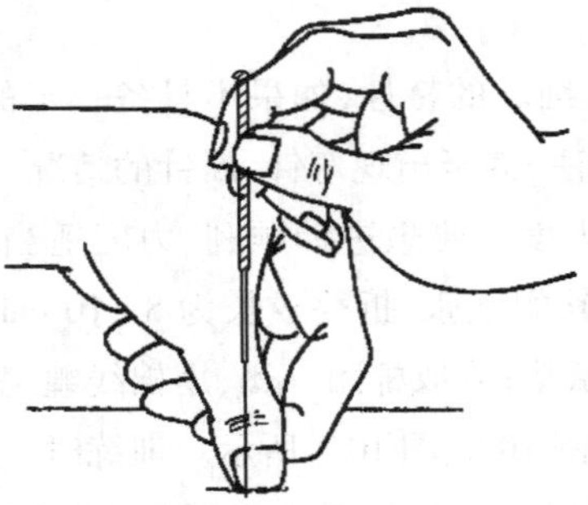

图 10.5　指切进针法

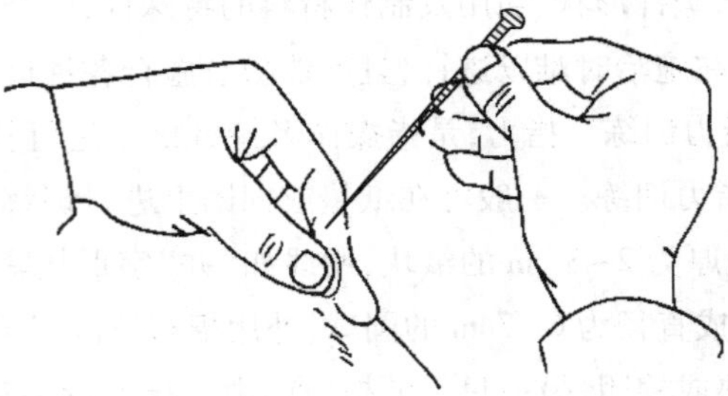

图 10.6　夹持进针法

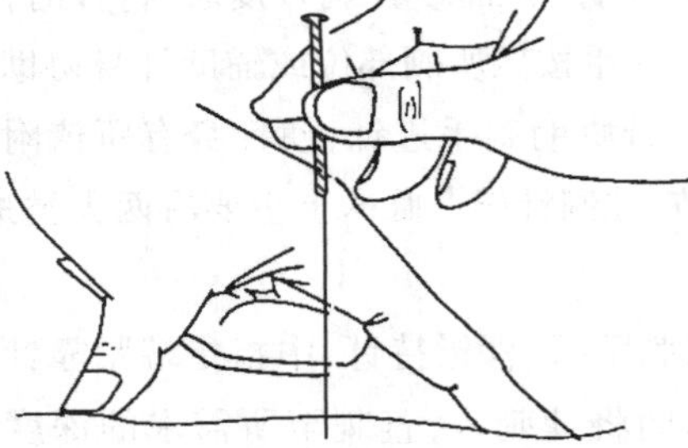

图 10.7　舒张进针法

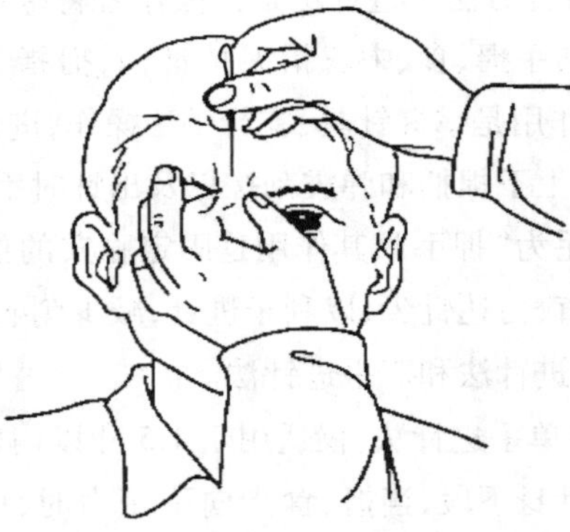

图 10.8　提捏进针法

(3) 管针进针法：用玻璃、金属或塑料等材料制成的套管，针管长度一般比针短 5 mm 左右，进针时将毫针置于针管中，使针不弯曲，起到辅助押手的作用，针尖与针管下端平齐，置于针刺的腧穴上，用刺手食指或中指快速叩打针尾，待针刺入穴位后，将针管退出，再行手法。临床使用比较方便，又可避免毫针被污染。

3.进针的角度与深度

(1) 进针的角度：是指进针时针身与皮肤表面所构成的夹角，如图 10.9 所示，据腧穴所在位置的解剖特点和治疗要求而定，一般分为三种：①直刺：针身与皮肤呈 90°垂直刺入。适用于肌肉丰厚和距离实体器官较远部位的腧穴，如四肢部、腹部、腰部的腧穴。②斜刺：针身与皮肤表面呈 45°倾斜刺入。适用于接近重要脏器和骨骼边缘部位的腧穴，如胸、背部的腧穴。③平刺：又称横刺、沿皮刺，即针身与皮肤表面呈15°左右或沿皮以更小的角度横向刺入。适用于皮薄肉少部位的腧穴，如头面部的腧穴。

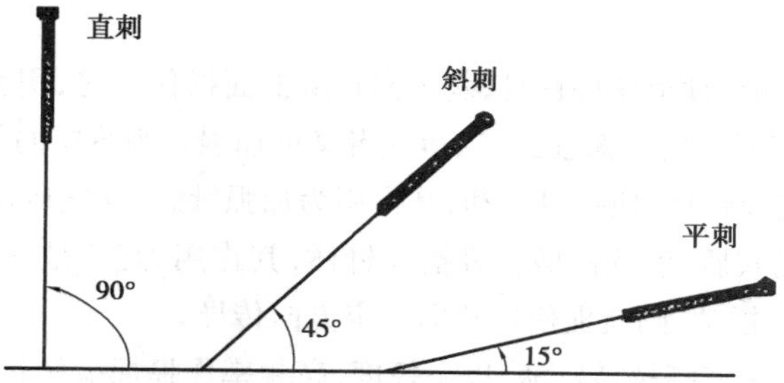

图 10.9　进针的角度

(2)针刺的深度：是指针身刺进人体内深浅的程度，据腧穴所在的部位、患者的体质和年龄来选取，以既有针感又不损伤内脏器官为原则。一般来说，皮肤浅薄处、近骨骼处的腧穴，宜浅刺，如头面部、手掌、脚掌、背部等；四肢、臀、腹及肌肉丰满处的腧穴，宜深刺。身体瘦弱，宜浅刺；身强体胖，宜深刺。年老体弱及小儿娇嫩之体，宜浅刺；中青年身强体壮者，宜深刺。表证、阳证、新病、虚证宜浅刺；里证、阴证、久病、实证宜深刺。

4.行针与得气

(1)行针：又称"运针"，是指进针后为了寻求或加强针感，使针感向某一方向传导扩散而采取的一系列操作手法。包括基本手法和辅助手法两类。

A.基本手法：针刺过程中普遍使用的手法，包括提插法和捻转法，两种基本手法在施术时既可单独应用，又可配合应用。

a.提插法：针刺达到一定深度后，用刺手拇、食、中指持针身，用无名指抵住穴位表面，将针上下反复提插，其作用为增加刺激强度，如图10.10所示。操作时应注意提插幅度均匀，指力相当，以防止针身弯曲。提插深浅层次的变化、频率的快慢和操作时间的长短，应根据患者的体质、病情、腧穴部位和针刺目的等灵活掌控。

b.捻转法：进针后，刺手拇指与食、中指握持针柄并将针身一前一后来回捻动，其作用为增加刺激量，如图10.11所示。操作时捻转角度的大小、频率的快慢、时间的长短等，需根据患者的体质、病情、腧穴的部位、针刺目的等具体情况而定。使用捻转法时，指力要均匀，角度要适当，不能单向捻针，否则针身易被肌纤维等缠绕，引起局部疼痛和导致滞针而使出针困难。

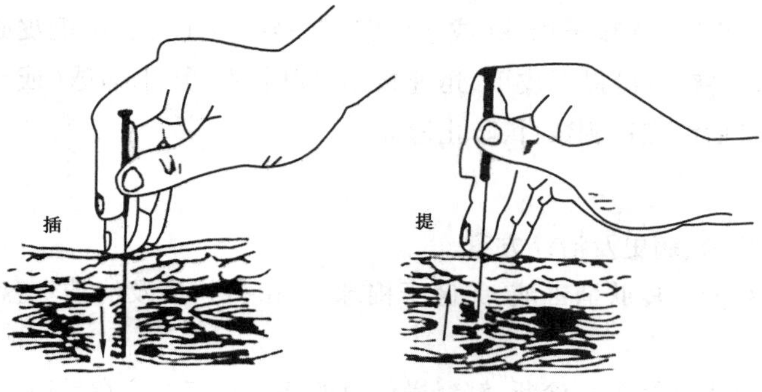

图 10.10　提插法

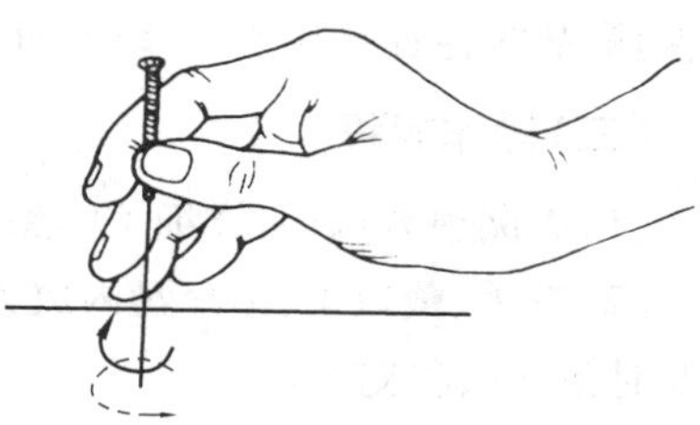

图 10.11　捻转法

B.辅助手法：针刺过程中，为了促使得气和加强针感而采取的一些辅助方法。临床上常用以下几种：

a.循法：用手指顺着经脉循行的径路，在所刺腧穴的上下徐缓地循按，其作用为促进经气的运行。

b.刮柄法：以押手的拇、食指挟持针身，刺手拇指从上面抵住针尾，用食指指甲由下而上地刮动针柄，其作用为不得气时用之可激发经气，得气者又可加强针刺感应的传导和扩散。

c.弹柄法：以手指轻弹针柄，使针身震动，其作用为加强针感，助气运行。

d.摇柄法：针刺入腧穴后，手持针柄轻轻摇动针体，其作用为：若是针身直立而摇动，可以加强针感；若是卧倒针身而摇动，则能促使针感向一定方向传导。

e.震颤法：以拇、食、中三指挟持针柄，以小幅度、高频率作提插捻转运动，使针身产生轻微震颤，其作用为增加针感。

f.飞法：刺手拇、食两指执持针柄，细细捻搓数次，然后张开两指，一搓一放，反复数次，状如飞鸟展翅，故称飞。其作用为催气、行气，并使针感增强。

(2)得气：又称“针感”，是指毫针刺入腧穴后所产生的酸、麻、胀、重，并沿着一定部位、向一定方向传导扩散的感觉，同时操作者手下亦有沉、重、紧、涩的感觉。

5.针刺补泻　《灵枢·经脉》中“盛则泻之，虚则补之”，根据这一治疗和护理原则，临床上根据病证虚实的差异，在具体使用针刺法时，通过采取一定的手法激发人体正气、祛除病邪，达到调节脏腑经络功能、促使阴阳平衡而恢复健康的目的。

(1)补法操作：具体要求为进针慢而浅，提插轻，捻转幅度小，频率慢，留针后不捻转，出针后多按揉针孔。补法一般适用于虚证患者以及内有重要脏器的部位。

(2)泻法操作：具体要求为进针快且深，提插重，捻转幅度大，频率快，留针后勤捻转，出针时不按揉针孔。泻法一般适用于实证患者。

(3)平法操作：具体要求为进针深浅、刺激强度适中，得气后中等幅度提插捻转。平法适用于一般病证患者。

6.留针与出针

(1)留针：是指针刺得气后，使针留置于穴内一定时间称为留针。留针是为了加强针刺的作用和便于继续行针施术。一般病证留针 10~20 min；对一些慢性、顽固性、疼痛性或痉挛性病证，可适当延长留针时间，甚至可达数小时，以便在留针过程中作间歇性行针，以增强和巩固疗效，如痛经、失眠、三叉神经痛等。

(2)出针：是指在留针完毕后，先以押手持无菌干棉球(或干棉签)轻轻按压于针孔一侧皮肤处，刺手持针柄作轻微的小幅度捻转，并将针缓慢提至皮下，迅速拔出，同时押手用干棉球(或干棉签)顺势按住针孔片刻，以防出血。最后清点针刺数目，防止遗漏。

(三)操作规程

(1)查阅患者病历，详细了解患者病情、病史及治疗方案。

(2)洗手、戴口罩，治疗盘内放无菌毫针、皮肤消毒液、无菌干棉球、无菌持物镊及清洁弯盘，必要时备屏风和支架。

(3)将用物携至患者床边，再次核对患者姓名和诊断，解释操作目的并告知有关注意事项。

(4)协助患者脱衣，按照针刺部位选择合适的体位，暴露局部并注意保暖。

(5)根据病情处方核定准确穴位，并按无菌技术原则消毒进针部位皮肤。

(6)根据穴位深浅、患者胖瘦及病情需要,选取合适毫针,同时检查针尖是否锐利无钩,针柄与针身连接是否牢固等。

(7)术者消毒持针手指,选择相应的进针方法正确进针。

(8)当患者得气后,运用行针手法进一步调节针感,留针 10~20 min。

(9)留针期间,依据患者病情决定是否继续施行针手法,以加强针感,并密切观察和询问患者有无不适感及晕针、滞针等异常情况。

(10)留针时间到达后,左手持无菌干棉球轻轻按压于针孔一侧皮肤处,右手持针柄将针缓慢提至皮下,迅速拔出,随即用无菌干棉球按住针孔片刻,以防出血。

(11)起针完毕后,清点毫针数目,防止遗漏。

(12)协助患者穿好衣裤,取舒适卧位。

(13)整理床位及用物,浸泡消毒,清理废弃物,以流水及消毒皂(液)洗手。

(14)完善病程记录,包括针刺部位或腧穴、时间、手法、患者反应及疗效等。

(四)针刺异常情况的处理及预防

1.晕针　在针刺过程中病人发生的晕厥现象,称为晕针。

(1)原因:患者体质虚弱,精神紧张,或在疲劳、饥饿、大汗、大泻、大出血之后行针,或体位不当,或医者在针刺时手法过重等。

(2)症状:患者突然出现精神疲倦、头晕目眩,面色苍白,恶心欲吐。重度晕针,多汗、心慌、四肢发冷,血压下降、脉象沉细,甚则神志昏迷,唇甲青紫,二便失禁,脉微细欲绝等。

(3)处理:立即停止针刺,将针全部起出。使患者平卧,头部放低,注意保暖。轻者静卧片刻,给饮温开水或糖水后,即可恢复。重者在上述处理基础上,用指掐按或针刺人中、素髎、合谷、内关、足三里等,也可灸百会、气海、关元、神阙等,若仍不缓解,可考虑配合其他治疗或采用现代急救措施。注意在患者晕针缓解后,仍需适当休息。

(4)预防:对晕针应注重于预防,如初次接受针治者或精神过度紧张,应先做好解释工作,消除对针刺的顾虑。同时选取舒适持久的体位,最好采用卧位。选穴宜少,手法要轻。若劳累、饥饿、大渴时,应先令休息、进食、饮水后再予针刺。针刺和留针过程中,施术者要精神专一,随时注意观察患者的神色,询问患者的感觉,一旦有不适等晕针先兆,可及早采取处理措施,防患于未然。

2.滞针　在行针时或留针后施术者感觉针下涩滞,捻转、提插、出针均感困难,而患者则感觉疼痛剧烈时,称为滞针。

(1)原因:患者精神紧张,当针刺入腧穴后,其局部肌肉强烈挛缩;或因行针时手法不当,向单一方向捻针太过等,以致肌肉组织缠绕针体而成滞针。

(2)症状:施术者在行针时,捻转、提插、出针均感困难,若勉强捻转、提插时,患者痛不可忍。

(3)处理:若患者精神紧张,局部过度挛缩时,可稍延长留针时间,或于滞针腧穴附近,进行循按或叩弹针柄,或在附近再刺一针,以宣散气血,而缓解肌肉紧张。若行针不当,或单向捻转而致者,可反向将针捻回,并用刮柄、弹柄法,使缠绕的肌纤维回释,即可消除滞针。

(4)预防:对精神紧张者,应先做好解释,消除其顾虑。并注意行针手法,避免连续单向捻针。

3.弯针　进针时或将针刺入腧穴后,针身在体内形成弯曲,称为弯针。

(1)原因:施术者进针手法不熟练,用力过猛、过速,以致针尖碰到坚硬组织,或因患者在留针过程中变动了体位或针柄受到某种外力碰压等。

(2)症状:针柄改变了进针时或留针时的方向和角度,提插、捻转及出针均感困难,而患者感到疼痛。

(3)处理:出现弯针后,即不得再行提插、捻转等手法。如针身轻度弯曲,可慢慢将针起出;若弯曲角度过大,应顺着弯曲方向将针起出。若由患者移动体位所致,应嘱患者慢慢恢复原来体位,待局部肌肉放松后,再慢慢起针。切忌强拔针、猛起针,以免造成断针。

(4)预防:施术者进针手法要熟练,指力要轻巧、均匀,避免进针过速、过猛。患者的体位要选择恰当,并嘱其不要随意变动。注意针刺部位和针柄不能受外力碰压。如需保暖,可用支架支起衣被。

4.断针　又称"折针",是指针体折断在患者体内。若能术前做好针具的检修和施术时加以应有的注意,是可以避免的。

(1)原因:针具质量欠佳,针身或针根有损伤剥蚀。针刺时将针身全部刺入腧穴,或行针时强力提插、捻转,局部肌肉猛烈挛缩,或留针时患者体位改变,或弯针、滞针未及时正确处理等。

(2)症状:行针时或出针后发现针身折断,其断端部分针身尚露于皮肤外,或断端全部没入皮肤之下。

(3)处理:施术者必须从容冷静,嘱患者不要紧张,切勿更动原有体位,以防断针向肌肉深部陷入。若残端部分显露于体外时,可用手指或镊子取出;若断端与皮肤相平,可用手指挤压针孔两旁,使断针暴露体外,用镊子取出;若断端完全没入皮下或肌肉深层时,应在 X 线下定位,手术取出。

(4)预防:为防止断针,应认真仔细检查针具,不合要求者应剔除不用。避免过猛、过强的行针。在行针和留针时,应嘱患者不要随意变动体位。针刺时针身不宜全部刺入,应留部分针身在体外,以便于针根断折时取针。在进针、行针过程中,如发现弯针时,应立即出针,切不可强行刺入、行针。对于滞针等也应及时正确处理,不可强行硬拔。

5.血肿　是指针刺部位出现的皮下出血而引起的肿痛。

(1)原因:针尖弯曲带钩,使皮肉受损,或刺伤血管所致。

(2)症状:出针后,针刺部位肿胀疼痛,继则皮肤呈现青紫色。

(3)处理:若皮下出血较少而局部小块青紫时,一般不必处理,任其自行消退。若局部肿胀疼痛较剧,青紫面积大而且影响到活动功能时,24 h 内先作冷敷止血,24 h 后再做热敷或在局部轻轻揉按,以促使局部瘀血消散吸收。

(4)预防:仔细检查针具,熟悉人体解剖部位,避开血管针刺,出针时立即用消毒干棉球按压针孔片刻。

(五)针刺注意事项

由于人的生理功能状态和生活环境条件等因素,在针刺治病时,还应注意以下几个方面:

(1)患者在过于饥饿、疲劳、精神过度紧张时,不宜立即进行针刺;对身体瘦弱,气虚血亏的患者,进行针刺时手法不宜过强,并应尽量选取卧位。

(2)妇女怀孕 3 个月以内者,不宜针刺小腹部的腧穴;3 个月以上者,腹部、腰骶部腧穴也不宜针刺。至于三阴交、合谷、昆仑、至阴等一些通经活血的腧穴,在怀孕期也应禁针刺;若妇女行经时,如不是为了调经,也要慎用针刺。

(3)小儿囟门未合时,头项部的腧穴不宜针刺。

(4)常有自发性出血或损伤后出血不止的患者,不宜针刺;皮肤有感染、溃疡、瘢痕或肿瘤的部位,不宜针刺。

(5)对胸、胁、腰、背脏腑所居之处的腧穴,不宜直刺、深刺,肝、脾肿大,肺气肿患者更应注意。针刺胸、背、腋、胁、缺盆等部位的腧穴,若直刺过深,可能伤及肺脏,导致气胸的发生,因此施术者必须精神高度集中,令患者选取适当、舒适的体位,严格掌握进针的深度、角度,以防止意外的发生。

(6)针刺眼区和项部的风府、哑门等穴以及脊椎部的腧穴,严格掌握进针的深度、角度,不宜大幅度地提插、捻转和长时间的留针,以防止意外的发生。

(7)对尿潴留等患者在针刺小腹部的腧穴时,也应掌握适当的针刺方向、角度、深度等,以免误伤膀胱等器官。

(8)针刺时严格执行无菌操作,避免交叉感染;做好相关记录,出针后须仔细核对针数,以防遗漏。

二、灸法及护理

灸法,是用艾绒为原料做成艾柱或艾条点燃后,或是利用其他热源在腧穴或病变部位进行烧灼、温熨,以达到温通经络、行气活血、散寒祛湿、回阳救逆及预防保健等作用的方法。

灸法是针灸疗法的重要组成部分。用于施灸的原料较多,有艾绒、白芥子、灯心草等, 因艾叶具有气味芳香、辛温、味苦等性味及容易燃烧、火力温和等优点,将干燥的艾叶经过捣碎,去除杂质,留取纯净细软的部分晒干,即为艾绒。

(一)适应范围

灸法主要适用于慢性虚弱性疾病以及风寒湿邪为患的病证,如外感风寒表及中焦虚寒所致的呕吐、腹痛、泄泻等;或是寒凝血滞、经络痹阻所致的各种风寒湿痹、痛经、经闭、寒疝腹痛等;或是脾肾阳虚,元气暴脱所致的久泻、久痢、遗尿、遗精、阳痿、早泄、虚脱、休克等;或是气虚下陷所致的胃下垂、肾下垂、子宫下垂、脱肛等。此外,灸法还可用于防病保健、强身健体、延年益寿。

(二)禁忌证

(1)热证、实证等患者慎用灸法。

(2)颜面部、五官、大血管和黏膜附近不宜施灸;关节活动部位不宜瘢痕灸。

(3)孕妇的腹部和腰骶部禁用灸法。

(三)分类及操作

1.艾炷灸 根据患者的病证及体质,将艾绒捏成规格大小不同的圆锥形艾柱进行施灸,如图10.12 所示,每燃烧一个艾柱,称为一壮。艾柱灸又分为直接灸和间接灸两类,如图10.13、图10.14所示。

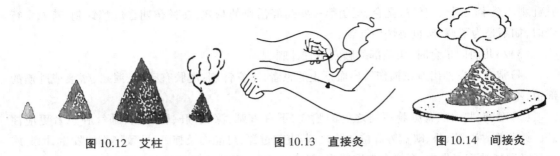

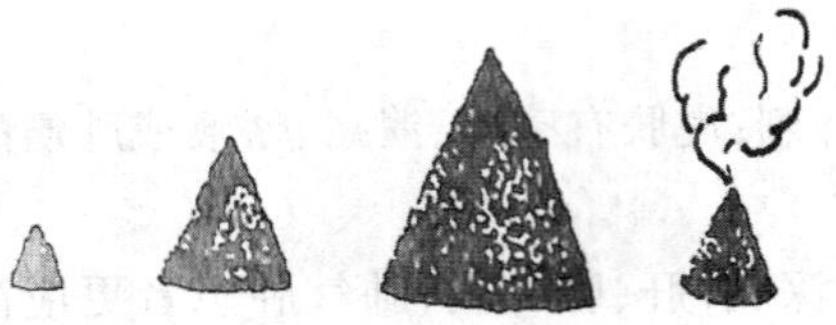

图 10.12　艾柱

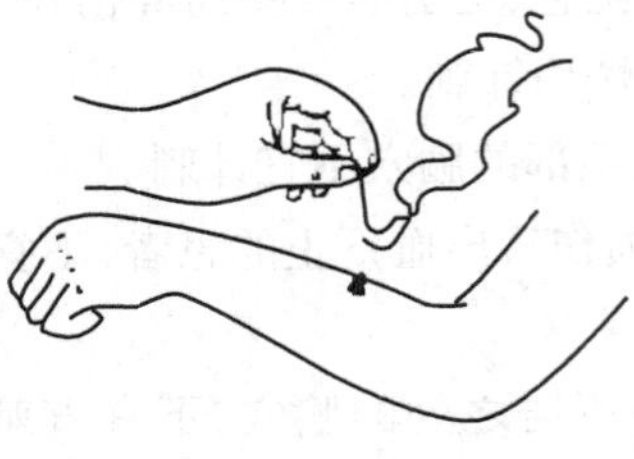

图 10.13　直接灸

图 10.14　间接灸

（1）直接灸：又称“着肤灸”或“明灸”。是指将艾柱直接放在所选部位的皮肤表面进行施灸的方法。此法又根据灸后是否灼伤化脓、留下瘢痕，又分为瘢痕灸和无瘢痕灸。

a.瘢痕灸，又称化脓灸，一般先在施灸部位涂少量大蒜汁，然后放置艾柱并点燃，待其燃尽，除去灰烬后，易柱再灸，一般灸 5～7 壮，灸后约 1 周皮肤可形成无菌性轻度烫伤，30～40 天后留下瘢痕，故灸前须征得患者同意，此法用于治疗哮喘等顽固性病证。由于此法较为痛苦，于皮肤裸露时影响美观，故目前在临床上极少使用。

b.无瘢痕灸，又称为非化脓灸，在施灸时多用中、小型艾柱，施术时在所选部位的皮肤上涂少量凡士林，再放置艾炷点燃，当患者感觉烫时，用镊子将燃剩的艾炷取走，换一壮再灸。一般连续灸 3～7 壮，以患者局部皮肤轻度充血、红润为度。此法适用于慢性虚寒性疾病。

（2）间接灸：又称隔物灸、间隔灸，是指在艾柱与施灸部位之间放入姜片、蒜片、附子片、盐等物，以隔开艾炷与皮肤而施灸的一种方法。

a.隔姜灸：将生姜切成直径为 2～3 cm、厚度为 0.2～0.3 cm 的薄片，中间以针穿数孔，置于施术部位上，再放艾炷点燃施灸，当艾炷燃尽后易炷再灸，一般灸 5～10 壮，以皮肤红晕而不起水泡为度。此法常用于因寒而致的呕吐、腹痛、泄泻及风寒湿痹等病证。

b.隔蒜灸：用蒜片如上法施灸。此法常用于治疗结核、瘰疬、初起肿疡等病证。

c.隔盐灸：用食盐填敷于肚脐，或于盐上再置一薄姜片，上放一大艾炷施灸，一般灸 5～9 壮，至证候改善为止。此法常用于治疗急性寒性腹痛、吐泻、中风脱证等。

d.隔附子灸：用 0.8 cm 的附子饼或附子片，中间以针穿数孔，放在施灸部位上，上置艾炷点燃施灸。多用于各种阳虚证，如阳痿、早泄、遗尿、宫寒不孕、疮疡久溃不敛等。

2.艾条灸　将艾绒制成艾条或艾卷点燃一端，将燃端靠近施灸部位的皮肤，使皮肤有温热感为度，这种简便、不起泡、无痛苦的灸法即为艾条灸，病人可自灸，应用很广泛。按操作方法的不同，可分为温和灸、雀啄灸和回旋灸，如图 10.15 所示。其中温和灸和回旋灸多用于治疗慢性疾病，雀啄灸多用于治疗急性病。

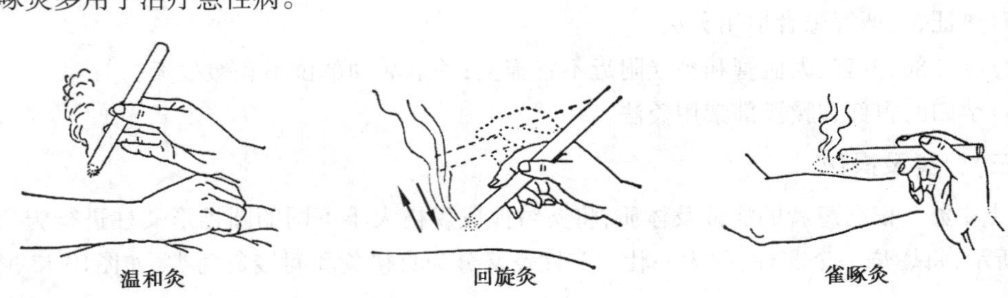

图 10.15　艾条灸

（1）温和灸：将艾条点燃的一端，靠近施灸部位的皮肤 2～3 cm 处熏烤温熨，使患者只觉温热而无灼痛感为佳，一般每个部位灸 10～15 min，至皮肤红润为度。

(2)雀啄灸:将艾条点燃的一端与施灸部位保持1~5 cm的距离,像鸟雀啄食样上下不停移动、反复熏烤,一般每个部位灸5 min左右。

(3)回旋灸:将艾条点燃的一端在距离施灸部位3 cm处,回旋移动,一般每个部位可灸20~30 min。

3.温针灸　温针灸是将毫针刺法与灸法相结合的一种治疗方法。将毫针刺入腧穴,得气后将制作好的艾条(长3~5 cm)插在针柄上,或用艾绒捏在针柄上点燃,直至燃尽为止。热力可通过针身传入体内,以增强针刺效果,一般灸2~5壮。此法常用于治疗风湿、风寒痹痛等证。注意在施术时,将大小适合的纸片,剪至中心,夹在毫针周围,以接住脱落的艾灰,避免灼伤皮肤。

(四)灸法注意事项

(1)灸法为热性疗法,总的原则是里、虚、寒等阴性病多灸,表、实、热等阳性病证少灸。但需要提出的是有些急、热性病证,如疔痈疮毒、虚脱、厥逆等也可施灸。

(2)严格掌握禁忌证。

(3)施灸的程序一般是先上部、后下部;先腰背部、后胸腹部;先头身、后四肢。

(4)根据患者的病情、体质、年龄及施灸部位决定艾炷的大小、壮数及熏灸时间,艾炷一般为3~5壮或5~7壮,艾条灸一般为10~15 min。

(5)施灸时要注意安全,防止烧灼伤。

(6)直接灸在化脓期间,注意保持创部清洁,预防感染,待其自行愈合。间接灸至局部灼伤起疱,小者可自行吸收,大者可用消毒针刺破后,再涂以龙胆紫,用消毒敷料加以保护,以防感染。

三、推拿法及护理

推拿又称按摩,是操作者通过手或肢体其他部位,运用手法和技巧,作用于人体体表或穴位,使机体内部产生发散、宣通、补泻等作用,从而达到舒筋活络、滑利关节、行气活血、散寒止痛、调理脏腑、缓解紧张及强身保健等目的,能够治疗伤科、内科、妇科、儿科等科的多种疾病。

(一)适应范围

1.伤科病证　颈椎病、三叉神经痛、落枕、肩周炎、腰扭挫伤、腰肌劳损、腰椎间盘突出症等。

2.内科病证　感冒、胃脘痛、便秘、泄泻、失眠、头痛、中风后遗症等。

3.妇科病证　痛经、闭经、乳汁不行等。

4.儿科病证　发热、腹泻、遗尿、疳积、夜啼、支气管哮喘等。

5.五官科病证　近视、慢性咽炎等。

(二)禁忌证

各种出血性疾患,严重心脏病、结核病、肿瘤、急性传染病、开放性软组织损伤,妇女妊娠期、月经期的腹部、腰骶部,剧烈运动后、极度劳累、饥饿状态、极度虚弱者等。

(三)手法的基本要求

1.持久　手法操作时,动作要按要求持续运用一定时间而不间断,以达到适合疾病治疗的需要。

2.有力　一是直接作用于体表的力;二是维持手法所需要的力,要根据患者病证、体质及患病部位的要求而灵活运用,既要达到治疗效果,又要避免单纯粗暴用力。

3.柔和　手法要柔软轻巧、动作要灵活自然，用力轻而不浮、重而不滞，又要不失治疗所需的力度。

4.均匀　手法的动作要有一定的节律性，速度不能时快时慢，力度不能时轻时重。

5.深透　手法的刺激不仅能作用于体表，而且能使这种效应传之于内部筋肉、脏腑。

持久、有力、柔和、均匀这四项要求是有机联系的，在实际操作中应一气呵成、融会贯通，才能最终达到“深透”的境地。

（四）常用手法

1.推法　用手指、手掌或肘部着力于治疗部位或腧穴上，压力平稳适中，作单方向的直线推动。此法具有疏风散寒、活血化瘀、理气止痛、舒经通络等作用，适用于全身各部穴位。操作时指、掌要紧贴体表，用力要均匀，不可左右滑动，不能损伤皮肤，如图 10.16 所示。

2.拿法　用大拇指与其余四指中的任意一指或几指做对称使劲，提拿起身体的某一部位或腧穴，一拿一放地交替进行。此法具有开窍醒神、疏风散寒、舒筋通络等作用，适用于颈项、肩背、四肢等部位。操作时动作要和缓，不可突然用力，力量要由轻到重有连贯性，如图 10.17 所示。

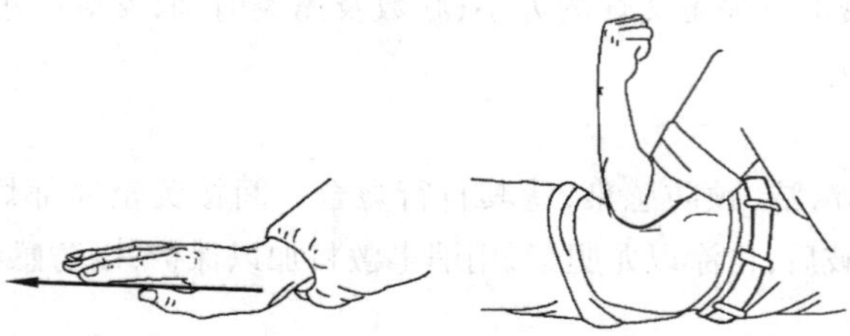

掌推法　　肘推法

图 10.16　推法

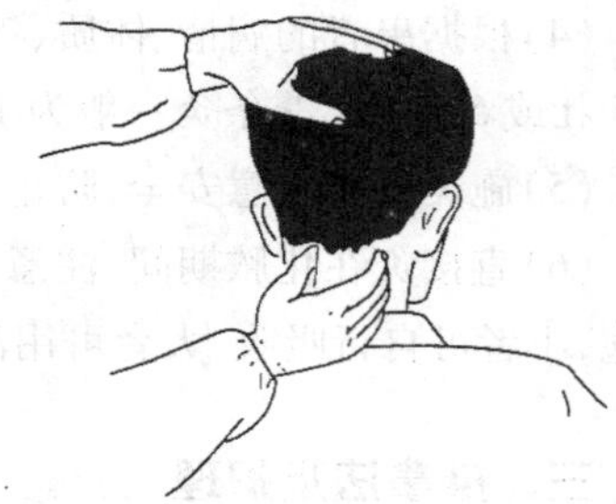

图 10.17　拿法

3.按法　用拇指指端或指腹以及手掌（单掌或双掌）按压某一部位或腧穴，并在该处保持一定压力且停留片刻，随之稍加揉动。此法具有通经活络、缓解痉挛、调理关节等作用，适用于全身各部。操作时用力要稳，轻重适宜，按而留之、按后加揉，如图 10.18 所示。

4.摩法　用手掌掌面附着于人体的某一部位或腧穴，以腕关节连同前臂做有规律的环形移动抚摩，快速法 120 次/分左右，慢速法 50 次/分左右。此法具有调和气血、缓急止痛、和中理气、消积导滞等作用，适用于腹部和全身各部的跌打肿痛较剧者。操作时要协调，缓急适宜，且不带动皮肤和皮下组织，如图 10.19 所示。

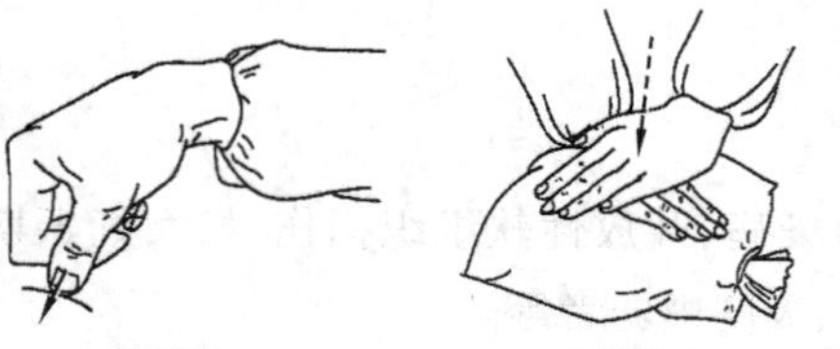

指按法　　掌按法

图 10.18　按法

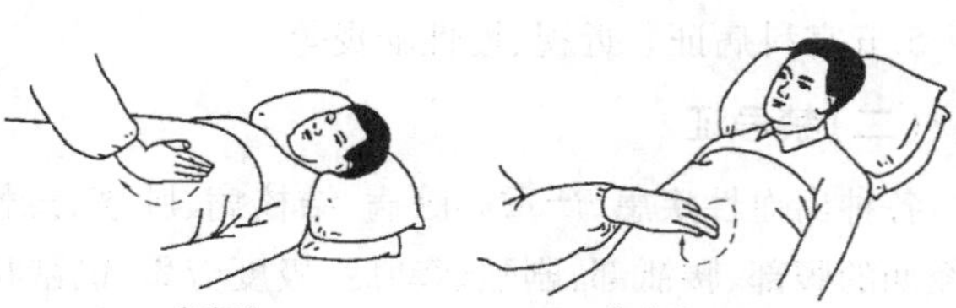

掌摩法　　指摩法

图 10.19　摩法

5.揉法　用手指指端螺纹面、手掌的大小鱼际及掌根部在人体某一部位或腧穴做轻柔和缓的回旋揉动。此法具有疏通经络、消肿散结、化瘀止痛、调中和胃等作用，适用于头面部、胸腹部及四肢。操作时需带动患者皮肤和皮下组织，不与皮肤产生摩擦，如图 10.20 所示。

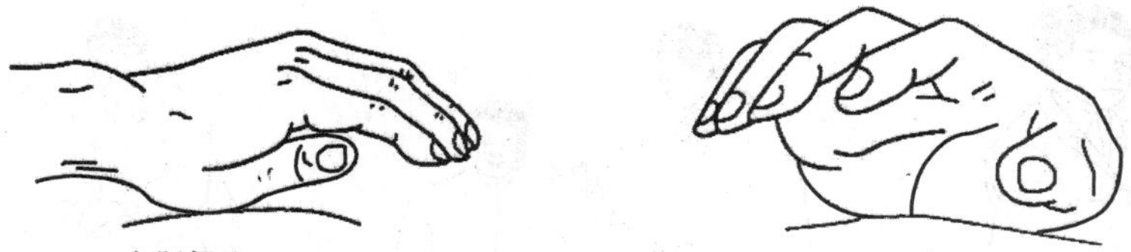

鱼际揉法　　掌根揉法

图 10.20　揉法

6.擦法　用手掌或手掌的大、小鱼际，掌根着力，在人体一定部位，做上下或左右的往返摩擦。此法具有温通经络、活血散结、祛风止疼、健脾和胃等作用，适用于全身各部。操作时速度先慢后均匀加快，以局部深层得热为度，不可重压，以免擦破皮肤，如图 10.21 所示。

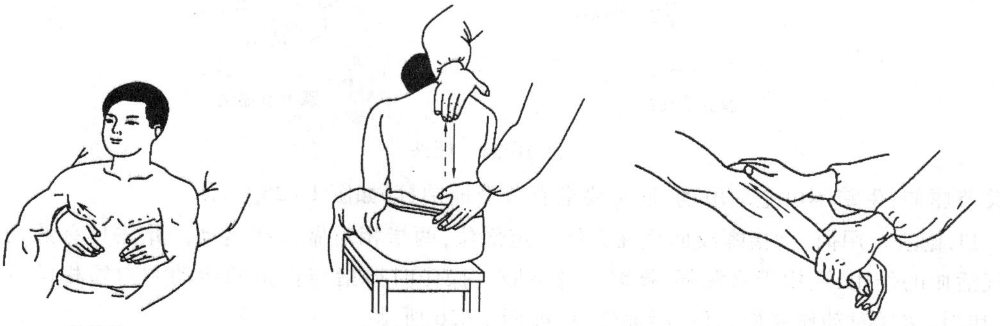

掌擦法　　小鱼际擦法　　大鱼际擦法

图 10.21　擦法

7.搓法　用两手掌或指掌面夹住人体的一定部位，相对应地做快速揉搓，同时上下往返移动。此法具有调和气血、舒经通络等作用。适用于四肢、胁肋及腰部。操作时由轻到重，再由重到轻；由慢到快，再由快到慢，如图 10.22 所示。

8.点法　用指端、指间关节或肘部按压人体的某一部位或腧穴，逐渐用力下压。此法具有温通经络、调理脏腑、活血止痛等作用。适用于脘腹部、腰背部和四肢。操作时点力要集中，如图 10.23 所示。

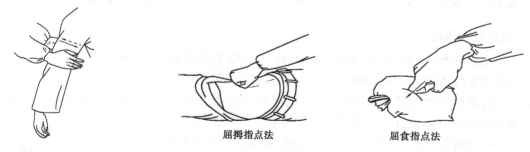

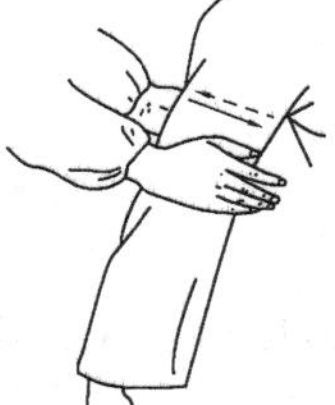

图 10.22　搓法

屈拇指点法　　屈食指点法

图 10.23　点法

9.摇法　用手握住患者肢体的远端，另一只手握住被摇的关节（如肩、腕关节），以该关节为支点，做肢体的环形往复摇动。此法具有滑利关节、松解粘连等作用，适用于颈部、腰部及四肢关节。操作时用力要柔和，不可使用暴力和超过生理限度，如图10.24所示。

10.拍法　五指并拢且微曲，形成空心虚掌，稍用力在患者的患处做拍打动作。此法具有疏理气机、活血通络等作用，适用于颈肩部、腰背部及四肢。操作时腕关节放松，以前臂的运动带动

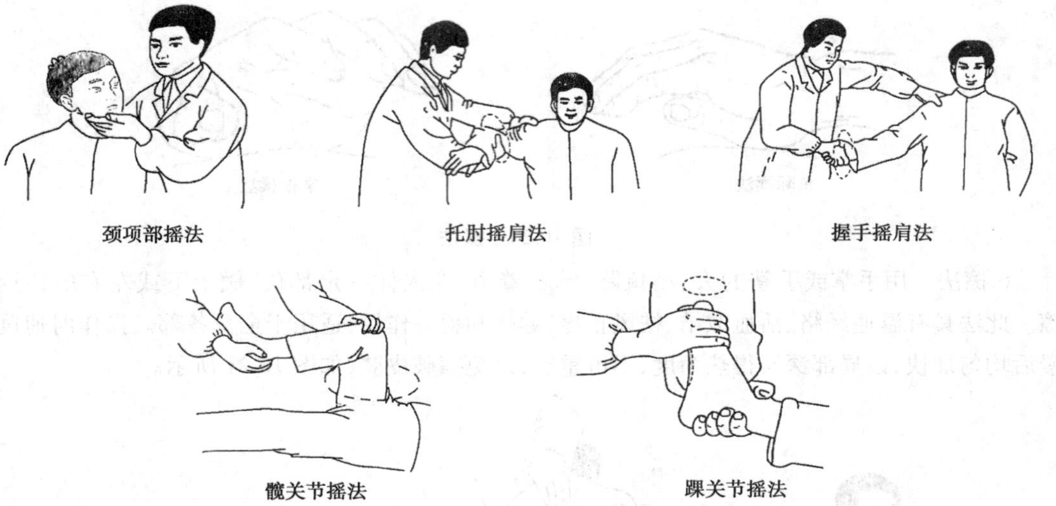

图 10.24　摇法

腕关节屈伸,手掌不可主动甩动,通常要求有节奏地拍打,如图 10.25 所示。

11.捻法　用拇、食指螺纹面捏住人体一定部位,两指相对做揉搓运动。此法具有舒筋活络、行气活血的作用,适用于肩背部、腰臀部及下肢。操作时拇指与食指的运动方向须相反,用力均匀、和缓,搓揉时动作要快,且灵活而连贯,如图 10.26 所示。

12.抖法　用双手握住患者的上肢或下肢远端,用力作连续小幅度的上下颤动。此法具有疏松脉络、滑利关节等作用,适用于四肢部。操作时颤动幅度要小,频率要快,如图10.27所示。

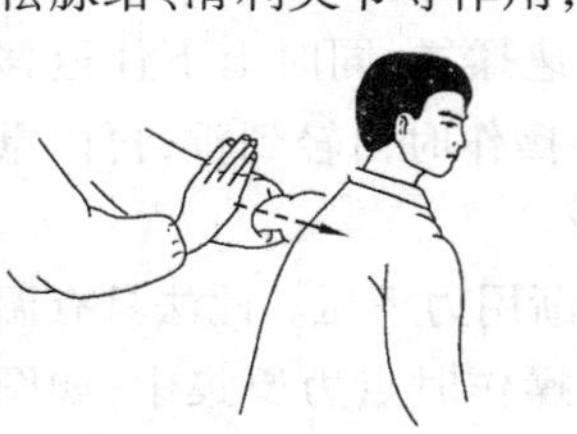

图 10.25　拍法

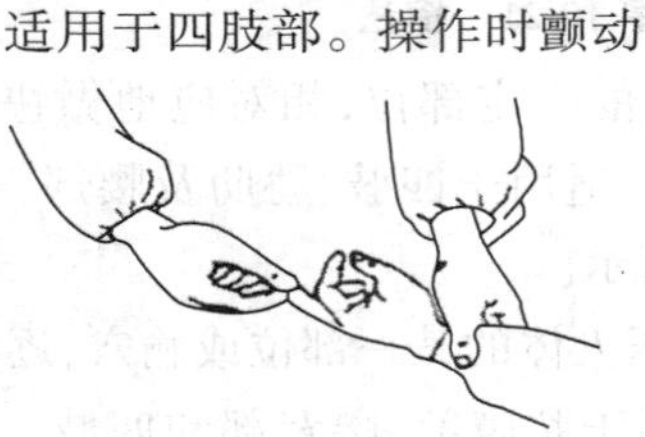

图 10.26　捻法

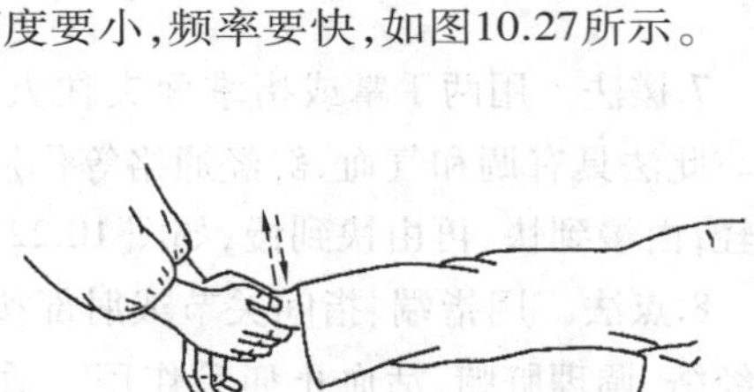

图 10.27　抖法

(五)注意事项

(1)根据患者的年龄、性别、病证性质、病位,选择施术部位及操作手法。

(2)施术前,应剪修指甲、温水洗手,去除手部的装饰品。

(3)按照推拿法的基本要求操作,并随时观察患者表情,以患者舒适为度,时间一般以15~30 min为宜,推拿次数以 7~10 次为一个疗程。

(4)饱食后及当风处不宜推拿;在腰、腹部施术前,嘱患者先排尿。

(5)一般按照头面、胸腹、肩背、腰骶、上肢、下肢,自上而下,先左后右,从前到后,由浅入深进行操作,也可依具体情况适当调整。

(6)严格掌握禁忌证。

四、刮痧法及护理

刮痧法是指用边缘钝滑的器具,如铜钱、瓷匙、有机玻璃扣、小陶瓷盅或用水牛角特制的刮痧板等物，蘸取润滑油或清水，在患者体表一定部位反复刮动，使局部皮下出现瘀斑或痧痕的一种治疗和护理方法。可疏通腠理，使脏腑秽浊之气通达于外，促使周身气血流畅，逐邪外出，从而达到治疗疾病的目的。

（一）适应范围

主要适用于夏秋之间的各种急性疾患。如中暑、霍乱、痢疾、感冒、胸闷、头痛等病证。

（二）禁忌证

患者体型过于消瘦，有皮肤病变处，有出血倾向者均不宜使用该疗法。

知识拓展

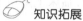

"痧"是民间的一种习惯叫法，一方面指"痧"疹征象，即皮肤出现红点如粟米，用手指触摸时，稍有阻碍的疹点；另一方面是指"痧证"，又称"痧胀"和"痧气"，不是一种独立的病，而是一种毒性反应的临床综合征，临床上许多疾病都可以出现痧象，痧是许多疾病的共同证候，故有"百疾皆可发痧"之说。

现代医学认为，所谓"痧"是指渗出于脉外的含有大量代谢产物的离经之血，在临床观察中发现完全健康的人，刮拭体表经络则无"痧痕"出现，因为健康的人体内无代谢产物潴留，其毛细血管通透性正常。当机体脏腑功能减退或发生严重障碍时，代谢产物不能及时排出，局部呈缺氧状态，毛细血管通透性也增强，刮痧时毛细血管破裂，因此有"痧"出现。

（三）操作方法

（1）根据患者病证性质合理选择刮痧的部位。①头部：印堂、太阳穴等。②颈项部：颈部喉头左右两侧等。③胸部：沿肋间隙方向及胸骨中线。④肩背部：两肩部、背部脊柱旁两侧。⑤上下肢：上臂肘内侧和下肢委中穴上下、大腿内侧等。

（2）洗手、戴口罩，备齐物品，并向患者做好解释、说明工作，取得其合作。

（3）协助患者暴露刮痧部位，注意保暖。

（4）检查刮痧物品是否合乎治疗要求。

（5）用刮痧用具蘸清水或麻油或其他润滑剂，在需刮部位以45°斜面角由内向外、向上或向下，取单一方向刮拭，不宜来回刮，每一部位刮20下左右。用力要适中、均匀，当刮具干涩时，需再蘸再刮，直至皮下出现红色或紫色充血瘀点，在刮拭过程中应随时观察患者和局部皮肤的反应，及时调整手法的力度。

（6）结束后，协助患者穿好衣裤，取舒适体位，静卧休息20~30 min。

（四）注意事项

（1）室内空气清新，但应避免直接吹风，以免风邪侵袭，致病情加重。

（2）刮痧时力度要均匀、适中，不可来回刮动。

（3）在刮痧过程中，患者如果出现冷汗不止、吐泻加重等危象时，应立即停止操作，报告医生并采取必要措施。

(4)严格掌握禁忌证。

(5)刮痧后需卧床静养,禁食生冷、油腻之品。

五、拔罐法及护理

拔罐法是以竹罐、玻璃罐等为工具,利用燃烧耗氧或直接抽吸的方法,使罐内形成负压,吸附于腧穴或施术部位的皮肤之上,致被拔部位的皮肤充血、瘀血的一种治疗和护理方法。因古时多用牛角作为拔罐的工具,故又称“角法”。

(一)适应范围

因拔罐法具有温通经络、祛风散寒、消肿止痛、行气活血、拔毒排脓等功效,临床上多用于以下几个方面。

(1)风寒外袭:感冒、头痛等。

(2)风湿闭阻:肩背痛、腰腿痛等。

(3)寒痰蕴肺:咳嗽、哮喘等。

(4)寒邪入里:胃痛、呕吐、腹泻等。

(5)疮疡初起,毒物咬伤可于患处拔毒排脓。

(二)禁忌证

(1)局部皮肤有溃疡、水肿以及有大血管分布处不宜拔罐。

(2)孕妇腰、骶部不宜拔罐。

(3)高热抽搐及凝血机制障碍患者不宜拔罐。

(4)重度神经质、全身抽搐痉挛、狂躁不安、不合作者,不宜拔罐。

(5)重度心脏病、心力衰竭、呼吸衰竭及严重水肿的患者不宜拔罐。

(6)醉酒、过饥、过饱、过渴、过劳者,慎用拔罐。

(三)拔罐方法

常用的拔罐方法有火罐法、水罐法、负压吸罐法等。

1.火罐法

(1)投火方法

a.投火法:将酒精棉或纸片点燃后,投入罐内,然后迅速将罐扣罩在施术部位上。此法适用于侧面部位的拔罐,以避免燃烧物下落而灼伤皮肤,如图 10.28 所示。

b.闪火法:用镊子夹住酒精棉球或长纸条点燃后,在罐内壁中段绕一圈后,迅速退出,然后将罐扣罩在施术部位上,留罐 10 min 左右,如图 10.29 所示。

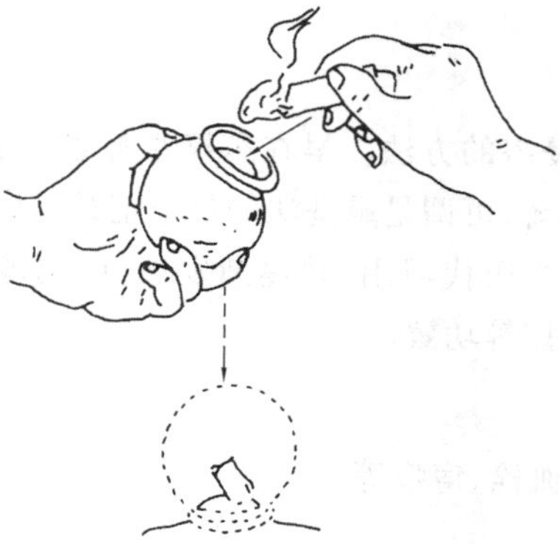

图 10.28　投火法

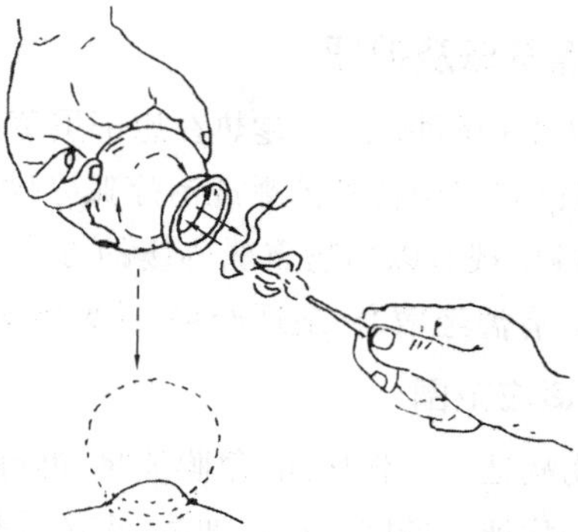

图 10.29　闪火法

c.贴棉法:将酒精棉贴附于罐内壁中部,点燃后迅速扣罩在施术部位上,应注意酒精棉要与罐内壁贴紧,以免脱落灼伤皮肤。

(2)拔罐方法

a.留罐法:将罐吸附于体表,留置 10~15 min 后再起罐。起罐时,一手以指按压罐口皮肤,待空气进入罐内时,另一手随即将罐拔起。

b.闪罐法:采用闪火法将罐拔住后,又立即起下,再迅速拔住,如此反复多次地拔上起下,起下再拔,直至皮肤潮红为度。

c.走罐法:又称推罐法,一般用于面积较大、肌肉厚的部位,如腰背部、大腿部等。可选用口径较大的玻璃火罐,罐口要平滑,先在罐口或欲拔罐部位涂一些凡士林油膏等润滑剂,将罐拔住后,用手握住罐子,向上、下、左、右需要拔罐的部位往返推动,至所拔部位的皮肤潮红、充血甚或瘀血时,将罐起下。

d.刺络拔罐法:在对所拔部位的皮肤常规消毒后,用三棱针点刺出血或用皮肤针叩打后再进行拔罐,使之出血,以加强刺血治疗的作用。一般针后留罐 10~15 min。

e.针罐法:在针刺得气留针时,将罐吸拔在以针为中心点的部位上,留罐与针 10~15 min后,起罐出针。

2.水罐法　又称煮罐法,可以用水或是中药汤剂,待其煮开后,将竹罐投入其中煮 5~10 min,用镊子夹住罐底,使罐口朝下,甩尽罐内余水,立即用冷毛巾紧扪罐口,以降低罐口温度,再迅速将罐扣罩在施术部位上,留罐 10~15 min。

3.负压吸罐法　用抽气罐,一端扣罩在施术部位上,另一端抽取空气,使罐内产生负压,从而吸附于皮肤表面,待吸牢后留置 20~30 min。

(四)注意事项

(1)拔罐前应告知患者可能出现的并发情况,如皮肤起水疱等。

(2)拔罐时应选择肌肉丰厚处,患者应保持舒适体位。

(3)注意保暖,以免复感外邪,致病情加重。

(4)使用火罐、水罐时,注意安全,避免烧伤或烫伤患者,若是意外烧伤或烫伤,严格按无菌操作处理,避免感染。

(5)严格掌握拔罐法的禁忌证。

六、熏洗法及护理

熏洗法是用药物煎汤,趁热在患部熏蒸、淋洗和浸浴的方法。早在东汉张仲景所著的《金匮要略》中就已载有用苦参汤熏洗治疗狐惑病蚀于下部者,可谓是熏洗法的最早记载。唐代孙思邈《千金要方》中载有以药物熏洗痔瘘的方法。以后此法历代习用,并逐渐发展,应用范围不断扩大。本法具有温经散寒、疏通经络、祛风除湿、杀虫止痒等功效。

(一)适应范围

1.外伤病证　外伤疼痛、角膜溃疡、静脉炎、静脉血栓、痔疮等。

2.内伤病证　癃闭、感冒、痹症、雷诺氏病等。

3.皮肤病证　荨麻疹、疥疮、寻常疣、扁平疣、神经性皮炎等。

4.妇科病证　外阴瘙痒、子宫脱垂、阴道炎等。

5.眼科病证　结膜炎、角膜炎等。

(二)禁忌证

年老体弱、严重心血管疾病、孕妇、妇女经期、严重贫血、活动性肺结核等不宜使用。

(三)操作方法

(1)根据熏洗部位准备药液、熏洗盆、坐浴架等必要物品。

(2)核对患者姓名,根据病证性质,向患者作好解释说明工作。

(3)根据熏洗部位安排患者体位,暴露熏洗部位,必要时用屏风遮挡,注意保暖。

(4)眼部熏洗时,将药液趁热倒入治疗碗,眼部对准碗口进行熏腾,液温适宜时再用纱布蘸药液淋洗眼部,稍凉即换,每次15~30 min。四肢部熏洗时,将药液趁热倒入盆中,患肢架在盆上,用浴巾围盖后熏腾,待温度适宜时,将患肢浸泡在药液中泡洗。坐浴时,将药液趁热倒入盆中,上置带孔木盖,协助患者脱去内裤,坐在木盖上熏腾,待药液温度适宜时(38~43 ℃),拿去木盖,坐入盆中泡洗或用纱布淋洗。药液偏凉时,更换药液,每次熏洗20~30 min。熏洗过程中,观察患者的反应,了解其生理和心理感受。若感到不适,应立即停止,协助患者卧床休息。

(5)定时测试药液温度,以防烫伤。

(6)熏洗完毕,清洁并擦干皮肤,协助患者穿衣,安置舒适卧位。

(7)整理好物品,作好记录。

(四)注意事项

(1)熏洗时,为避免药液蒸气走散,要加盖被单,或用厚纸卷筒状罩住患部和盛药液的器皿(如熏眼时)。

(2)要使蒸汽热度适中,并掌握好患部与盛药液器皿的距离,以免烫伤或灼伤患部,但药液也不可过冷。

(3)熏洗前要求患者排尽大小便,有敷料者揭去敷料。

(4)熏洗时,冬季应保暖,夏季宜避风寒,以免感冒加重病情。熏洗下肢后,要立即拭干,盖被保暖。

(5)严格掌握禁忌证。

七、冷敷法及护理

冷敷法是采用冰块、冷水、井底泥、动物泥、蛋清、药末等敷贴于一定的腧穴或患部，从而使局部毛细血管收缩、减少血运，抑制神经细胞的感觉功能、减轻疼痛的一种治疗和护理方法。此法具有降温、止痛、止血、防止继发感染和血肿增大等作用。

(一)适应范围

急性热病、烫伤、点灼伤、软组织钝挫伤、各种急性出血、神志不清、疔疮肿毒、痄腮。

(二)禁忌证

(1)外伤处已出现红肿热痛时，不能再作冷敷。

(2)炎症的后期，不宜冷敷。

(3)患者在劳累后，感到疲乏时，不宜作冷敷。

(4)已有水肿者，不能作冷敷。

(5)禁止在心前区(即左锁骨中线，第五肋间隙处)附近作冷敷，以避免引起冠状动脉痉挛而发生危险。

(6)眼病患者，角膜发炎时，冷敷会加重病情，故不宜用冷敷疗法。

(三)分类

冰敷法、冷水湿敷法、井底泥敷法、动物泥敷法、蛋清摩擦法。

(四)注意事项

(1)作冷敷时，要了解病人的感觉，观察患处皮肤的反应，如果感到不适或疼痛，皮肤发灰，出现紫斑或水疱时，应立即停止冷敷。

(2)每次冷敷时间不宜过长，一般以 20 min 为好。如果需要长时间冷敷时，应在每冷敷 20 min后，停敷 1 h 左右再冷敷，使局部有恢复的时间。

(3)对老人、幼儿、身体极虚弱者，或失去知觉，或瘫痪病人要特别小心。

(4)一般冷敷不在肢体的末端进行，以免引起循环障碍，而发生组织缺血缺氧。

(5)对有伤口或手术后以及眼部冷敷，冷敷用具一定要严格消毒后使用，以防止污染，引起交叉感染。

八、中药离子导入法及护理

中药离子导入法是利用直流电场的作用，使药物离子经过皮肤或黏膜进入人体到达组织间隙，使药物直接作用于病变部位，达到治疗疾病的目的，又称为直流电离子导入法。此法具有活血化瘀、软坚散结、抗炎镇痛等作用。

(一)适应范围

适用于风寒湿痹、关节肿痛、骨质增生、神经痛、神经炎、盆腔炎等。

(二)禁忌证

高热、出血性疾患、活动性结核、妊娠、严重心功能不全或带有心脏起搏器的病人禁用此法。

(三)操作方法

(1)根据疾病的部位选择合适的体位。

(2)将衬垫浸湿药液,拧至不滴水,紧贴患处皮肤,根据药物选择电极,将带负电的药物衬垫放在负极板下,带正电的药物衬垫放在正极板下。连接好以后把塑料薄膜盖在电极板上,用沙包和绷带固定。

(3)将直流感应电疗机电位器输出端调节到“0”位,接通电源,缓慢增至预定的电流强度。

(4)一般局部电流量不超过 40 mA,全身电流量不超过 60 mA,小部位、指关节电流量不超过 10 mA,面部电流量不超过 5 mA。

(5)治疗时间:每天一次,每次 15~20 min,小儿 10~15 min;10~15 次为一个疗程。

(6)治疗结束时,先将电位器输出端调至“0”位,再关闭电源开关,以免病人受到突然断电的电击感而感到不适。

(7)拆去绷带、沙包、薄膜和衬垫,擦净局部皮肤,协助病人穿衣。

(8)整理用物。

(四)注意事项

(1)做好解释工作,告诉病人治疗过程中可能出现的感觉,以便配合治疗。

(2)操作前检查设备是否处于使用状态。

(3)检查治疗部位皮肤感觉有无异常、破损;如有破损,可加盖小块塑料薄膜。

(4)治疗过程中要注意观察病人的反应和机器的运行情况,及时调节电流量以免灼伤。

(5)衬垫要专用。一个衬垫只供一种药物使用,不要用洗涤剂清洗,最好使用一次性衬垫。

(6)多次治疗后,局部皮肤可出现瘙痒、脱屑、皮疹、皲裂等反应,可用青黛膏或皮炎平膏外涂,禁止搔抓。如有电灼伤,可按烧伤处理,预防感染。

(7)严格掌握禁忌证。

九、足部反射区疗法及护理

足部反射区疗法又称足部按摩,是运用手的拇指、食指或指尖关节与手的技巧动作,对足部反射区施加特定压力,进行有效的良好刺激,缓解人体内部的紧张状态,调节人体各组织器官的机能,以达到增强体质、预防疾病、消除不适感(疲劳)等保健效果的一种方法。

(一)适应范围

1.急性疼痛性疾病　如胃痉挛、肠痉挛、胆绞痛、心绞痛、偏头痛、急性咽喉痛等。

2.内科病证　如慢性胃炎、胃溃疡、十二指肠溃疡、失眠、神经衰弱、神经官能症、高血压、眩晕、植物神经紊乱(自主神经功能紊乱)等。

3.外科病证　胆囊炎并胆结石、肿瘤放化疗的恢复、泌尿系结石等。

4.妇科病证　闭经、月经不调、经前紧张综合征等。

5.儿科病证　如小儿消化不良等。

(二)禁忌证

(1)各种严重的出血患者。

(2)肺结核活动期。

(3)急性心肌梗死病情不稳者。

(4)严重肾衰竭、心力衰竭、肝坏死等危重病人。

（三）操作方法

1.单食指扣拳法　是指施术者一手扶持受术者的足，另一手半握拳，中指、无名指、小指的第1、2指间关节屈曲，以食指中节近第1指间关节（近侧指间关节）背侧为施力点，作定点顶压。此法适用于肾上腺、肾、小脑和脑干、大脑、心、脾、胃、胰、小肠、大肠、生殖腺等足底反射区。

2.双指钳法　是指施术者的无名指、小指第1、2指关节各屈曲90°紧扣于掌心，中指微屈后插入被按摩足趾与另一足趾之间作为衬托，食指第1指关节屈曲90°，第2指关节的尺侧面（靠小指侧）放在要准备按摩的反射区上，拇指指腹紧按在食指第2指关节的桡侧面上，借拇指指关节的屈伸动作按压食指第2指关节刺激反射区。靠拇指指关节的屈伸动作带动食指对反射区发力。中指不发力只辅助衬托作用。此法适用于颈椎反射区、甲状旁腺反射区。

3.拇指腹按压法　是指施术者以拇指指腹为着力点进行按压。此法适用于内肋骨、外肋骨、气管、腹股沟等反射区。

4.单食指钩掌法　是指施术者的中指、无名指、小指的第1、2指关节屈曲90°紧扣于掌心，食指第1指关节屈曲，第2指关节屈曲45°，食指末节指腹指向掌心，拇指指关节微屈，虎口开大，形成与食指对持的架势，形似一镰刀状。发力点为食指第1指关节屈曲90°后顶点的桡侧（靠拇指侧）或食指末节指腹的桡侧或食指第2指关节屈曲45°后的顶点。此法适用于足底反射区、足内侧反射区、足外侧反射区。

5.拇指推掌法　是指施术者的食指、中指、无名指、小指的第1、2指关节微屈，拇指指腹与其他4指对掌，虎口开大。发力点为拇指指腹的桡侧。此法适用于足内侧反射区、足外侧反射区、足背反射区。

（四）注意事项

（1）饭后1 h内，不能进行足疗按摩，否则会造成胃肠不适。

（2）足疗按摩前，应检查心脏反射区，以确定对病人用力的标准。

（3）足疗按摩后30 min内，要饮用温开水300~500 mL。

（4）足部有外伤、疮疖时，应避开或另选相似或相关对称的同名反射区代替。初次足疗按摩造成部位瘀血或红肿，可搽红花酒精。

（5）足疗按摩后，要注意双足保温，夏天勿直对按摩的双足开风扇，不可在按摩后立即接触凉水。

（6）有些疑难病症，在治疗中会出现“马鞍形”或“驼峰形”疗效；长期服药的患者，接受足疗效果较慢。二者皆应坚持治疗，才会达到预期目的。

（7）避免在皮下组织少的部位施以重按，以免造成肿胀；小孩、老人，只用拇指、食指，采用捏、按手法，禁止强刺激。

（8）严格掌握禁忌证。

【本章小结】

本章第一节介绍中医一般护理，包括生活起居护理、情志护理、饮食护理，重点在于掌握生活起居护理的具体内容并能实际操作，掌握“七情”的概念及情志护理原则，掌握饮食护理的原则和方法及饮食调养的基本要求。第二节介绍中医八法即汗、吐、下、和、温、清、消、补，重点在于掌握“八法”的概念。第三节介绍常用传统疗法及护理，包括针刺法、灸法、推拿法、刮痧法、拔罐法、熏洗法、冷敷法、足部按摩以及中医与现代科学相结合所产生的中药离子导入法等，重点在于掌握腧穴的定位，毫针的刺法、艾灸法和拔罐法的操作方法。

同学们在学习了上述内容之后，应该学会举一反三，在为博大精深的祖国医学自豪的同时，应将现代护理技术与上述中医传统的治疗、护理方法相结合，运用到具体的临床护理工作中去。

（田国美）

目标检测

1.夏季在起居方面应该做到(　　)。

A.早卧早起　　B.早卧晚起　　C.晚卧晚起　　D.晚卧早起

2.肝病患者应忌食(　　)。

A.酸　　B.咸　　C.甘　　D.辛

3.以下关于针刺补泻的说法，正确的是(　　)。

A.一般虚证用补法，要求针刺时手法运用重刺激

B.泻法要求进针部位深、提插手法重、捻转快，出针必须多揉按针孔

C.补法要求进针慢，进针部位浅，捻转幅度大、提插手法轻

D.补法能够鼓舞人体正气，泻法能够疏泄病邪

4.以下是成人推拿手法的基本要求的是(　　)。

A.持久、柔和、有力、均匀　　B.持久、规律、均匀、长期

C.柔和、有力、渗透、规律　　D.规律、长期、联合、均匀

5.情志护理的原则，下列说法错误的是(　　)。

A.诚挚体贴　　B.因人施护　　C.因病制宜

D.避免刺激　　E.移情相胜

6.下列行针手法中不是行针辅助手法的是(　　)。

A.循法　　B.刮法　　C.捻转法

D.震颤法　　E.弹法

7.将艾条一端点燃，距离穴位皮肤2~3 cm处进行烘烤，使局部有温热感的灸法是(　　)。

A.回旋灸　　B.温和灸　　C.雀啄灸

D.温针灸　　E.艾炷灸

8.下列不属于刮痧适应证的是(　　)。

A.中暑　　B.年老体弱　　C.腹痛腹泻

D.高热头痛　　E.恶心呕吐

9.下列不属于刮痧法禁忌证的是(　　)。

A.体形消瘦　　B.皮肤病变　　C.精神不振　　D.出血倾向

10.下列不属于足疗法禁忌证的是(　　)。

A.肺结核活动期　B.严重的神经衰弱症　C.严重肾衰竭

D.严重心力衰竭　E.肝坏死

11.下列不属于中药离子导入法适应范围的是(　　)。

A.风寒湿痹　B.关节肿痛、神经痛、神经炎

C.盆腔炎　D.瘰疬、瘿瘤、活动期结核

12.冷敷法适宜时间为(　　)。

A.5 min　B.10 min　C.15 min

D.20 min　E.25 min

第十一章
常见病证的中医护理

【学习目标】

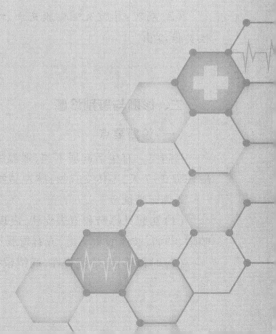

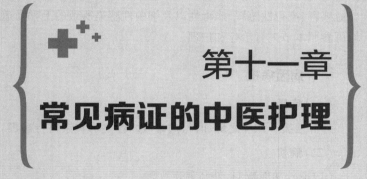

- 了解常见病证的概念及病因病机。
- 熟悉常见病证的辨证分型。
- 掌握常见病证的护理方法。

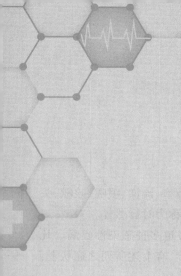

第一节　感　冒

感冒又称冒风、冒寒、伤风、重伤风、小伤寒，是感受触冒风邪，出现鼻塞、流涕、喷嚏、咳嗽、头痛、恶寒、发热、全身不适等症状的一种常见外感疾病，如见广泛流行，则称为时行感冒。

本节内容以普通感冒、伤风及时行感冒为主。包括西医学的上呼吸道多种感染性疾病。凡普通感冒、流行性感冒、病毒性以及细菌性感染所致的上呼吸道急性炎症，有上述所列之症状者，均可参照本节进行治疗和护理。

一、病因病机

（一）病因

外邪侵袭　六淫之邪、时行病毒或六淫之邪夹杂时行病毒。

（二）病机

（1）卫外功能减弱，外邪乘袭致病。

（2）病邪侵犯肺卫，而以卫表不和为主。

（3）病理属性有寒热两大类别。

（4）病邪少有传变，一般预后较好。

知识拓展

西医病因与病理

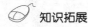

（1）病因：致病菌主要为病毒，如流感、副流感、腺、鼻病毒等，细菌主要是溶血性链球菌、流感嗜血杆菌、肺炎链球菌、葡萄球菌等。

（2）病理：鼻腔及咽黏膜充血、水肿、上皮细胞破坏，少量单核细胞浸润，有浆液性及黏液性炎性渗出。

二、诊断与鉴别诊断

（一）诊断要点

1.病史　有生活起居不当，寒温失宜；过度劳累等抗病能力下降等病史；起病急，普通感冒一般病程 3~7 天，不传变；时行感冒易发生传变，入里化热，继发或合并他病。

2.临床特征

（1）初起见鼻窍和卫表症状，表现为鼻咽部不适，鼻塞、流涕、喷嚏、恶风、恶寒等；继而发热、咳嗽、咽痛、肢体酸重不适，或有胃肠道症状，纳差、腹泻、恶心呕吐，但以表证为主。

（2）时行感冒，呈流行性，病情较一般感冒重。体温高，全身症状重，而肺系证候不突出，1~3

天后出现重的肺系症状，机体康复较慢。

(3)病程一般3~7天，如症状迁延，则有传变，时间延长。

(4)发病有季节性冬、春季多见；四时皆可发。

(二)鉴别诊断

1.普通感冒与时行感冒　两者对比见表11.1。

表11.1　普通感冒与时行感冒对比

类　型	病　因	发病季节	流行情况	症　状	传变情况
普通感冒	风邪为主	冬春季多发	常呈散发性	发热不高或不发热，全身症状轻浅	病情较轻，少有传变
时行感冒	时行病毒	不限季节	广泛的传染性和流行性	高热，全身症状显著	病情较重，发病急，可发生传变，化热入里

2.风寒感冒与风热感冒　两者对比见表11.2。

表11.2　风寒感冒与风热感冒的比较

类　型	病因病机	主　症	
		相同点	不同点
风寒感冒	风寒之邪外袭	恶寒、发热、鼻塞、流涕	恶寒重，发热轻，无汗，鼻流清涕，口不渴，舌苔薄白，脉浮紧
风热感冒	风热之邪外袭		发热重，恶寒轻，有汗，鼻流浊涕，口渴，舌苔薄黄，脉浮数

三、辨证施护

(一)护理总则

辨别风寒、风热、暑湿，护理大法——解表法。注意解表药煎服方法和服药后的护理。

(二)一般症状

(1)鼻塞声重，喷嚏流涕，或有咳嗽，咽痒或痛——肺失宣肃。

(2)恶寒怕冷，发热头痛，肢体酸楚，或头重身痛——表卫失和。

总之，由于感邪性质、体质、季节等不同，故患者症状、舌、脉等均有差异。

(三)分证论治

1.风寒感冒

【症状及分析】

(1)恶寒、发热、无汗——风寒外束，卫阳被遏。

(2)头痛，肢节酸痛——清阳不展，络脉失和。

(3)鼻塞流涕,咽痒咳嗽——风寒上受,肺气不宣。

(4)口不渴或渴喜热饮——寒邪外客。

(5)舌苔薄白、舌质润,脉浮紧——表寒之象。

【治护法则】辛温解表,宣肺散寒。

【方药】荆防败毒散加减。

【中成药】风寒感冒颗粒、荆防颗粒等。

2.风热感冒

【症状及分析】

(1)身热、微恶风、汗出不畅——风热犯表,热郁肌腠,卫表失和。

(2)头胀痛、目胀、面色多赤——风热上扰。

(3)咽喉肿痛、咽燥口渴、鼻流浊涕——风热上受,熏蒸清道。

(4)咳嗽、痰黏或黄——风热犯肺,肺失清肃。

(5)舌苔薄白或黄、脉象浮数——表热之象。

【治护法则】辛凉解表,宣肺清热。

【方药】银翘散加减。

【中成药】银翘解毒片、桑菊感冒冲剂等。

3.暑湿感冒

【症状及分析】

(1)夏令感邪、身热、微恶风、汗少、肢体酸重或疼痛——暑湿伤表,卫表失和。

(2)头昏重、胀痛——风暑夹湿上犯清窍。

(3)咳嗽痰黏、鼻流浊涕——暑热犯肺,肺气不清。

(4)心烦、口渴、小便短赤——暑热内扰,热灼伤津。

(5)胸闷、脘痞、泛恶、便溏、口中黏腻、渴不多饮——湿热中阻,气机不展。

(6)舌苔薄黄、腻,脉象濡数——暑热夹湿之象。

【治护法则】清暑解表,宣肺祛湿。

【方药】新加香薷饮加减。

【中成药】藿香正气液等。

4.气虚感冒

【症状及分析】

(1)恶寒较甚、发热、无汗、身楚倦怠——风寒外束,气虚托送无力。

(2)咳嗽、咯痰无力——肺气失宣。

(3)舌苔淡白,脉象浮而无力——气虚之象。

【治护法则】益气解表。

【方药】参苏饮加减。

【中成药】参苏片等。

5.阳虚感冒

【症状及分析】

(1)恶寒重发热轻、头痛身重、无汗——风寒外束肌表。

(2)面白、语声低微、四肢不温或自汗——阳虚,体表四肢不得温煦,阳虚气亦不足则自汗,语声低微。

(3)舌淡胖苔白,脉象沉无力——阳虚之象。

【治护法则】助阳解表。

【方药】麻黄附子细辛汤加减。

6.阴虚感冒

【症状及分析】

(1)身热微恶风寒、少汗——阴虚之体易招风热外乘,津液不能作汗达邪。

(2)头昏、心烦、口干、干咳少痰——阴虚热郁津伤。

(3)舌红少苔,脉象细数——阴液不足之象。

【治护法则】滋阴解表。

【方药】加减葳蕤汤。

7.血虚感冒

【症状及分析】

(1)身热头痛、微恶风寒——风寒束表,肺卫失宣。

(2)无汗或少汗——血虚,汗源不充。

(3)面色不华、唇甲色淡、心悸头晕——血虚不荣,心失所养。

(4)舌淡苔白、脉象细无力或浮——血虚之象。

【治护法则】养血解表。

【方药】葱白七味饮加减。

四、中医一般护理

(一)生活起居护理

保持病室空气清新,室内应整洁、舒适、安静、温湿度适宜,避免患者直接吹风。时行感冒者,做好消毒隔离,预防传染,并每日对室内进行空气消毒处理。患者应注意多休息、饮水,防止复感。一般不用物理降温,以免闭塞腠理而致邪气内郁。

(二)病情观察

观察患者服药后的寒热变化及汗出情况。服药后,若汗出热退,脉静,神清,周身舒适,胃纳转佳,为病情向愈;反之为病情加重或变生他证,谨防亡阴亡阳等凶险证候。

(三)饮食护理

总的原则是饮食宜清淡、易消化,忌辛辣、油腻之品。同时结合患者病证的具体性质,按照“虚则补之、实则泻之、寒者热之、热者寒之”的护理原则,配合好药物治疗。

(四)情志护理

让患者保持乐观开朗的心情,以增强正气,御邪外出。

(五)用药护理

汤药不宜久煎,药宜温服,服药后避风覆被,最好饮热粥或米汤,以助药力,以遍身微汗为宜,切忌大汗淋漓。

第二节　消　渴

消渴泛指以多饮、多食、多尿、形体消瘦，或尿有甜味为特征的疾病。本病在《黄帝内经》中称为“消瘅”。口渴引饮为上消；善食易饥为中消；饮一溲一为下消，统称消渴（三消）。从其临床表现来看，与西医学的糖尿病有相似之处。

一、病因病机

（一）病因

1.禀赋不足　先天禀赋不足是引起消渴的内在因素。《灵枢·五变》中“五脏皆柔弱者，善病消瘅”。其中尤以阴虚体质最易罹患，此外，素体肾虚与本病的关系密切。

2.饮食不节　长期过食肥甘，醇酒厚味，辛辣香燥，损伤脾胃，致脾胃运化失职，积热内蕴，化燥伤津，消谷耗液，发为消渴。早在《素问·奇病论》中“此肥美之所发也，此人必数食甘美而多肥也，肥者令人内热，甘者令人中满，故其气上溢，转为消渴”。

知识拓展

肺主气为水之上源，敷布津液。肺受燥热所伤，则津液不能敷布而直趋下行，随小便排出体外，故小便频数量多；肺不布津则口渴多饮。

胃为水谷之海，主腐熟水谷，脾为后天之本，主运化，为胃行其津液。脾胃受燥热所伤，胃火炽盛，脾阴不足，则口渴多饮，多食善饥；脾气虚不能转输水谷精微，则水谷精微下流注入小便，故小便味甘；水谷精微不能濡养肌肉，故形体日渐消瘦。

肾为先天之本，主藏精而寓元阴元阳。肾阴亏虚则虚火内生，上燔心肺则烦渴多饮，中灼脾胃则胃热消谷，肾失濡养，开阖固摄失权，则水谷精微直趋下泄，随小便而排出体外，故尿多味甜。

3.情志失调　长期过度的精神刺激，如郁怒伤肝、肝气郁结，或劳心竭虑、营谋强思等，以致郁久化火，火热内燔，消灼肺胃阴津而发为消渴。

4.劳欲过度　房事不节，劳欲过度，肾精亏损，虚火内生，终致肾虚肺燥胃热俱现，发为消渴。

（二）病机

（1）消渴的病机主要在于阴津亏损，燥热偏胜，而以阴虚为本，燥热为标，两者互为因果，阴越虚则燥热越盛，燥热越盛则阴越虚。

（2）消渴病变的脏腑主要在肺、胃、肾，尤以肾为关键。三脏腑之中，虽可有所偏重，但往往又互相影响。

二、诊断要点

（1）以口渴、多饮、多食易饥、尿频量多、形体消瘦为临床特征。本病多发于中年以后（发病与体重超标相关），以及嗜食膏粱厚味、醇酒炙博之人。若在青少年期即罹患本病者，一般病情较重。

（2）初起可“三多”症状并不显著，病久常并发眩晕、肺痨、胸痹心痛、中风、雀目、疮痈等。严重者可见烦渴，头痛，呕吐，腹痛，呼吸短促，甚或昏迷厥脱危象。由于本病的发生与禀赋不足有较为密切的关系，故消渴病的家族史可供诊断参考。

（3）查空腹、餐后 2 h 血糖和尿糖，尿比重，作葡萄糖耐量试验等检查有助于确定诊断。必要时查尿酮体，血尿素氮，肌酐，二氧化碳结合力及血钾、钠、钙、氯化物等。

糖尿病的诊断标准：HbA1c≥6.5%，试验应该用美国糖化血红蛋白标准化计划组织（NGSP）认证的方法进行，并与糖尿病控制和并发症研究（DCCT）的检测进行标化。或空腹血糖（FPG）≥7.0 mmol/L。空腹的定义是至少 8 h 无热量摄入。或口服糖耐量试验（OGTT）2 h 血糖≥11.1 mmol/L。试验应按世界卫生组织（WHO）的标准进行，用相当于 75 g 无水葡萄糖溶于水作为糖负荷。或在有高血糖典型症状或高血糖危象的患者，随机血糖≥11.1 mmol/L。如无明确的高血糖，结果应重复检测确认。

三、辨证施护

（一）护理总则

本病的基本病机是阴虚为本，燥热为标，故清热润燥、养阴生津为本病的护理大法。

（1）《医学心悟 · 三消》中“治上消者，宜润其肺，兼清其胃”“治中消者，宜清其胃，兼滋其肾”“治下消者，宜滋其肾，兼补其肺”，可谓深得治疗消渴之要旨。

（2）本病常发生血脉瘀滞，故对于上述各种证型，尤其是对于舌质紫暗，或有瘀点瘀斑，脉涩或结或代，及兼见其他瘀血证候者，均可酌加活血化瘀的方药。

（3）常见阴损及阳的病变，灵活用滋补肾阴、温补肾阳。

（4）易并发痈疽、眼疾、劳嗽等症，故还应针对具体病情，及时合理地选用清热解毒、健脾益气等治法。

（二）辨病位

通常以肺燥为主，因津液失布而致多饮症状较为突出者，称为上消；以胃热为主，因中焦热盛，而致多食症状较为突出者，称为中消；以肾虚为主，因固摄失司而致多尿症状较为突出者，称为下消。一般早期病在上、中消，晚期病在中、下消。

（三）分证论治

1.上消

【症状及分析】

烦渴多饮、口干舌燥——肺燥津伤。

尿频量多——燥热在上，肺失治节，水不化气，直趋而下。

舌边尖红、苔薄黄、脉洪数——肺燥内热之象。

【治护法则】清热润肺，生津止渴。

【方药】消渴方加减。

【中成药】消渴丸、玉泉丸等。

2.中消

(1)胃火炽盛

【症状及分析】

多食易饥——胃火杀谷，引食自救。

口渴多饮——胃火坚燥，肠胃燥热，引水自救。

小便频数——燥热痞闭渗泄之路，所饮之水为暴虐所迫，直趋而下。

形体消瘦——肠胃燥热，食入于胃，化而不收，谷气下泄，肌肉失养。

大便秘结——肠胃坚燥失润。

舌苔黄燥、脉象滑实有力——胃热之象。

【治护法则】清胃泻火，养阴增液。

【方药】玉女煎加减。

【中成药】消渴灵片等。

(2)脾胃气衰，谷精不守

【症状及分析】

渴饮不多，多饮则肿——脾不化精，求救于饮，饮入不运，辄作肿胀。

溲清而甘——谷精不守，流为死气。

体疲乏力——脾虚，四肢肌肉失养，气血无生化之源。

大便溏——脾气不运，水精不摄。

舌质淡胖、脉象细弱——脾弱之象。

【治护法则】健脾益气，生津止渴。

【方药】七味白术散加减。

3.下消

(1)消伤肾阳、阴虚火旺

【症状及分析】

尿频量多——肾虚失约。

口干舌燥——阴虚津燥。

腰膝酸软——肾虚外府失养。

尿甜、浑浊如膏汁——肾虚不摄，精微下泄。

烦躁、遗精、失眠、舌质红、脉象细数——阴虚火旺之象。

【治护法则】滋阴清热，养阴固肾。

【方药】大补阴丸加减。

【中成药】六味地黄丸、左归丸等。

(2)阴损及阳，相火不旺

【症状及分析】

小便频数——肾气虚衰，气化失司。

尿色清白如水——肾阳不化。

或见浑浊如膏——肾元下泻。

口渴少饮——命门火衰，肾水亦虚，火衰不能熏蒸，水亏不能蒸腾，以致上焦肺燥不润而渴，但因火盛不著，故虽渴而不甚。

面色黧黑憔悴——阳惫色枯，面乏神采。

耳轮焦干——肾精亏耗至极。

浮肿或少尿——阳虚气化不利。

或五更泻——肾关不固。

腰膝酸软——肾之外府不得温养。

形寒肢冷——阳虚生寒。

阳痿早泄——命门火衰，精关不固。

舌质淡嫩、有齿痕、舌苔白滑、脉象沉细——肾阳不足之象。

【治护法则】温肾助阳，益精固肾。

【方药】八味地黄丸加减。

【中成药】肾气丸、右归丸等。

四、中医一般护理

（一）生活起居护理

按照“春夏养阳”“秋冬养阴”的原则，增加活动量，节制房事，衣着应宽松，气候变化时注意保暖、避免感冒，切忌外伤。

（二）病情观察

注意观察患者饮水量、进食量、尿量及体重的变化，作好相关记录。在调控血糖的过程中，应检测三餐前及餐后 2 h 手指血糖（最好是静脉血），做好记录，观察有无并发症的发生。

（三）饮食护理

总的原则是饮食定时、定量。忌食甜食、油腻、辛辣、烟酒，主食提倡粗制米面和适量杂粮，多食新鲜蔬菜。

（四）情志护理

本病为慢性消耗性疾病，临床上患者由于疾病迁延日久，加之对胰岛素治疗的认识不充分，故其容易产生急躁、悲观的心理，医护人员应做好宣传和耐心倾听，引导患者正确认识和对待疾病，帮助其调畅情志，提高自我防治能力，有效控制病情，减少并发症。

（五）用药护理

中药一般宜餐前温服，口服西药及胰岛素注射应严格按照医嘱，在医院时，应该在医护人员的指导监督下完成，在家时，最好有亲人在身边，以防止意外情况的发生。

五、其他中医方法

（一）毫针刺法

1.上消　大椎、鱼际、合谷用泻法，肺俞、太渊用平补平泻法，并留针 30 min；金津、玉液疾刺不留针。每日 1 次或隔日 1 次,7~14 天为一个疗程。

2.中消　中脘、脾俞、胃俞用平补平泻法,曲池、合谷、内庭、足三里用泻法,并留针30 min。每日 1 次或隔日 1 次,7~14 天为一个疗程。

3.下消　肾俞、肝俞、关元、三阴交、太溪、然谷用补法,并留针 30 min,隔日 1 次。

(二)灸法

对后期阴损及阳,可取胰俞、肺俞、脾俞、足三里、关于、太溪等穴,用艾条悬灸,每日 1 次,每次 4~5 壮。

第三节　胃　痛

胃痛,又称胃脘痛,是指由于饮食不节、情志所伤、外邪犯胃、素体脾虚等因素导致脾胃受损、气血不调,所产生的以上腹胃脘部近心窝处疼痛为主症的病证。本病的别名又有心口痛、胃心痛、心腹痛、心胃痛等。

一、病因病机

(一)病因

1.外邪犯胃　外感寒、热、湿诸邪,内客于胃,致胃失和降,气机阻滞,不通则痛。

2.饮食伤胃　饮食不节,过饥过饱,损伤脾胃,胃气壅塞,致胃失和降,气机阻滞,不通则痛。

3.情志不畅　忧思恼怒,伤肝损脾,肝失疏泄,横逆犯胃,致胃失和降,气机阻滞,不通则痛。

4.素体脾虚　运化失职,气机不畅,或中阳不足,中焦虚寒,致胃失濡养,不荣则痛。

(二)病机

1.实证的胃痛其病机为胃气阻滞,胃失和降,不通则痛;虚证的胃痛其病机为胃失濡养,胃失和降,不荣则痛。

2.病位在胃,与肝脾关系密切,且与肾有关。

二、诊断与鉴别诊断

(一)诊断要点

(1)与情志不遂、饮食不节、劳累、受寒等因素有关。

(2)其疼痛有胀痛、刺痛、隐痛、剧痛等不同,常伴有食欲不振、痞闷或胀满、恶心呕吐、吞酸嘈杂等症。

(3)起病或急或缓,常反复发作。

(4)胃镜、钡餐等可明确急、慢性胃炎,胃、十二指肠溃疡病,胃黏膜脱垂等的诊断;胆红素、转氨酶、淀粉酶和 B 超、CT 等检查可与肝、胆、胰等脏器的疾病作鉴别诊断;腹部透视可与肠梗阻、穿孔作鉴别诊断;血常规可协助与阑尾炎早期作鉴别;心肌酶谱、肌钙蛋白、心电图等检查可与心绞痛、心肌梗死作鉴别诊断。

（二）鉴别诊断

胃痛与真心痛、腹痛、胁痛的鉴别见表11.3。

表11.3　胃痛与真心痛、腹痛、胁痛的鉴别

	胃脘痛	真心痛	腹痛	胁痛
病位	胃脘（胃）	胸（心）	胃脘以下，毛际以上	两胁（肝胆）
病机	胃失和降	心脉痹阻	腹中气机紊乱	少阳枢机不利
症状	胃脘疼痛，伴嗳气、反酸、上腹痞闷或饿痛或饱痛	胸前闷痛，压榨感伴心悸、气促、手足青至节、脉结代	脐周或少腹、小腹疼痛伴肠鸣。 大便失常（或腹泻或便秘）	两胁胀痛或窜痛刺痛，或见积块，或见发热、黄疸

三、辨证施护

（一）护理总则

胃痛的病因病机不外寒、热、虚、实，但总的原则是和胃止痛。

（二）辨证要点

1.辨虚实　实者，发病急骤，病程短，疼痛剧烈，拒按，脉盛；虚者，起病缓慢，病程长，疼痛较缓，喜按，脉虚。

2.辨寒热　寒者，遇寒则痛甚，得温则痛减，舌苔白，脉弦紧；热者，遇热则痛甚，得寒则痛减，舌苔黄或黄腻，脉弦数或滑数。

（三）分证论治

1.寒邪客胃

【症状及分析】

胃痛暴作——寒邪犯胃或饮食生冷，寒积于胃，寒凝气滞，发病迅速。

畏寒喜暖、得温则减、遇寒则甚——寒遏胃肠，温则寒散，寒则增其邪势。

口不渴，喜热饮——胃无热邪，热能御寒。

舌苔薄白、脉象弦紧——寒痛之象。

【治护法则】温胃散寒，和胃止痛。

【方药】香苏散合良附丸加减。

【中成药】温胃舒等。

2.饮食伤胃

【症状及分析】

胃脘胀满疼痛——暴饮多食，饮食停滞，胃中气机阻塞。

嗳腐吞酸——宿食不化，浊气上逆。

呕吐不消化食物，吐后痛减——胃失和降，气逆于上，食吐气顺。

不思饮食——宿食停滞，脾胃受损。

大便不爽——食积下迫，大肠传导失司。

舌苔厚腻、脉象滑——饮食停滞之象。

【治护法则】消食导滞，和胃止痛。

【方药】保和丸加减。

【中成药】健胃消食片等。

3.肝气犯胃

【症状及分析】

胃脘胀满、攻撑作痛——肝气犯胃，气机阻滞。

痛连两胁——肝气郁结，循经作痛。

嗳气频作——胃气上逆。

大便不畅——气机不利。

每因情志因素作痛，舌苔薄白或微黄、脉象弦——为情志怫郁，肝气犯胃，胃失和降之象。

【治护法则】疏肝解郁，和胃止痛。

【方药】柴胡疏干散加减。

【中成药】逍遥丸、木香顺气丸等。

4.湿热中组

【症状及分析】

胃脘疼痛且有热感——湿热蕴结灼胃，气机阻滞。

嘈杂口干而苦，但不欲饮——湿热熏蒸，热郁于内，热中夹湿。

小便黄——湿热内盛，下趋膀胱。

大便不畅——湿热气滞。

舌苔黄腻、脉象滑数——湿热中阻之象。

【治护法则】清热化湿，和胃止痛。

【方药】清中汤或连朴饮加减。

【中成药】三九胃泰等。

5.瘀血内停

【症状及分析】

胃脘疼痛拒按、痛有定处、或如针刺、或如刀割——气滞日久，瘀血停滞，阻遏气机，脉络不通。

食后痛甚——食物入里，触动其瘀。

或见吐血便血——瘀血停着，血不循经。

舌质紫暗、脉象涩滞——瘀血内停之象。

【治护法则】活血祛瘀，和胃止痛。

【方药】失笑散合丹参饮加减。

【中成药】元胡止痛片、血府逐瘀胶囊等。

6.胃阴亏耗

【症状及分析】

胃脘隐痛或灼痛——郁火伤阴，胃络失于濡养，阴虚化生内热。

舌燥口干——胃阴不足，津液不能上承。

大便干结——津液不足，肠道失润。

舌质红、舌苔少或光剥、脉象细弦——阴虚胃痛之象。

【治护法则】养阴生津，和胃止痛。

【方药】一贯煎合芍药甘草汤加减。

【中成药】养胃舒等。

7.脾胃虚寒

【症状及分析】

胃脘隐隐作痛——脾胃虚寒，胃失温养。

喜按喜暖——温则喜按，寒则喜暖。

得食痛减——胃络借饮食之暖，以温通血脉。

时呕清水、纳少乏力、神疲——脾失健运，水饮停留，胃虚和降失司。

四肢欠温——脾阳虚衰，不达四肢。

大便溏薄、舌质淡、脉弱——中虚有寒，脾阳虚衰之象。

【治护法则】温中健脾，和胃止痛。

【方药】黄芪建中汤合理中丸加减。

【中成药】附子理中丸等。

四、中医一般护理

（一）生活起居护理

病房环境安静整洁、空气清新，温湿度适宜。

（二）病情观察

注意观察患者进食前后疼痛的变化，有呕血或便血者，作好记录，密切观测病情。

（三）饮食护理

总的原则是饮食宜清淡、易消化，富于营养的流质或半流质饮食，少食多餐，忌生冷、坚硬、煎炸、含粗纤维、辛辣、烧烤、烟酒等。饮食应根据病证寒、热、虚、实的具体情况，配合药物治疗。

（四）情志护理

特别对于肝气犯胃的病人，保持患者心情舒畅，缓解紧张恐惧的心理，保持情绪稳定，积极配合治疗和护理。

（五）用药护理

中药一般宜温服，实证宜饭前服；虚证宜饭后服。

五、其他中医方法

（一）毫针刺法

（1）中脘、期门、内关、足三里、阳陵泉、太冲，均用泻法，适用于肝气犯胃之胃痛。

（2）脾俞、胃俞、中脘、章门、内关、足三里适用于脾胃虚寒之胃痛。

(二)灸法

脾俞、胃俞、中脘、章门、足三里,采用温和灸或隔姜灸,适用于脾胃虚寒之胃痛。

第四节 心 悸

心悸,是指患者自觉心中急剧跳动,惊惶不安,甚至不能自主为表现的一种病证。发生时,患者自觉心跳快而强,并伴有心前区不适感。包括惊悸和怔忡,因惊而悸者谓之惊悸,时作时止,病情较轻;无所谓动而悸者,谓之怔忡,发作无时,病情较重。一般怔忡多伴有惊悸,惊悸日久可发展为怔忡。本病的别名又有心怵惕、心动悸、心下悸、惊悸等。

一、病因病机

(一)病因

心悸的发生,常与体质虚弱、情志刺激及外邪入侵等因素有关。

(1)体质虚弱:素体不强,久病或劳欲过度,或各种失血,造成气血阴阳的亏虚,以致心失所养,发为心悸。

(2)饮食劳倦:劳倦太过伤脾,或久坐久卧伤气,引起气血生化之源不足,而致心血虚少,心失所养,神不潜藏,发为心悸。

(3)情志刺激:平素心虚胆怯之人,如骤遇惊恐,或情怀不适,悲哀过极,忧思不解等七情扰动,忤犯心神,发为心悸。

(4)感受外邪:风、寒、湿三气夹至,合而为痹,复感外邪,内舍于心,邪阻心脉,心血不畅;或风、寒、湿、热等外邪,由血脉内侵于心,耗伤心气或心阴。均可发为心悸。

(5)瘀血阻络心阳不振,血脉失于温养,运行不畅;或心气不足,不能推动血行;或寒邪痰浊,阻遏心脉,均可导致瘀血阻络而发为心悸。

(6)药物中毒药物过量或毒性较剧,损及于心,可致心悸,如附子、乌头,或西药锑剂、洋地黄、奎尼丁、肾上腺素、阿托品种用药过量或不当时,均能引发心动悸、脉结代一类证候。

(二)病机

(1)发病机理为气血阴阳不足,心失所养,或邪气扰动心神而致,虚多于实。

(2)病变部位在心,可累及肺肾肝脾。

(3)本病有虚实之分,可兼夹转化。

二、诊断要点

1.病史 发作常由情志刺激、惊恐、紧张、劳倦过度、饮酒饱食等因素而诱发。

2.临床症状 自觉心慌不安,心跳剧烈,不能自主,常伴有胸闷不适,气短,乏力,头晕,甚至喘促,肢冷汗出,或见晕厥。

3.辅助检查 听诊示心搏或快速,或缓慢,或忽跳忽止,或伴有心音强弱不等;脉象可有数、疾、促、结、代、沉、迟等变化。测血压、X线胸部摄片及心电图等检查有助于明确诊断。

三、辨证施护

（一）护理总则

（1）以补为主，或攻补兼施，根据心神不宁的特点，均可酌用镇心安神护理方法。

（2）心悸多由情绪波动、劳累过度而诱发，药物治疗的同时，患者需自我控制情绪，静养最佳。

（二）分证论治

1.心胆虚怯

【症状及分析】

心悸、善惊易恐、遇惊则心悸怵惕——心虚心不自主，胆虚则决断无权，惊则气乱，心不藏神。

坐卧不安，少寐多梦——心不藏神，神去则舍空。

舌苔薄白或如常、脉象动数或虚弦——心胆气虚，气血逆乱之象。

【治护法则】镇惊定志，养心安神。

【方药】安神定志丸加减。

2.心脾两虚

【症状及分析】

心悸不安、怔忡、健忘、失眠——心主血脉，心血不足，心失所养。

头晕目眩、面色无华——心血不足，不能上荣于面，不能上承于脑。

神倦气短，或自汗——血虚及气，气血两亏，卫表不固。

舌质淡红、脉象细弱——气血双亏之象。

【治护法则】健脾补血，养心安神。

【方药】归脾汤加减。

【中成药】归脾丸等。

3.阴虚火旺

【症状及分析】

心悸不安，思虑劳心尤甚，心烦、手足心热、少寐多梦——肾阴不足，水不济火，致心火内动，扰乱心神。

头晕目眩、耳鸣、面赤升火——阴亏于下，阳扰于上。

腰酸——腰为肾之府，肾阴亏虚，肾府失养。

舌质红、苔薄黄，脉象细数——阴虚火旺之象。

【治护法则】滋阴降火，养心安神。

【方药】黄连阿胶汤加减。

【中成药】天王补心丸等。

4.心阳不足

【症状及分析】

心悸不安，动则更甚，胸闷气短——久病体虚，损及心阳，水气凌心，心失温养。

形寒肢冷、面色苍白——心阳虚衰，血液运行迟缓，肢体失于温煦。

舌质淡、苔白，脉象沉细无力或虚弱——心阳不足、鼓动无力之象。

【治护法则】益气温阳，养心安神。

【方药】桂枝甘草龙骨牡蛎汤加减。

【中成药】参附注射液等。

5.水饮凌心

【症状及分析】

心悸，胸脘痞满，渴不欲饮，小便短少，甚或下肢浮肿——阳虚不能化水，水邪内停，上凌于心，气机不利。

形寒肢冷——饮邪内停，阳气不布。

眩晕——饮邪内停，阻遏清阳。

恶心呕吐痰涎——胃失和降，饮邪上逆。

舌质淡、苔滑腻，脉象弦滑或沉细而滑——阳虚饮停之象。

【治护法则】振奋心阳，化气行水。

【方药】苓桂术甘汤加减。

【中成药】济生肾气丸等。

6.心血瘀阻

【症状及分析】

心悸——心脉瘀阻，心失所养。

胸闷不舒——血瘀气滞，心阳被遏。

心痛时作，痛如针刺——心脉瘀阻，心络拘急。

唇甲青紫、舌质紫暗或有瘀斑、脉象涩或结代——瘀血阻滞之象。

【治护法则】活血化瘀，理气通络。

【方药】桃仁红花煎加减。

【中成药】复方丹参滴丸、速效救心丸等。

7.痰火扰心

【症状及分析】

心悸时发时止，受惊易作——痰火内扰，心神不安。

胸闷烦躁——痰火内郁，灼伤心气，阻遏气机。

失眠、多梦——热扰心神。

口干苦、大便秘结、小便黄赤——痰火内郁，灼伤津液。

舌质红、苔黄腻、脉象弦滑或数——痰火内郁之象。

【治护法则】清热化痰，宁心安神。

【方药】黄连温胆汤加减。

8.心气不足

【症状及分析】

心悸怔忡，因事烦扰即易触发——心气不足，运血无力，心失所养，脑失所依。

神疲无力、自汗懒言、面色无华、头昏头晕——心气不足，气血失调，血不上荣。

舌质淡、苔白、脉象细弱或迟缓——心气不足，气血亏虚之象。

【治护法则】益气定志，养心安神。

【方药】四君子汤加减。

【中成药】柏子养心丸。

9.气阴两虚

【症状及分析】

心悸、怔忡——气阴两虚，心失所养。

胸闷气短、面色不华、头晕——气虚心失所主，心脉不畅，心气不舒；阴血不足，上能上荣于面。

自汗或盗汗——汗为心之液，气阴两虚，不能自敛。

两颧暗红，甚或咳痰带血——心肺同居上焦，阴虚内热，灼伤络脉。

舌质红、苔少、脉象细数或不匀——气阴两虚，虚火偏盛之象。

【治护法则】益气养阴，宁心安神。

【方药】炙甘草汤加减。

四、中医一般护理

（一）生活起居护理

病房环境安静整洁、空气清新，温湿度适宜。起居有常，劳逸适度，不做剧烈运动，不参加容易导致情绪激动的活动，禁止观看体育竞技类节目和剧情恐怖激烈的视频等。

（二）病情观察

注意观察患者病情发作的规律、有无诱因，心率、心律、血压、脉象等变化，必要时给予心电监护。

（三）饮食护理

总的原则是饮食宜低盐、低脂，进食营养丰富而易消化的食物，忌过饥过饱，避免烈酒、香烟、浓茶、咖啡、辛辣、烧烤等。饮食应根据病证寒、热、虚、实的具体情况，配合药物治疗。

（四）情志护理

心悸的患者应加强进行沟通，根据其具体情况，选择适合方法来鼓励、疏导患者，使其保持愉悦的心情；对心虚胆怯的患者，应避免惊恐刺激，进行各种检查和治疗、护理前，一定先行做好解释说明工作。

（五）用药护理

中药一般宜趁热服，补益药宜早晚温服，利水消肿药宜空腹或饭前服，安神药宜浓煎、睡前服。西药严格按照医嘱服用，注意观察患者服药后的全身综合情况。

五、其他中医方法

（一）毫针刺法

心虚胆怯者，针刺神门、内关、心俞、胆俞等穴位；心血不足者，针刺内关、神门、足三里等穴位；心阳不振者，针刺神门、内关等穴位；心脉瘀阻者，针刺心俞、膈俞、膻中、内关等穴位。

（二）灸法

神门、内关、足三里、心俞等穴位采用温和灸，适用于心阳不振之心悸。

（三）推拿法

心虚胆怯者，可按揉心俞、内关、神门、胆俞等穴位。

第五节　中　风

中风，又称卒中，是以猝然昏仆，不省人事，伴半身不遂，口眼歪斜，语言不利为主症的一种病证；病轻者可无昏仆，而仅见口眼歪斜及半身不遂等症状。由于本病起病急剧、症见多端、变化迅速，与自然界风之陡起于顷刻之间，骤变于瞬息之时，来势猛烈的特性相类似，故称之为中风。本病的别名又有击仆、薄厥、大厥、偏枯、痱风等。

一、病因病机

（一）病因

1.内伤积损　年迈力衰，肾元不固；形体肥胖、气虚于中；思虑烦劳过度、气血亏损等以致真气耗散，元气衰惫，复因调摄失度，虚风内生，气血上逆，神明不用，昏瞶仆倒而成本病。

2.饮食不节　饥饱失宜，嗜食肥甘厚味，酒食无度，皆可损伤脾胃，湿滞酿痰；或劳倦忧思过度伤及脾气；或行盛气弱，中气不足；或脾胃素虚，中气亏损；或肝气偏盛克犯脾土，致脾失健运，津液内停，聚湿成痰。皆致痰浊停滞，郁而化热，热盛动风，而成本病。

3.情志所伤　长期精神紧张，脑力劳动过度，或情绪剧烈波动，或素体阴虚，水不涵木，复因情志所伤，致心火暴盛，肝阳暴涨，风火相煽，火盛水衰，水衰不能制火涵木，阴虚阳亢，气血上逆，心神昏冒，而成本病。

4.气虚邪中　年老体衰，或饮食不节，或劳役过度，或禀赋不足，或久病体虚。皆可致正气衰弱，气血不足，营卫失调，腠理空虚，风邪乘虚而入，使气血痹阻，肌肤筋脉失养，而成本病。

（二）病机

（1）本病的病理基础为肝肾阴虚，病因为风、火、痰、气、瘀。

（2）病理属性多本虚标实，病变部位在脑，与肝肾二脏的功能失调密切相关。

（3）因病位深浅、病情轻重不同，有中经络和中脏腑之分；因邪正虚实不同，又有闭证和脱证之别。

二、诊断要点

（1）具有突然昏仆，不省人事，半身不遂，偏身麻木，口眼歪斜，言语謇涩等特定的临床表现。轻症仅见眩晕、偏身麻木、口眼歪斜、半身不遂等。

（2）多急性起病，好发于40岁以上年龄。

（3）发病之前多有头晕、头痛、肢体一侧麻木等先兆症状。

（4）常有眩晕、头痛、心悸等病史，病发多有情志失调、饮食不当或劳累等诱因。

（5）中风与西医急性脑血管病相近，临床可作脑脊液、眼底及CT、MRI等检查。

三、辨证施护

（一）护理总则

由于本病的基本病机为肝肾阴虚，阳亢风动，痰火气血逆行于上，阻闭经络，因此，滋补肝肾、潜阳降逆、平肝息风、清火豁痰、活血通络为本病的主要护理法则。

（二）分证论治

1.中经络

（1）脉络空虚，风邪入中

【症状及分析】

肌肤不仁、手足麻木——气血虚弱，肢体肌肤失养。

口眼歪斜、语言不利、口角流涎、半身不遂——风邪引动痰湿，流窜经络，气血痹阻。

发热恶寒、肢体拘急、关节酸疼——风邪外袭，营卫不和，正邪抗争。

舌苔薄白或如常、脉象浮或细而无力——气血不足，脉道失充之象。

【治护法则】活血祛风，通经活络。

【方药】牵正散加减。

（2）肝肾阴虚，风阳上扰

【症状及分析】

头晕头痛、耳鸣目眩、面红烘热——肝肾阴虚，风阳内动，上冒巅顶。

腰膝酸软、少寐多梦、心悸虚烦——肾阴不足，虚火上炎，内扰神明，心肾不交。

口眼歪斜、舌强语謇、半身不遂——阳升风动，挟火持痰，阻滞经络。

舌质红苔腻、脉象细数或见弦滑——阴虚阳亢，痰热内蕴，引动肝风之象。

【治护法则】育阴潜阳，镇肝息风。

【方药】镇肝熄风汤加减。

2.中脏腑

（1）闭证

a.阳闭

【症状及分析】

突然昏仆、不省人事、牙关紧闭、口噤不开、两手握固、肢体强痉——肝阳暴涨，引动气血上逆，挟持痰火，阻络蒙窍。

小便不通、大便秘结——气火逆上，有升无降，邪闭不泄，腑气不通。

面色潮红、烦躁不宁、气粗口臭、手足温热——风火内旋，阳热偏盛。

舌质红苔黄腻、脉象弦滑数——风阳升动，痰热邪实内盛之象。

【治护法则】清凉开窍，清肝息风。

【方药】至宝丹或安宫牛黄丸加减。

b.阴闭

【症状及分析】

突然昏仆、不省人事、牙关紧闭、口噤不开、两手握固、肢体强痉——内风暴张，引动痰湿，上蒙清窍，闭阻经络。

面白唇暗、四肢欠温——痰湿阻滞，阳气被遏，不得温煦。

痰涎壅盛、静卧不烦，舌苔白腻、脉象沉滑缓——痰湿偏盛，邪实内闭。

【治护法则】清温开窍，豁痰息风。

【方药】苏合香丸合涤痰汤加减。

(2)脱证

【症状及分析】

突然昏仆、不省人事、目合口开、手撒鼻鼾——阳浮于上，阴竭于下，阴阳将离，元气衰败。

肢冷汗多、呼吸低微、二便失禁、四肢不收、舌体痿软、脉微欲绝——正气虚脱、阳气暴竭之象。

【治护法则】益气回阳，扶正固脱。

【方药】参附汤加减。

3.恢复期

(1)半身不遂

a.气虚血瘀，脉络痹阻

【症状及分析】

患肢痿软无力、纵缓不收、或见肢体麻木——气虚失运，脉络痹阻。

面色萎黄、口眼歪斜、语言謇涩、口角流涎——气血亏虚，痰浊、瘀血上壅清窍脉络。

舌质淡紫或有瘀斑、苔白、脉象细涩或虚弱——气虚血瘀之象。

【治护法则】益气活血，化瘀通络。

【方药】补阳还五汤加减。

【中成药】地龙胶囊、偏瘫复原丸等。

b.肝肾亏虚，筋骨失养

【症状及分析】

偏废不仁、患侧筋骨痿软、足难任地——肝肾亏损、筋骨失养。

眩晕耳鸣、虚烦失眠、面赤唇红、舌謇不语——阴虚阳亢、脉络瘀阻。

舌质红绛、苔少、脉象弦细数——阴虚内热之象。

【治护法则】滋补肝肾，壮筋起痿。

【方药】地黄饮子合虎潜丸加减。

(2)言语不利

a.风痰阻络

【症状及分析】

舌体胖短、强硬不灵、语言謇涩、口角流涎——风痰上阻，舌络痹阻。

肢体麻木、肌肤不仁——痰浊壅滞经脉。

舌质淡紫或有瘀斑、苔黏腻、脉象弦滑——痰浊内郁之象。

【治护法则】祛风除痰，宣窍通络。

【方药】解语丹加减。

b.肾虚精亏

【症状及分析】

舌体瘦小、痿软无用，甚或失语——肾虚精亏，不能上承。

腰膝酸软、足痿不能履地——肾精亏虚，筋骨失养。

舌质淡红或苔少、脉象细弱——肾精阴血不足之象。

【治护法则】滋补肝肾，利窍开音。

【方药】地黄饮子加减。

四、中医一般护理

（一）生活起居护理

病房安静，避免噪声、强光等不良刺激，急性期患者应卧床休息，做好口腔及皮肤护理，防止口腔感染及褥疮的发生。

（二）病情观察

注意观察患者体征、神志、瞳孔等变化，若出现剧烈头痛、烦躁不安、呕吐呈喷射状或吐血、抽搐等，应及时处理。

（三）饮食护理

有神志症状甚至昏迷的患者，可采取鼻饲清淡流食；病情稳定者可经口进食者，饮食可酌情选择半流质或稀、软食物。忌食辛辣刺激、肥甘油腻等助火生痰之品。

（四）情志护理

对神志清醒者，避免其大怒、大喜、大悲等不良的精神刺激，在条件允许的情况下，可适当安排娱乐活动，分散其对疾病的过分关注。

（五）用药护理

中药汤剂宜少量频服；醒神开窍药可灌服或鼻饲。

五、其他中医方法

（1）内关、水沟、三阴交、极泉、尺泽、委中等穴位，其中内关用泻法；水沟用雀啄法，以眼球湿润为佳；刺三阴交时，沿胫骨内侧缘与皮肤呈 45°，使针尖刺到三阴交穴，用补法；刺极泉时，在原穴位下两寸心经上取穴，避开腋毛，直刺进针，用提插泻法，以患者上肢有麻胀感和抽动感为度；尺泽、委中直刺，使肢体有抽动感，此法对中经络具有醒神开窍、滋补肝肾、疏通经络等功效。

（2）内关、水沟、十二井穴、太冲、合谷、关元、气海、神阙等穴位，其中内关用泻法；水沟用雀啄法，以眼球湿润为佳。闭证时，十二井穴用点刺出血法，太冲、合谷用泻法，强刺激；脱证时，关元、气海用大艾炷灸，神阙用隔盐灸法。此法对中脏腑具有醒神开窍、启闭固脱等功效。

第六节　痹　症

痹症，是由于人体正气不足，卫外不固，而感受风、寒、湿、热等邪气，致使经络痹阻，气血运行不畅，从而引起的以肢体关节及肌肉酸痛、麻木、重着、屈伸不利，甚或关节肿大灼热等为主症的一类病证。临床上有渐进性或反复发作性的特点。

西医学中的风湿性关节炎、类风湿性关节炎、痛风性关节炎、强直性脊柱炎等疾病，以关节疼痛为主要表现者，均可参照本节进行辨证论治。

一、病因病机

（一）病因

1.内因　素体不足，正气偏虚，腠理不密，卫外不固，是引起痹证的内在因素。

2.外因

（1）风寒湿邪侵袭人体：由于居处潮湿，涉水冒雨，气候剧变，冷热交错等原因，以致风寒湿邪乘虚侵袭人体，流注经络而成痹症。其中风气胜者，以风性善行而数遍，易使痹痛游走不定而成行痹；寒气胜者，以寒性凝滞收引，易使痹痛部位固定，痛较剧烈而成痛痹；湿气胜者，以湿性黏滞重着，易使肌肤、关节麻木重着，痛有定处而成着痹。

（2）感受风湿热邪或风寒湿痹郁火化热，是形成热痹的原因。主要见于：感受风热之邪，与湿相并，而致风湿热合邪为患；素体阴虚或阴虚有热等内有蕴热之体，感受外邪之后易从热化；风寒湿痹日久不愈，邪留经络关节，郁而化热。上述情况均会出现以关节疼痛、灼热红肿、发热、脉数为主要表现症状的热痹。

（二）病机

痹症病机主要为外邪阻滞经络，气血运行不畅，以致肌肉、关节疼痛、麻木、重着、屈伸不利而形成痹证。

痹证初病属实，久则多呈正虚邪实，虚实夹杂之候。一是风寒湿痹或热痹日久不愈，气血津液运行不畅，血脉瘀阻，津液凝聚，以致瘀血痰浊阻闭经络，出现皮肤瘀斑，关节周围结节，关节肿大，屈伸不利等症；二是病久使气血伤耗，因而呈现不同程度的气血亏虚或肝肾亏损的证候；三是病证不愈，由经络而病及脏腑，出现脏腑痹的证候。《素问·痹论》曰“心痹者，脉不通，烦则心下鼓，暴上气而喘”。

二、诊断要点

（1）以肌肉、筋骨、关节发生酸痛、麻木、重着、屈伸不利，甚至关节肿大、灼热、变形为主要临床表现。

（2）发病及病情的轻重常与过度劳累、气候寒冷、居处潮湿等有关。某些痹证的发生及加重则与饮食不当有关。

（3）作抗溶血性链球菌“O”、红细胞沉降率、C-反应蛋白、血清免疫球蛋白、血 HLA-B27、类风湿因子、血清抗核抗体、血清蛋白电泳、血尿酸盐等实验检查，有助于西医相关疾病的诊断与鉴别诊断。病变相关部位的骨关节 X 线和 CT 等影像学检查，有助于本病的诊断及对骨关节损伤情况的判断。

三、辨证施护

（一）护理总则

祛风散寒、除湿清热、舒经通络。

（二）分证论治

1.风寒湿痹

（1）行痹

【症状及分析】

关节疼痛、屈伸不利——风寒湿邪留滞经络，阻痹气血，此为痹证的共同病机及症状。

关节游走性疼痛——风邪偏甚，风性善行数变，故关节疼痛时而走窜上肢，时而流注下肢。

恶风发热——表邪外束，营卫失和。

舌苔薄白或如常、脉象浮——邪气在表之象。

【治护法则】祛风通络，散寒除湿。

【方药】防风汤加减。

（2）痛痹

【症状及分析】

肢体关节疼痛，痛有定处，疼痛较剧——感受风寒湿邪，以寒邪偏甚，寒为阴邪，其性凝滞，以致气血闭阻较甚。

得热痛减、遇寒痛增——得热则气血较为流畅，遇寒则气血更为凝滞。

关节屈伸不利——寒主收引，筋脉不利。

舌苔薄白或如常、脉象弦紧——寒邪偏胜之象。

【治护法则】温经散寒，祛风除湿。

【方药】乌头汤加减。

（3）着痹

【症状及分析】

肢体关节疼痛、重着——感受风寒湿邪，以湿邪偏胜，湿性重着黏滞。

肌肤麻木——湿阻经络，阳气不布。

手足沉重、活动不便——湿留肌肉，阻滞关节。

舌苔白腻、脉象濡缓——湿邪偏胜之象。

【治护法则】除湿通络，祛风散寒。

【方药】薏苡仁汤加减。

2.风湿热痹

【症状及分析】

关节疼痛、灼热红肿——风湿热邪壅于经络关节，气血瘀滞不通。

发热、口渴、烦闷不安——热邪内盛，津液耗伤。

汗出、恶风——邪犯肌表，营卫失和。

舌质红、苔薄黄燥、脉象滑数——热邪内盛之象。

【治护法则】清热通络，祛风除湿。

【方药】白虎桂枝汤加减。

3.久痹　痹证日久不愈，反复发作，易于出现痰瘀阻络，气血亏虚及脏腑痹的证候，应结合具体病情辨证施护。

(1)痰瘀阻络

【症状及分析】

肢体关节疼痛时轻时重,关节肿大,甚至强直畸形、屈伸不利、皮下结节——正虚邪恋,痰瘀阻络。

肌肤麻木——湿阻经络,阳气不布。

舌质紫暗或有瘀点瘀斑、苔白腻、脉象细涩——血瘀痰凝之象。

【治护法则】化痰祛瘀,搜风通络。

【方药】桃红饮加减。

(2)气血亏虚

【症状及分析】

肢体关节疼痛反复发作,日久不愈——风寒湿邪久留经络。

肢体倦怠、面色少华——气血亏虚。

腰脊冷痛、肢体屈伸不利——肝肾不足。

舌质淡、苔白、脉象细弱——气血亏虚,肝肾不足之象。

【治护法则】祛风除湿散寒,补养气血肝肾。

【方药】独活寄生汤加减。

四、中医一般护理

(一)生活起居护理

病房应干燥、通风,湿度、温度适宜。不可汗出当风,运动及劳累后,不可乘身热汗出时入水洗浴。疼痛较甚者、发热者应卧床休息。长期卧床及肢体活动受限者,应勤换体位,注意更换、活动肢体,疼痛缓解后,患肢应加强锻炼,以免痿弱无用。

(二)病情观察

注意观察患者痹痛的部位、性质、时间与气候变化的关系,以及皮肤、汗出、体温、脉搏、舌象、伴随症状的变化等,作好记录。

(三)饮食护理

饮食宜高营养、高维生素、清淡可口、易于消化。风、寒、湿痹应进温热性食物,除热痹外可适当饮用药酒,忌食生冷。热痹者宜食清淡之品,忌辛辣、肥甘、醇酒等食物,鼓励多饮水。

(四)情志护理

痹证病程大多较长且缠绵反复,易致行动不便,生活质量下降,因此患者心情常忧郁不得开解。此时作为医护人员及家属要经常关心患者,给予心理安慰及情志疏导,并具体解决其不便,减轻其痛苦,给予患者家庭温暖及生活照顾,使其心情舒畅,消除悲观、忧伤情绪,增强治疗信心,积极配合治疗、护理及康复。

(五)用药护理

风寒湿痹者中药汤剂宜热服,用药酒治疗时注意有无酒精过敏反应。热痹者汤剂宜偏凉服。注意服药后的效果及反应,如出现唇舌手足发麻、恶心、心慌等状态,应及时报告医师。

五、其他中医方法

针灸对痹证疗效较好，一般根据病变类型及受病部位的不同而灵活选取。

（一）穴位的选取

上肢常用穴位：肩髃、曲池、外关、腕骨、合谷；下肢常用穴位：环跳、承扶、梁丘、膝眼、阳陵泉、丘墟、昆仑；腰背部常用穴位：水沟、身柱、腰阳关。其中行痹可加膈俞、血海；痛痹加肾俞、关元；着痹加足三里、商丘；热痹加大椎、曲池。

（二）方法

行痹、热痹一般多以针刺法为主；痛痹多以灸法为主；着痹一般是针灸并施，或用温针、皮肤针、拔罐等。

第七节　痛　经

痛经，又称经行腹痛。是指凡在经期或经行前后，出现周期性小腹疼痛，或痛引腰骶，甚至剧痛晕厥者，称为痛经。

西医学将痛经分为原发性痛经，又称功能性痛经，是指生殖器官无明显器质性病变者；和继发性痛经，又称器质性痛经，是指生殖器官有某些器质性病变，如盆腔子宫内膜异位症、子宫腺肌病、慢性盆腔炎、妇科肿瘤、宫颈口粘连狭窄等。前者较易治愈，后者缠绵难愈。

一、病因病机

（一）病因

1.肾气亏损　先天肾气不足，或后天房劳多产，或久病虚损，伤及肾气，致肾气亏虚、精亏血少，冲任、胞脉失于濡养，不荣则痛，产生痛经。

2.气血虚弱　素体虚弱，气血不足，或大病久病，耗伤气血，或脾胃虚弱，化源不足，冲任、胞脉失于濡养，不荣则痛，产生痛经。

3.气滞血瘀　素性抑郁，或郁怒伤肝，肝郁气滞，气滞血瘀；经期产后，余血内留，蓄而成瘀，瘀滞冲任，血行不畅，经前经时气血下注冲任，胞脉气血更加壅塞，不通则痛，产生痛经。

4.寒凝血瘀　经期产后，感受寒邪，或过食寒凉生冷，寒克冲任，与血搏结，致气血凝滞不畅，经前经时气血下注冲任，胞脉气血更加壅塞，不通则痛，产生痛经。

5.湿热蕴结　素体湿热，或经期产后，感受湿热之邪，与血搏结，稽留冲任、胞宫，致气血凝滞不畅，经前经时气血下注冲任，胞脉气血更加壅塞，不通则痛，产生痛经。

（二）病机

邪气内伏或精血素亏，更值经期前后冲任二脉气血的生理变化急骤，导致胞宫的气血运行不畅，不通则痛；或胞宫失于濡养，不荣则痛，是为痛经的主要病机。

二、诊断要点

(1)时间上正值经期或行经前后。

(2)发病部位多以小腹为主,可放射到腰骶部,大腿内侧,阴道及肛门等处。

(3)疼痛程度因人、因病而异,可以影响日常的工作和学习,痛剧者甚至会出现晕厥。

(4)本病证随月经周期而发作,月经完毕后可自行停止。

(5)发病人群上以青年妇女为多见。

(6)功能性痛经的患者,妇科检查一般无明显病变,部分患者可有子宫极度屈曲,宫颈口狭窄等。子宫内膜异位症多有痛性结节,子宫粘连、活动受限,或伴有卵巢囊肿;子宫腺肌症的子宫多呈均匀性增大,局部有压痛;慢性盆腔炎的患者有炎症现象。另外,腹腔镜、B 超、彩超等能协助诊断。

三、辨证施护

(一)护理总则

一般痛在经前多属实,痛在经后多属虚。本病以实证居多,虚证较少,兼见虚实夹杂。治疗和护理以调理气血为主。

(二)分证论治

1.肾气亏损

【症状及分析】

经前或经后小腹隐隐作痛、喜按——肾气本虚,精血不足,经期或经后,精血更虚,胞宫、胞脉失于濡养。

月经量少、色淡质稀——肾虚冲任不足,血海满溢不多。

头晕耳鸣——肾精不足,不能上养清窍。

腰酸腿软——肾亏腰腿失养。

小便清长——肾气虚膀胱气化失常。

面色晦黯、舌质淡、苔薄、脉象沉细——肾气亏损之象。

【治护法则】补肾填精,养血止痛。

【方药】调肝汤加减。

2.气血虚弱

【症状及分析】

经前或经后,小腹隐痛喜按——气血本虚,经血外泄,气血更虚,胞宫、胞脉失于濡养。

月经量少、色淡质稀——气血虚冲任不足,血海满溢不多。

神疲乏力——气虚中阳不振。

心悸、失眠多梦——血虚不养心神。

头晕、面色苍白——气血虚不能上荣头面。

舌质淡、苔薄、脉象细弱——气血虚弱之象。

【治护法则】补气养血,和中止痛。

【方药】黄芪建中汤加当归、党参。

3.气滞血瘀

【症状及分析】

肝郁气滞，瘀滞冲任，气血运行不畅，经前经时，气血下注冲任，胞脉气血更加壅滞，不通则痛。

胸胁、乳房胀痛——肝郁气滞。

经行不畅，经色紫黯有块——冲任气滞血瘀。

腹痛减轻——血块排出后，胞宫气血运行稍畅。

舌质紫黯或有瘀点，脉象弦或弦涩有力——气滞血瘀之象。

【治护法则】行气活血，祛瘀止痛。

【方药】膈下逐瘀汤加减。

4.寒凝血瘀

【症状及分析】

经前或经期，小腹冷痛拒按——寒克冲任，血为寒凝，瘀滞冲任，气血运行不畅，经行之际，气血下注冲任，胞脉气血壅滞，不通则痛。

经血量少，色黯有块——寒克冲任，血为寒凝。

得热痛减——热使寒凝暂通。

畏寒肢冷，面色青白——寒伤阳气，阳气不能敷布。

舌质黯、苔白、脉沉紧——寒凝血瘀之象。

【治护法则】温经散寒，祛瘀止痛。

【方药】温经汤加减。

5.湿热蕴结

【症状及分析】

经前或经期，小腹灼痛拒按——湿热蕴结冲任，气血运行不畅，经行之际气血下注冲任，胞脉气血壅滞，不通则痛。

腰骶坠痛，或平时小腹痛，至经前疼痛加剧——湿热瘀结胞脉，胞脉系于肾。

经量多或经期长——湿热伤于冲任，迫血妄行。

经色紫红、质稠或有血块——血为热灼。

带下量多、黄稠臭秽——湿热下注，伤于带脉，带脉失约。

低热、小便黄赤——湿热熏蒸。

舌质红，苔黄腻，脉象滑数或濡数——湿热蕴结之象。

【治护法则】清热除湿，化瘀止痛。

【方药】清热调血汤加红藤、败酱草、薏苡仁。

四、中医一般护理

（一）生活起居护理

平时应注意经期卫生，经前、经期避免冷饮及受凉等；加强体育锻炼，但经期应注意休息，保证充足的睡眠、减少疲劳。

（二）病情观察

注意观察月经疼痛的性质、时间及规律，查验月经的色、质、量等，综合上述情况，仔细辨别寒、热、虚、实。

（三）饮食护理

饮食宜营养，易于消化。经期忌食生冷、酸涩、滋腻之品，经量多者，不宜食用辛辣香燥之物。

（四）情志护理

消除患者紧张恐惧心理，解除思想顾虑，心情应舒畅、愉快，平时可多参加些娱乐活动。

（五）用药护理

中药一般宜温服，且应在经前 3~7 天开始用药，至月经来即止，连用 2~3 个月经周期，温经止痛可用艾叶、小茴香、乌药、桂枝、吴茱萸、细辛等；理气止痛偏于寒者可用香附、橘核、荔枝核、广木香、九香虫等，偏于热者可用川楝子、枳壳、郁金、青木香等；活血止痛可用失笑散、当归、川芎、桃仁、红花、三棱、莪术、益母草、三七、丹参等；缓急止痛可用白芍、甘草等。

五、其他中医方法

1.针灸疗法　于疼痛发作时，先针刺气海、合谷、三阴交、中极等，采用强刺激的手法，并留针 15~20 min，若疼痛不缓解可配合关元、足三里等穴位进行艾灸，宜采用温和灸的手法。

2.推拿疗法　可采用推法、揉法等，取肾俞、气海、关元、三阴交、阿是穴等。

3.腹部穴位服帖　将艾叶、小茴香等研磨成粉，各等份混合后，敷于腹部的穴位上，如中极、气海、关元等或将川乌、草乌、麻黄研磨成粉，各等份混合后，敷于神阙穴上。

4.热敷法　用食盐 1 000 g，米醋 100 mL，放锅内炒热，分装两包，轮流热敷小腹部，或用热水袋等局部热敷。

第八节　水　痘

水痘，又称水疱、水花、水疮，是由水痘-带状疱疹病毒初次感染引起的急性传染病。以发热及皮肤黏膜分批出现斑丘疹、水疱和结痂，而且各期皮疹同时存在为特点的自限性疾病。冬、春两季多发，其传染力强，易感儿发病率可达 95%以上，学龄前儿童多见。病后可获得终生免疫，也可在多年后感染复发而出现带状疱疹。

一、病因病机

外感时行邪毒，经口鼻而入，蕴于肺卫，故见发热、流涕、轻微咳嗽等症；深入于脾，湿邪与内湿相搏，外透于肌表，则发为水痘。多数患儿症状较轻，若调护不当，或素体虚弱，致邪毒内犯气营，则可见疱疹稠密、色泽红赤，壮热神昏，甚则抽搐等症。

二、流行病学

1.传染源　患者是唯一的传染源，自发病前 1~2 天直至皮疹干燥结痂期均有传染性。

2.传播途径　主要通过空气飞沫经呼吸道和直接接触疱疹的疱浆而传染，传染性很强。在集体小儿机构中易感者接触后 80%~90%会发病。

3.易感性　任何年龄均可感染，以婴幼儿和学龄前、学龄期儿童发病较多，6 个月以下的婴儿较少见。孕妇患水痘时可感染胎儿，形成胎儿水痘综合征。使用免疫抑制剂或细胞毒药物的患者感染本病后病情严重可致死。本病全年均可发生，以冬、春季较多见。水痘在易感人群中的播散主要取决于气候、人口密度和医疗卫生条件等因素。

三、辨证施护

（一）护理总则

清热解毒利湿。

（二）分证论治

1.风热轻证

【症状及分析】

发热、咳嗽、流涕等——外感时行邪毒，伤于肺卫。

水痘显露、疹色红润、疱浆清亮——肺主皮毛，脾主肌肉，正气抗邪外出，时邪夹湿透于肌表。

舌质淡红、苔薄白、脉浮数——时行邪毒蕴于肺卫之象。

【治护法则】疏风清热，利湿解毒。

【方药】大连翘汤加减。

【中成药】板蓝根冲剂、银翘解毒丸等。

2.热度重证

【症状及分析】

疱疹虽已消退，但出现壮热不退，神志模糊，口渴烦躁，甚则昏迷、抽搐等——邪毒炽盛，内陷心肝。

水痘分布致密，根盘红晕显著，疹色紫黯，庖浆浑浊，大便干结，小便黄赤——邪热内炽，灼伤阴液。

舌质红或红绛、苔黄燥而干、脉象洪数——邪毒内炽，侵犯营卫之象。

【治护法则】清热凉营，解毒渗湿。

【方药】清胃解毒汤加减。

【中成药】牛黄解毒片等。

四、中医一般护理

（一）生活起居护理

患儿应隔离，少去公共场所，患儿用品应消毒，室内空气要流通，注意避风邪，防止复感外邪；防止患儿挠破皮肤，以免继发感染；注意口腔护理，如有溃疡或口唇干裂者，应及时配合外用药物。

（二）病情观察

注意观察患儿痘疹透发的程度，分布情况，颜色及痘浆的清浊，如果患儿高热不退或甚至异常,应及时告知医生。

(三)饮食护理

饮食富于营养、容易消化。忌食油腻、辛辣之品,多饮温开水,勿食发物。

(四)情志护理

及时安抚小儿烦躁的情绪,通过游戏、影视等分散其注意力。

(五)用药护理

中药一般宜轻煎、温服,患儿忌用肾上腺皮质激素,正在使用者应立即减量或停用。

第九节 小儿疳积

小儿疳积,又称疳证,是由于喂养不当、多种疾病影响或禀赋不足,导致脾胃功能受损,气液耗伤而形成的一种慢性病证。临床以精神萎靡或烦躁,形体消瘦,面黄发枯,肚腹胀大,青筋暴露,饮食异常等为主要表现。该病无明显的季节性,多见于5岁以下小儿。

中医对"疳证"的认识,有如下两种解释:一说"疳者甘也",是指小儿恣食肥甘厚味,损伤脾胃,形成疳证;另一说为"疳者干也",是指气液干涸,形体羸瘦。前者言其病因,后者述其症状及病机。古代医家视为"恶候",列为儿科四大要证之一。

西医学中的小儿营养不良及多种维生素缺乏症等,凡见于上述诸症者,均可参照本节进行辨证施护。

一、病因病机

(一)病因

喂养不当、疾病影响及先天禀赋不足为导致该病证的主要原因。

(二)病机

脾胃受损,气阴耗伤,受纳运化功能失调为该病证的主要发病机理。

二、诊断与鉴别诊断

(一)诊断

(1)病史及临床表现:以3岁以下小儿多见,有喂养不当史或先天禀赋不足,或有原发疾病,如过食肥甘生冷,过度呕吐,泻痢日久不愈,肺痨或是为早产、双胎等;或感染诸虫。以精神疲倦或烦躁不宁、形体消瘦、肚腹膨大见青筋显露等,常有挤眉弄眼动作,严重者有小老头貌。

(2)体征:体重低于正常值15%~40%,面色不华,皮下脂肪明显减少,肌张力低下,肌肉松弛,吵闹,眠差,水肿等。贫血者,血红蛋白及红细胞数都减少。属于营养性水肿者,血清总高蛋白量大多在45 g/L以下,人血白蛋白大约在20 g/L以下。

(3)常见营养性贫血、各种维生素缺乏、继发感染性疾病、自发性低血糖等并发症。

（4）体格生长指标、皮下脂肪厚度、血清蛋白、微量元素、免疫功能等实验室检查有助于对本病证的诊断。

（二）鉴别诊断

本病证应与厌食相鉴别。厌食也属小儿常见的脾胃病证，是由喂养不当，脾胃运化功能失调所致，主要症状为长时间食欲不振，无明显消瘦，精神状态尚好，一般病在脾胃，不累及他脏，预后良好。

三、辨证施护

（一）护理总则

以顾护脾胃为总的护理原则，根据不同阶段，分别采取疳气以和为主、疳积以消为主、干疳以补为主的护理方法。

（二）分证论治

1.常证

（1）疳气

【症状及分析】

不思饮食、形体消瘦、面色萎黄少华、毛发稀疏、大便时干时溏等——脾气亏虚，精微不得敷布，运化无力。

能食善饥、多食多便，易发脾气——胃阴亏耗，胃热内伏。

舌质淡红、苔薄白、脉细或细数——脾胃虚弱，虚火内伏之象。

【治护法则】和脾健运。

【方药】资生健脾丸加减。

（2）疳积

【症状及分析】

毛发结穗、形瘦、面色无华等——病久脾胃虚弱，气血生化无源。

能食善饥——胃热内伏。

夜寐不宁、脾气暴躁——心肝之火内扰。

腹膨如鼓，青筋暴露——积滞于中焦脾胃，络脉瘀阻。

舌质淡、苔薄腻、脉细数——脾胃虚弱，运化无力，积滞郁而化热之象。

【治护法则】消积理脾。

【方药】肥儿丸加减。

（3）干疳

【症状及分析】

形体极度消瘦、毛发枯焦、腹凹如舟等——气阴衰竭，气血精微化源欲绝，无以滋养肌肉。

精神萎靡、目光无采、啼哭无力——脾虚气衰。

饮食懒进、大便溏或清稀——脾阳极虚。

舌质红嫩、苔少、脉沉细——气竭血亏之象。

【治护法则】补益气血。

【方药】八珍汤加减。

2.兼证(疳证后期,累及他脏)

(1)眼疳

【症状及分析】

初起夜盲,入幕暗处视物不明,甚者眼角干涩、畏光羞明、黑睛混浊、白翳遮睛等——脾病及肝,肝阴不足,精血亏耗,不能上荣于目。

【治护法则】养血柔肝,滋阴明目。

【方药】石斛夜光丸加减。

(2)口疳

【症状及分析】

口舌生疮、口腔糜烂、口气臭秽难闻,面赤唇红等——心之窍为舌,脾病及心,心火上炎,熏蒸口舌。

烦躁哭闹,惊悸不安——心火扰神,不得安宁。

舌红、苔黄,脉细数、重按无力——心火上炎之象。

【治护法则】清心泻火,滋阴生津。

【方药】泻心导赤散加减。

(3)疳肿胀

【症状及分析】

足踝浮肿,甚渐致颜面四肢,面色苍白无华,四肿欠温,小便不利,大便溏薄等——疳证日久,脾阳不振,脾病及肾,气不化水,水湿溢于肌表。

舌淡红、苔薄白,脉沉迟无力——脾肾阳虚之象。

【治护法则】健脾温阳,利水消肿。

【方药】真武汤加减。

四、中医一般护理

(一)生活起居护理

室内应空气流通、清洁,湿度、温度适宜,常带小儿于户外,多晒太阳,增强体质。

(二)病情观察

注意观察小儿体重、皮下脂肪、肌肉、面色等变化。

(三)饮食护理

婴儿提倡母乳喂养,改变不合理的饮食习惯,定时、定量喂养;幼儿饮食宜富于营养、容易消化,辅食添加的原则为先稀后干、先素后荤、先少后多。

(四)情志护理

家长及医护人员应有足够的耐心及细心,及时观察患儿的情绪变化,安抚小儿烦躁的情绪,通过适当的娱乐活动,使其保持乐观的精神。

(五)用药护理

中药汤剂一般宜浓煎、分次温服,注意观察小儿服药后的反应。

五、其他中医护理方法

1.刺四缝穴 四缝穴为经外奇穴,局部皮肤消毒后,用三棱针或粗毫针点刺,约1分深,刺后挤出黄白色黏液,每日刺1次,直到针刺后不再出现黄白色黏液为止。

2.割治法 割治部位在两手掌大鱼际处,将两手掌大鱼际处消毒后,用拇指揿住刀口旁约1 cm处,用0.4 cm宽的平口手术刀直戳割治部位,窗口长约0.5 cm,然后挤出赤豆大小黄白色脂状物,并迅速剪去,再用消毒纱布覆盖其上,绷带包扎,5天后可解除包扎,注意预防感染。

3.捏脊法 患儿俯卧,施术者两手半握拳,两食指抵于背脊之上,再以两拇指伸向食指前方,合力夹住肌肉提起,而后食指向前,拇指向后退,做翻转动作,两手同时向前移动,自长强穴一直到大椎穴,如此反复5次,在捏第3次时,每捏3把,将皮肤提起1次。每日1次,连续6天为一个疗程,休息1天,再作下一个疗程。

【本章小结】

本章主要介绍了感冒、消渴、胃痛、心悸、中风、痹证、痛经、水痘、小儿疳积等九种病证的概念、病因病机、诊断与鉴别诊断及辨证施护,并简单介绍了其他的一些中医治疗和护理方法,涵盖了中医内科、外科、妇科、儿科等。其中,学习重点为在熟悉上述病证辨证分型的同时掌握相应的中医护理方法。

上述病证并不能涵盖中医病证的全部,应在掌握以上重点内容的同时,通过各种方法查阅有关资料,系统地将中医五脏的病证加以融会贯通,一来可以培养中医的思维方法;二来在今后的临床护理工作中可以做到用“两条腿”走路。

(杨 帆)

目标检测

1.治疗感冒风寒束表证,首选方是(   )。

A.荆防败　　B.小青龙汤　　C.银翘散　　D.桑菊饮

2.消渴出现雀盲者,治疗宜选(   )。

A.杞菊地黄丸　　B.泽泻汤

C.杞菊地黄丸合羊肝丸　　D.石斛夜光丸

3.下列哪项不是消渴日久,常可并发的病证?(   )

A.疮疡　　B.关格　　C.水肿　　D.中风

4.以下哪项不是消渴病变主要涉及的脏腑?(   )

A.心　　B.肺　　C.胃　　D.肾

5.饮食伤胃所致胃痛的治护原则是(   )。

A.温胃散寒,行气止痛　　B.消食导滞,和胃止痛

C.疏肝解郁,理气止痛　　D.清化湿热,理气和胃
E.化瘀通络,理气和胃

6.患者两个月来关节肿大窜痛,屈伸不利,恶风怕冷,虽已治疗,但改善不甚明显,又增关节局部灼热,口干便燥,脉滑稍数,舌苔薄黄,方选(　　)。
A.白虎桂枝汤　　B.薏苡仁汤　　C.防风汤
D.桂枝芍药知母汤　　E.犀角地黄汤

7.经期小腹疼痛,喜按喜暖,阴部空坠不适;经血量少,色淡质清,患者面色少华,神疲乏力,舌质淡,苔薄,脉细无力,辨证属于(　　)。
A.气滞血瘀　　B.阳虚内寒　　C.寒湿凝滞
D.湿热瘀阻　　E.气血虚弱

8.时行感冒与感冒风热证的区别点,关键在于(　　)。
A.恶寒的　　B.发热的轻与重　　C.咽喉肿痛与否
D.有无流行性　　E.脉数与否

9.患者,男,35岁。心悸不宁,头晕目眩,手足心热,耳鸣腰疫,舌红少苔,脉细数,其证候是(　　)。
A.心血不足　　B.心虚胆怯　　C.心血瘀
D.阴虚火旺　　E.心阳不振

10.痞肿胀的病机是(　　)。
A.脾病及　　B.脾病及心　　C.脾胃同
D.脾病及肺　　E.脾病及肾

11.下列不属于水痘的证候分型的是(　　)。
A.风热　　B.时行邪毒　　C.热毒　　D.阴虚火旺

12.治疗水痘风热轻证,首选方是(　　)。
A.清瘟败毒饮　　B.普济消毒饮　　C.大连翘汤
D.藿朴夏苓汤　　E.甘露消毒丹

第十二章
中医体质辨识与护理

【学习目标】

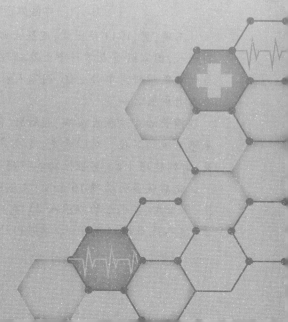

- 掌握体质的概念与分型。
- 掌握中医体质的辨识方法和九型体质的基本护理。
- 了解中医体质辨识在健康管理中的应用。

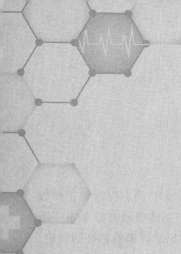

第一节 体 质

中医对体质的论述始于西汉时期的《黄帝内经》，长期以来关于中医体质内容仅散见于少数医著和文献，未形成专门的学科体系。20 世纪 70 年代，北京中医药大学王琦教授开始从事中医体质学说的理论、基础与临床研究，并逐步确立了中医体质理论体系，提出了许多独创性的理论，如体质四项基本原理（体质过程论、心身构成论、环境制约论和禀赋遗传论）、三辨理论（辨体、辨病和辨证诊疗模式）等，奠定了中医体质研究的出发点和理论背景。

王琦中医体质九分法，包括平和质、气虚质、阳虚质、阴虚质、痰湿质、湿热质、血瘀质、气郁质、特禀质九种基本类型，不同体质类型在形体特征、生理特征、心理特征、病理反应状态和发病倾向等方面各有特点。

中医体质理论是中医基础理论的创新点与突破口，突出地反映在体质为本、形神构成、体病相关和可分可调等基本论点，具体表现为：

（1）体质可分论：人类体质可以客观分类，中医体质分类具有文献依据、临床依据和相应的生物学基础。

（2）形神构成论：体质是特定躯体素质与一定心理素质的综合体，体现中医“形神合一”的思想。

（3）体病相关论：体质和疾病有明显的相关性，体质类型影响发病的倾向性。

（4）体质可调论：体质既具有稳定性又具有可变性，通过干预调整其偏颇，体现体质可调性。

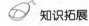

一、中医体质的概念

知识拓展

中医体质学创始人——“国医大师”王琦

王琦，男，1943 年出生，国医大师，国务院特殊津贴专家，中医体质学创始人，中医男科学创始人，国家级重点学科中医基础理论学科带头人，北京中医药大学博士生导师、中医体质与生殖医学研究中心主任，国家人社部、卫健委、中医药管理局遴选的全国第二、三批五百名著名老中医之一。

擅长治疗过敏性疾病、脂肪肝、高脂血症、抑郁症、尿毒症、内分泌失调、糖尿病、胆石症、尿路系统结石症。对胆囊炎、慢性胃炎、偏头痛、顽固性失眠、不孕症、不育症、急慢性前列腺炎、前列腺增生症、男性性功能障碍等疗效显著。

先后获各种奖项 16 余项；主编医学专著 40 余部；发表论文 500 余篇；培养博士后、博士生、硕士生、学术经验继承人 23 名；多次应邀赴亚洲、欧洲、美洲讲学；中央电视台“东方之子”、《人民日报》《新华社》等海内外 50 多家新闻媒体对其作了报道。

中医认为,体为身体、形体、个体,质乃素质、质量、性质,体质是指一个人(生命个体)精、气、神的总和,是身体素质、形体质量、个体特质,是机体因为脏腑、经络、气血、阴阳等的盛衰偏颇而形成的素质特征。

具体来讲,体质是指人体生命过程中,在先天禀赋与后天获得的基础上形成的形态结构(精)、生理功能(气)和心理状态(神)等方面综合的、相对的固有特质,是人类在生长发育过程中所形成的与自然环境和社会环境相适应的个性特征。

芸芸众生,体质各异。体质会因人而异,因时因地而变,也会因情因食因病而变。体质的不同,表现为在生理状态下对外界刺激的反应和适应上的差异性,以及发病过程中对某些致病因子的易感性和疾病发展的倾向性。

体质平和是健康之基,体质偏颇乃百病之因。中医关于体质的辨识与研究,有助于分析疾病的发生和演变,为护理、诊断和治疗疾病提供依据。

二、中医体质与西医体质

西方医学的各种体质分型学说,多属于现代心理学与西医解剖学层面关系的研究,缺乏对个人形态特征与生理功能、病理发展方面关联性的分析,尚处于归纳阶段,未形成一个完整的理论,对健康养生、防治疾病等临床实践指导价值有限。

中医体质分型是以阴阳学说和整体观念为基础,以"形神合一"的生命观和"天人合一"的整体观为出发点,兼顾了社会环境与自然环境、宇宙等方面影响因素的作用,从人体的阴阳、表里、寒热和虚实八纲属性,以及气血属性、经络属性、形神属性的多角度多层次,对不同类型之人进行细致的分析,体质辨识更能反映事物的本质,能够直接应用于养生保健与康复实践,对未病先防、既病防变、调体通络、四时养生更具实际指导意义。

三、正常体质

正常体质,就是身体强壮且无寒热之偏的体质。正常体质无明显阴阳偏颇,具体表现为:形体匀称,胖瘦适中,身体健壮,头发乌黑茂密,面色红润,肤色红黄隐隐,明润含蓄,目光有神,精采内含,鼻色明润,嗅觉通利,口和,唇红润,胃纳佳,四肢轻劲有力,能耐受寒热,二便正常,脉象从容和缓,节律均匀,舌质淡红润泽苔薄白。

四、中医体质辨识

中医体质辨识,即以人的整体为认知对象,根据症状、证候及体征,通过望闻问切分辨是哪种或哪几种体质,以及体质偏颇的轻重程度,根据辨识结果权衡干预措施,给予对应的养生、预防、治疗方法,进行以人为本、因人制宜的干预措施。

中医体质辨识是中医体质的重要内容,可以提供给人们一个了解自己的平台,掌握自身体质特点,并有针对性地制定科学的个体调体养生、防病治病方案,能更加有效地控制疾病的发生、发展、转归、愈后乃至及早规避各种健康隐患。引导治疗和预防疾病,可以从中医体质辨识与调理开始。

第二节　中医体质的分型

中华中医药学会2009年4月9日发布的《中医体质分类与判定》标准，应用了流行病学、免疫学、分子生物学、遗传学、数理统计学等多学科交叉的方法，经中医临床专家、流行病学专家、体质专家多次论证而建立的体质辨识的标准化工具，并在国家973计划“基于因人制宜思想的中医体质理论基础研究”课题中进一步完善。通过21 948例流行病学调查，该标准具有指导性、普遍性及可参照性，适用于从事中医体质研究的中医临床医生、科研人员及相关管理人员，可作为临床实践、判定规范及质量评定的重要参考依据。

《中医体质分类与判定》标准是我国第一部指导和规范中医体质研究及应用的文件，旨在为体质辨识及与中医体质相关疾病的防治、养生保健、健康管理提供依据，使体质分类科学化、规范化。

该标准将人体体质分为平和质、气虚质、阳虚质、阴虚质、痰湿质、湿热质、血瘀质、气郁质和特禀质九种类型。

一、平和质（A型）

平和质是正常体质。

1.总体特征　阴阳气血调和，以体态适中、面色红润、精力充沛等为主要特征。

2.形体特征　体形匀称健壮。

3.常见表现　面色、肤色润泽，头发稠密有光泽，目光有神，鼻色明润，嗅觉通利，唇色红润，不易疲劳，精力充沛，耐受寒热，睡眠良好，胃纳佳，二便正常，舌色淡红，苔薄白，脉和缓有力。

4.心理特征　性格随和开朗。

5.发病倾向　平素患病较少。

6.对外界环境适应能力　对自然环境和社会环境适应能力较强。

7.护理要点　重在维护；平时注意饮食有节，劳逸结合，坚持锻炼。

二、气虚质（B型）

素体气弱少力的体质。

1.总体特征　元气不足，以疲乏、气短、自汗等气虚表现为主要特征。

2.形体特征　肌肉松软不实。

3.常见表现　平素语音低弱，气短懒言，容易疲乏，精神不振，易出汗，舌淡红，舌边有齿痕，脉弱。

4.心理特征　性格内向，不喜冒险。

5.发病倾向　易患感冒、咳喘、胃下垂、子宫下垂等病；病后康复缓慢。

6.对外界环境适应能力　不耐受风、寒、暑、湿邪。

7.护理要点　以益气健脾为主；饮食护理可以多食黄豆、白扁豆、鸡肉、香菇、大枣、桂圆、蜂蜜等，少食空心菜、生萝卜等耗气之品；起居有常，建议夏季适当午休，保持充足睡眠；注意保暖，避免劳动或剧烈运动出汗受风；不要过劳以伤正气；运动宜柔缓，不宜剧烈运动。

三、阳虚质（C型）

素体阳气亏虚，阴寒内盛的体质。

1.总体特征　阳气不足，以畏寒怕冷、手足不温等虚寒表现为主要特征。

2.形体特征　肌肉松软不实。

3.常见表现　形体肥胖，面色少华，毛发易脱；两目胞色晦暗，鼻头冷或色微青，口唇淡红；形寒肢冷，倦怠，背脘畏寒，喜偏热食物，大便溏薄，小便清长，平素畏冷，手足不温，喜热饮食，精神不振，舌淡胖嫩，脉沉迟。

4.心理特征　性格多沉静、内向。

5.发病倾向　易患寒病、痰饮、肿胀、腹泻、阳痿等病；感邪易从寒化。

6.对外界环境适应能力　耐夏不耐冬；易感风、寒、湿邪。

7.护理要点　以温阳补气为主，预防腹泻、阳痿等疾病；饮食护理宜多食牛肉、羊肉、韭菜、生姜、葱头等温阳之品，少食梨、西瓜、荸荠等生冷寒凉食物，少饮绿茶；起居有常，注意保暖，特别是背部及下腹丹田部位；避免长时间待在空调房，防止出汗过多；阳光充足时宜户外活动；运动避风寒、大雾大雪及空气污染环境。

四、阴虚质（D型）

阴液亏虚，失于滋润、阴虚阳亢的体质。

1.总体特征　阴液亏少，以口燥咽干、手足心热等虚热表现为主要特征。

2.形体特征　体形偏瘦。

3.常见表现　面红或颧红，肤色苍，口燥咽干，喜冷饮，手足心热；两眼干涩，视物昏花，白睛暗浊或有红丝，鼻中微干或有血，唇红微干；大便干燥，小便短赤；舌红少苔或无苔少津，脉细数。

4.心理特征　性情急躁，外向好动，活泼。

5.发病倾向　易患咳嗽、干燥综合征、虚劳、失精、不寐、甲亢等病；感邪易从热化。

6.对外界环境适应能力　耐冬不耐夏；不耐受暑、热、燥邪。

7.护理要点　以滋阴为主；饮食护理宜多吃瘦猪肉、鸭肉、绿豆、冬瓜等甘凉滋润之品，少食羊肉、韭菜、辣椒、葵瓜子等性温燥烈之品；起居护理忌熬夜，避免在高温酷暑下工作；运动不宜太过，注意控制出汗量，及时补充水分，不宜洗桑拿。

五、痰湿质（E型）

因体内痰饮水湿潴留而形成的体质。

1.总体特征　痰湿凝聚，以形体肥胖、腹部肥满、口黏苔腻等痰湿表现为主要特征。

2.形体特征　体形肥胖，腹部肥满松软。

3.常见表现　面黄暗或白滑多油，鼻部微黑；四肢沉重，多汗且黏，胸闷，痰多，口中黏腻不爽，喜食肥甘，嗜酒茶；大便正常或不实，小便不多或微浑；舌苔腻，脉濡或滑。

4.心理特征　性格偏温和、稳重谦恭，豁达忍耐；多善于忍耐。

5.发病倾向　易患消渴、中风、胸痹等病。

6.对外界环境适应能力　对梅雨季节及湿重环境适应能力差。

7.护理要点　以化痰祛湿为主；饮食护理宜清淡为主，少食肥甘厚味和油腻之品，可多食海带、冬瓜等；起居环境宜干燥而不宜潮湿，平时多进行户外活动，经常进行日光浴，湿冷气候应减少户外活动，避免受寒淋雨，不要过于安逸；因形体肥胖易困倦，运动根据个人情况循序渐进，长期坚持运动锻炼。

六、湿热质（F型）

性格多急躁易怒。

1.总体特征　湿热内蕴，以面垢油光、口苦、苔黄腻等湿热表现为主要特征。

2.形体特征　形体中等或偏瘦。

3.常见表现　面垢油光，易生痤疮，口苦口臭，皮肤容易瘙痒，身重困倦，大便黏滞不畅或燥结，小便短黄，男性易阴囊潮湿，女性易带下增多，舌质偏红，苔黄腻，脉滑数。易患疮疖、黄疸等病。

4.心理特征　容易心烦急躁。

5.发病倾向　易患疮疖、黄疸、热淋等病。

6.对外界环境适应能力　对夏末秋初湿热气候，湿重或气温偏高环境较难适应。

7.护理要点　以清热利湿为主；饮食护理以清淡为主，可多食绿豆、芹菜、黄瓜、藕等甘寒平的食物；忌辛温滋腻之品，少食羊肉、韭菜、生姜、辣椒、胡椒、花椒等甘温滋腻及火锅、烹炸、烧烤等辛温助热的食物；起居注意避暑湿，居住环境宜干燥通风；不宜熬夜或过于劳累；运动宜增强，适合大强度大运动量锻炼，但盛夏时节暑湿重，宜减少户外活动时间。

七、血瘀质（G型）

经脉不畅，血瘀不行，或瘀血内阻的体质。

1.总体特征　血行不畅，以肤色晦黯、舌质紫黯等血瘀表现为主要特征。

2.形体特征　胖瘦均见。

3.常见表现　性格内郁，心情易烦，急躁健忘；毛发易脱，面色黧黑，肤色晦黯或见红斑，色素沉着，或面颊有红丝赤缕，皮肤比较粗糙，或有肌肤甲错；眼眶暗黑，白睛血丝或青紫，鼻部暗滞，口干欲漱口不欲咽，牙龈容易出血，口唇淡暗或紫；舌质黯或有瘀点，舌下络脉紫黯或增粗，脉弦沉、细涩或结代。

4.心理特征　易烦，健忘。

5.发病倾向　易患癥瘕及痛证、血证等。

6.对外界环境适应能力　不耐受寒邪。

7.护理要点　以行气活血为主，注意预防肿瘤、中风、胸痹等疾病。饮食护理宜多食山楂、醋、玫瑰花、金橘等行气活血、疏肝解郁之品，少食肥甘厚味。起居不宜过于安逸，以免气机郁滞致血行不畅，保持足够的睡眠，注意早睡早起多锻炼。

八、气郁质(H型)

脏腑功能失调,尤其气机郁滞为基本状态的体质。

1.总体特征 气机郁滞,以神情抑郁、忧虑脆弱等气郁表现为主要特征。

2.形体特征 形体瘦者为多。

3.常见表现 神情抑郁,忧虑脆弱,多愁善感,烦闷不安;胆小易惊,乳房及胁肋胀痛,胸闷,太息,咽喉常有堵塞感或异物感,失眠;舌淡红苔薄白,脉弦。

4.心理特征 性格内向不稳定、敏感多虑。

5.发病倾向 易患脏躁、梅核气、百合病、抑郁症、神经官能症和乳腺增生等。

6.对外界环境适应能力 对精神刺激适应能力较差;不适应阴雨天气。

7.护理要点 以宽胸理气为主,饮食护理宜多食黄花菜、海带、山楂、玫瑰花等行气解郁、消食醒神之品;起居护理宜动不宜静,居住环境应安静,避免嘈杂环境影响心情;不宜长期呆在家里,应尽量增加户外活动;睡前避免饮用饮茶和咖啡等提神醒脑之品;适当参加群众性体育运动,如跳舞、球类和下棋等。

九、特禀质(I型)

特禀体质是一类特殊体质的人群,因禀质特征情况而有不同。有的即使不感冒也经常鼻塞、打喷嚏、流鼻涕,容易患哮喘;容易对药物、食物、气味、花粉过敏,皮肤易起荨麻疹,因过敏出现紫红色瘀点和瘀斑,皮肤抓后容易出现抓痕。

1.总体特征 先天失常,以生理缺陷、过敏反应等为主要特征。

2.形体特征 过敏体质者一般无特殊,先天禀赋异常者或有畸形,或有生理缺陷。

3.常见表现 过敏体质者常见哮喘、风团、咽痒、鼻塞、喷嚏等;患遗传性疾病者有垂直遗传、先天性、家族性特征;患胎传性疾病者具有母体影响胎儿个体生长发育及相关疾病特征。

4.心理特征 随禀质不同情况各异。

5.发病倾向 过敏体质者易患哮喘、荨麻疹、花粉症及药物过敏等;遗传性疾病如血友病、先天愚型等;胎传性疾病如五迟(立迟、行迟、发迟、齿迟和语迟)、五软(头软、项软、手足软、肌肉软、口软)、解颅、胎惊等。

6.对外界环境适应能力 适应能力差,如过敏体质者对易致过敏季节适应能力差,易引发宿疾。

7.护理要点 注意预防哮喘和皮肤疾病;饮食护理宜清淡,建议多食益气固表的食物,少食荞麦(含致敏物质荞麦荧光素)、蚕豆、白扁豆、牛肉、鹅肉、鱼虾蟹、茄子、酒、辣椒、浓茶、咖啡等辛辣之品、腥膻发物及含致敏物质的食物。

气虚质、阳虚质、阴虚质三种体质属于正虚体质,护理的重点以扶正、益气、温阳、滋阴为基本原则;血瘀质、气郁质、痰湿质、湿热质、特禀质五种体质属于邪盛体质。临床应用中也不乏因虚致实的情况,如正气亏虚无力推动血液运行,致使血液瘀阻,久之出现血瘀质;或脾阳亏虚,运化不力,痰湿内生,阻碍气机,成为痰湿质和气郁质形成的重要原因。

第三节　中医体质的辨识

一、中医体质辨识的基本程序

需要接受中医体质辨识者可以在中医师或获得中医体质评估与应用“1+X”职业技能等级证书的专业人员的指导下，填写一份《中医体质分类与判定自测表》。该自测表将被测者最近一年来的主观感受、症状和体征等表现，分为没有（根本不）、很少（有一点）、有时（有些）、经常（相当）和总就是（非常）五种轻重级别，自测者依据自身主观感受进行填写和打分。

书写完毕后，量表将交由体质辨识医生或电脑中医体质分析系统进行分析，计算出各条目的评分演算结果，并根据此结果，将顾客对各种体质的符合情况判定分为“就是”“基本就是或倾向就是”和“否”中的一种。目前，国内各大医院开展的中医体质辨识检查与判断，均是采用以上方法，缺点是时间长、自测者对专业术语和概念理解有误差。

中医体质辨识报告，包含了自测者当前的体质类型、体质偏颇严重程度、复合体质存在情况、对环境的适应力、健康隐患、易患疾病，以及自身调护建议等各方面信息。自测者阅读中医体质分类与判定自测报告，必须明确自己的体质类型属于单一体质或复合体质（备注：复合体质是指同时具有两种以上体质）。人群中复合体质较为普遍，因为机体表里、寒热、气血、阴阳的失衡情况较为复杂，可能存在“上热下寒”“表寒里热”“虚实夹杂”“肝郁脾虚”等兼夹证型。因此，中医师或获得中医体质评估与应用“1+X”职业技能等级证书的专业人员在为自测者分析体质报告时，必须分析复合体质与各种体质之间的因果关系，如气虚质可以导致痰湿质，气郁质可以导致血瘀质，气虚质也可以导致血瘀质，为体检者进行详细讲解、指导调节护理偏颇体质的具体方法，对自测者明确自己属于哪一种或哪几种体质，以及体质的偏颇程度、调护途径更有帮助。

中医素来推崇“上工治未病”的医疗效果，“未病”根据“病欲发而有先兆”“既病而尚未殃及之地”“病将愈有可能出现的遗复”，总结了疾病的未病先防、既病防变、瘥后防复三项原则，涵盖了现代医学健康、亚健康和疾病状态三个阶段的内容。中医体质辨识的作用贯穿于“治未病”过程，是中医理论“辨体-辨病-辨证-辨经络”诊疗方法的基本思维模式之一。健康工作者在预防、治疗、护理患者时，提前了解其体质类型，判断气血阴阳的偏颇情况，有的放矢地制订康养、医疗和调护计划，有效地改变个体的生活环境、饮食因素，通过科学的锻炼和药物等摄生方法，补偏救弊，逐渐使体质的偏性得以纠正，预防可能发生的某些病证，所谓“审查其形气有余不足而调之，可以知逆顺矣”。

二、中华中医药学会制定的《中医体质分类与判定自测表》标准

中华中医药学会制定的《中医体质分类与判定自测表》标准具体如下。

姓　名		性　别		年　龄	
职　业		民　族		填表日期	
居住地址					
工作单位					
联系电话		身高/cm		体重/kg	

1.平和质(A 型)

请根据近一年的体验与感觉,回答以下问题:	没有(根本不)	很少(有一点)	有时(有些)	经常(相当)	总是(非常)
(1)您精力充沛吗?	1	2	3	4	5
(2)您容易疲乏吗? *	5	4	3	2	1
(3)您说话声音无力吗? *	5	4	3	2	1
(4)您感到闷闷不乐吗? *	5	4	3	2	1
(5)您比一般人耐受不了寒冷(冬天的寒冷,夏天的冷空调和电扇)吗? *	5	4	3	2	1
(6)您能适应外界自然与社会环境的变化吗?	1	2	3	4	5
(7)您容易失眠吗? *	5	4	3	2	1
(8)您容易忘事(健忘)吗? *	5	4	3	2	1
原始分:　　　　　　转化分:					
判断结果:□是　　　　□倾向是　　　　□否					

说明:标有 * 的条目需先逆向计分,即 1→5,2→4,3→3,4→2,5→1,再用公式得转化分。

2.气虚质(B 型)

请根据近一年的体验与感觉,回答以下问题:	没有(根本不)	很少(有一点)	有时(有些)	经常(相当)	总是(非常)
(1)您容易疲乏吗?	1	2	3	4	5
(2)您容易气短(呼吸短促,接不上气)吗?	1	2	3	4	5
(3)您容易心慌吗?	1	2	3	4	5

续表

请根据近一年的体验与感觉，回答以下问题：	没有（根本不）	很少（有一点）	有时（有些）	经常（相当）	总是（非常）
(4)您容易头晕或站起时晕眩吗？	1	2	3	4	5
(5)您比别人容易患感冒吗？	1	2	3	4	5
(6)您喜欢安静、懒得说话吗？	1	2	3	4	5
(7)您说话声音无力吗？	1	2	3	4	5
(8)您活动量稍大就容易出虚汗吗？	1	2	3	4	5
原始分：　　　　转化分：					
判断结果：□是　　　　□倾向是　　　　□否					

3.阳虚质(C型)

请根据近一年的体验与感觉，回答以下问题：	没有（根本不）	很少（有一点）	有时（有些）	经常（相当）	总是（非常）
(1)您手脚发凉吗？	1	2	3	4	5
(2)您胃脘部、背部或腰膝部怕冷吗？	1	2	3	4	5
(3)您感到怕冷、衣服比别人穿得多吗？	1	2	3	4	5
(4)您比一般人耐受不了寒冷不(冬天的寒冷，夏天的冷空调和电扇等)？	1	2	3	4	5
(5)您比别人容易患感冒吗？	1	2	3	4	5
(6)您吃(喝)凉的东西会感到不舒服或者怕吃(喝)凉东西吗？	1	2	3	4	5
(7)您受凉或吃(喝)凉的东西后，容易腹泻(拉肚子)吗？	1	2	3	4	5
原始分：　　　　转化分：					
判断结果：□是　　　　□倾向是　　　　□否					

4.阴虚质(D型)

请根据近一年的体验与感觉,回答以下问题:	没有(根本不)	很少(有一点)	有时(有些)	经常(相当)	总是(非常)
(1)您感到手脚心发热吗?	1	2	3	4	5
(2)您感觉身体、脸上发热吗?	1	2	3	4	5
(3)您皮肤或口唇干吗?	1	2	3	4	5
(4)您口唇的颜色比一般人红吗?	1	2	3	4	5
(5)您容易便秘或大便干燥吗?	1	2	3	4	5
(6)您面部两潮红或偏红吗?	1	2	3	4	5
(7)您感到眼睛干涩吗?	1	2	3	4	5
(8)您活动量稍大就容易出虚汗吗?	1	2	3	4	5
原始分:　　　　转化分:					
判断结果:□是　　　□倾向是　　　□否					

5.痰湿质(E型)

请根据近一年的体验与感觉,回答以下问题:	没有(根本不)	很少(有一点)	有时(有些)	经常(相当)	总是(非常)
(1)您感到胸闷或腹部胀满吗?	1	2	3	4	5
(2)您感到身体不轻松或不爽快吗?	1	2	3	4	5
(3)您腹部肥满松软吗?	1	2	3	4	5
(4)您有额部油脂分泌多的现象吗?	1	2	3	4	5
(5)您上眼睑比别人肿(有轻微隆起的现象)吗?	1	2	3	4	5
(6)您嘴里有黏黏的感觉吗?	1	2	3	4	5
(7)您平时痰多,特别是咽喉部总感到有痰堵着吗?	1	2	3	4	5
(8)您舌苔厚腻或有舌苔厚厚的感觉吗?	1	2	3	4	5
原始分:　　　　转化分:					
判断结果:□是　　　□倾向是　　　□否					

6.湿热质(F 型)

请根据近一年的体验与感觉,回答以下问题:	没有(根本不)	很少(有一点)	有时(有些)	经常(相当)	总是(非常)
(1)您面部或鼻部有油腻感或者油亮发光吗?	1	2	3	4	5
(2)您容易生痤疮或疮疖吗?	1	2	3	4	5
(3)您感到口苦或嘴里有异味吗?	1	2	3	4	5
(4)您大便黏滞不爽、有解不尽的感觉吗?	1	2	3	4	5
(5)您小便时尿道有发热感、尿色浓(深)吗?	1	2	3	4	5
(6)(限女性)您带下色黄(白带颜色发黄)吗?	1	2	3	4	5
(7)(限男性)您的阴囊部位潮湿吗?	1	2	3	4	5
原始分:　　　　转化分:					
判断结果:□是　　　　□倾向是　　　　□否					

7.血瘀质(G 型)

请根据近一年的体验与感觉,回答以下问题:	没有(根本不)	很少(有一点)	有时(有些)	经常(相当)	总是(非常)
(1)您的皮肤在不知不觉中会出现青紫瘀斑(皮下出血)吗?	1	2	3	4	5
(2)您两颧部有细微红丝吗?	1	2	3	4	5
(3)您身体上有哪里疼痛吗?	1	2	3	4	5
(4)您面色晦黯或容易出现褐斑吗?	1	2	3	4	5
(5)您容易有黑眼圈吗?	1	2	3	4	5
(6)您容易忘事(健忘)吗?	1	2	3	4	5
(7)您口唇颜色偏黯吗?	1	2	3	4	5
原始分:　　　　转化分:					
判断结果:□是　　　　□倾向是　　　　□否					

8.气郁质(H型)

请根据近一年的体验与感觉,回答以下问题:	没有（根本不）	很少（有一点）	有时（有些）	经常（相当）	总是（非常）
(1)您感到闷闷不乐吗?	1	2	3	4	5
(2)您容易精神紧张、焦虑不安吗?	1	2	3	4	5
(3)您多愁善感、感情脆弱吗?	1	2	3	4	5
(4)您容易感到害怕或受到惊吓吗?	1	2	3	4	5
(5)您胁肋部或乳房胀痛吗?	1	2	3	4	5
(6)您无缘无故叹气吗?	1	2	3	4	5
(7)您咽喉部有异物感,且吐之不出、咽之不下吗?	1	2	3	4	5
原始分:　　　　　　转化分:					
判断结果:□是　　　　□倾向是　　　　□否					

9.特禀质(I型)

请根据近一年的体验与感觉,回答以下问题:	没有（根本不）	很少（有一点）	有时（有些）	经常（相当）	总是（非常）
(1)您没有感冒时也会打喷嚏吗?	1	2	3	4	5
(2)您没有感冒时也会鼻塞、流鼻涕吗?	1	2	3	4	5
(3)您有因季节变化、温度变化或异味等原因而咳喘的现象吗?	1	2	3	4	5
(4)您容易过敏(对药物/食物/气味/花粉或在季节交替、气候变化时)吗?	1	2	3	4	5
(5)您的皮肤容易起荨麻疹(风团/风疹块/风疙瘩)吗?	1	2	3	4	5
(6)您的皮肤因过敏出现过紫癜(紫红色瘀点、瘀斑)吗?	1	2	3	4	5
(7)您的皮肤一抓就红,并出现抓痕吗?	1	2	3	4	5
原始分:　　　　　　转化分:					
判断结果:□是　　　　□倾向是　　　　□否					

三、《中医体质分类与判定自测表》的判定说明

1.判定方法

(1)回答《中医体质分类与判定自测表》中的全部问题,每一问题按五级评分,计算原始分及转化分,依标准判定体质类型。

(2)原始分=各个条目分值相加。

(3)转化分=[(原始分-条目数)/(条目数×4)]×100

2.判定标准

平和质为正常体质,其他 8 种体质为偏颇体质。判定标准见表 12-1。

表 12-1 平和质与偏颇体质判定标准表

体质类型	条　件	判定结果
平和质	转化分≥60 分	是
	其他 8 种体质转化分均<30 分	
	转化分≥60 分	倾向是
	其他 8 种体质转化分均<40 分	
	不满足上述条件者	否
偏颇体质	转化分≥40 分	是
	转化分 30~39 分	倾向是
	转化分<30 分	否

3.示例

(1)【示例 1】某人各体质类型转化分具体如下:平和质 75 分,气虚质 56 分,阳虚质 27 分,阴虚质 25 分,痰湿质 12 分,湿热质 15 分,血瘀质 20 分,气郁质 18 分,特禀质 10 分。

根据判定标准,虽然平和质转化分≥60 分,但其他 8 种体质转化分并未全部<40 分,其中气虚质转化分≥40 分,故此人不能判定为平和质,应判定为气虚质。

(2)【示例 2】某人各体质类型转化分具体如下:平和质 75 分,气虚质 16 分,阳虚质 27 分,阴虚质 25 分,痰湿质 32 分,湿热质 25 分,血瘀质 10 分,气郁质 18 分,特禀质 10 分。

根据判定标准,平和质转化分≥60 分,同时痰湿质转化分在 30~39 分,可判定为痰湿质倾向,故此人最终体质判定结果基本就是平和质,有痰湿质倾向。

第四节　中医体质的调护

体质既禀赋于先天因素,又与后天的饮食营养、功能锻炼、生活生存环境等息息相关。体质的稳定性由相似的遗传背景形成,年龄、性别等因素也可使体质表现出一定的稳定性,但体质的

稳定性不是绝对的，也不是一成不变的，每一个生命个体在生、长、壮、老、已的过程中，由于受环境、精神状况、营养、锻炼、疾病等诸多因素的影响，会使体质发生变化。因此，中医认为体质既具有相对的稳定性，又具有动态的可变性，这种特征称为体质的可调性。

鉴于体质的稳定性和可变性，调理体质的重点在于减轻邪盛与正虚体质的偏颇程度，循序渐进地调理人体身心状态日趋健康，而非骤然彻底改变不良的体质状况。

一、中医体质调护必须因时因地因人制宜

天时地利人和，所谓"人以天地之气生，四时之法成"。先天、后天和环境三种因素共同作用，产生了不同体质。社会的发展与变迁，各个历史阶段人类的生存环境、生活习惯、社会习俗、饮食结构不尽相同，体质也表现出与社会环境相适应的变化趋向；自然环境的气象、方域、地势、地质等元素的变化可影响人体的形态结构、生理功能和心理活动，从而影响人的体质。"是以有地高下，气有温凉，高者气寒，下者气热""东方生风""南方生热""西方生燥""北方生寒""中央生湿"之说；缺少运动，摄取热量过多，致使大量肥胖者出现，造成了湿热质人群的增多；冬夏季节暖气、空调的运用，腠理汗孔开合无常，致使生理状态紊乱也能影响体质；社会竞争加剧，精神紧张，情绪躁动，焦虑不安，阴阳气血失调，也会改变体质状况。

人的体质一旦形成，先天的种族、家族因素无法改变，改善环境因素需要正确的引导与长期的科学干预方可奏效，因此调节生活饮食、起居作息、运动锻炼、劳欲情志等因素对机体的影响，成为体质调护和养生的重要方面。

中医养生一贯主张三因制宜，因时、因地、因人而异。概括起来，包括形神共养、协调阴阳、顺应自然、饮食调养、谨慎起居、调和脏腑、通畅经络、节欲保精、益气调吸、动静适宜等一系列养生原则，而协调平衡是核心，即当一个人通过以上调护方式，促使人体身心平衡才是最健康的。

人与自然环境的变化有着密切的关系，中医学在四季调体养生中有"春夏养阳，秋冬养阴"的观点，是利用四季"生长化收藏"的规律进行体质调护的归纳。春夏季节自然环境生机盎然，人体阳气趋向于体表，五脏功能亢奋活跃，具有"生""长""化"的特点，适宜养护机体体表气血、阳气。气虚、阳虚、痰湿、湿热、气郁、血瘀、特禀体质者，可于这段时间加强户外运动，充分调动体内脏腑发挥自身生理功能，振奋阳气，祛湿排毒，逐瘀通络；秋冬季节天气寒冷肃杀萧瑟，人体阳气趋向于内敛，五脏功能内收安定，具有"收""藏"的特点，是滋养人体深部五脏精血、精气的最佳时期，适宜气虚、阳虚、阴虚等体质者于此期间适当进补，更能深达机体元因元阳，充盈气血，填精补虚。

二、自我体质调理

生活饮食、起居作息、运动锻炼、劳欲情志的改变，后天环境、药物使用及治疗方法的干预，可以纠正人体阴阳、气血、津液失衡，改变机体的某些体质偏颇情况，影响体质辨识结果。因此，当人们接受中医体质辨识和健康指导后，就会对自己的生活方式进行改变与调节，也必然会对体质的变化与发展产生影响。

单一体质可以直接按照该型体质的养生指导进行调治，复合体质（如阳虚质与阴虚质并存、气虚质与血瘀质并存）就需要将多种体质的调护建议结合起来指导养生。自我调理复合体质时，应当以得分最高的体质类型为重点，兼顾调理另外一两种次要的偏颇体质，借鉴平和质的养生指

导改正自身不良生活工作习惯，从而达到最佳的身心健康状态。例如，阳虚质和阴虚质并存时，阳虚质主张多食热性食物，阴虚质则忌食温热，这种饮食调理指导往往让人不知所措，专业人员可以告知患者要理解人体阳虚和阴虚并存是常见状况，这种状况饮食以平性食物为主，温性和凉性食物均可适量进食，阳虚分值偏高的人可适量多食偏温热性食物，阴虚分值偏高的人则可适量多食偏寒凉性食物，但数量要以自己舒适为度；湿热质与气虚质并存的体质，湿热质主张大量运动，气虚质不耐劳累，调护就要因人而异、循序渐进、适度为宜。

因此，患者拿到中医体质自测报告后，应该及时向中医师和有关专业人员咨询适宜自身情况的调理方法，制订适合自身科学的自我体质调理措施和计划是十分重要的。体质调理便需要定期接受体质辨识复检，观察一段时间以来的体质变化，从而调整调体方式，促使体质日益趋向相对健康。

人体具有良好的自我感知能力，功能失调时会进行自我调节，阳气虚弱时会自觉寒冷，要及时增衣暖食、卧床休息；阴虚时就会出现口干口渴、低热等表现。顺应生理欲求，调整生活方式，能在一定程度上改善、缓解体质的偏颇程度。因此，生命个体的自我调节机制是达到身心平和的最好途径之一。同时，心态是否平和、饮食是否均衡、运动是否得当、起居是否规律等，应当有自知之明，要自我把控，自己才是自我体质调理、自身健康维护最重要的“医生”。

三、七情与中医体质

人的体质状态与精神情志相互影响，不同的体质具有不同的心理特征和情绪状态，不同的精神情志既是影响体质的重要因素，也是导致体质变异的重要原因。

人逢喜事精神爽。情志活动是五脏功能的外在表现，情志舒畅，精神愉快，气血调和，脏腑功能协调，则正气旺盛。体质平和，内可抵制喜、怒、忧、思、悲、恐、惊七情之伤，外可防御风、寒、暑、湿、燥、火六淫之害。反之，情志不遂，精神异常，脏腑气机不调，阴阳气血失和，必然会导致体质偏颇，引起多种疾病的发生。

中医认为怒伤肝、喜伤心、思伤脾、悲伤肺、恐伤肾，怒则气上、喜则气缓、思则气结、悲则气消、恐则气下、惊则气乱。情志的异常会影响损害五脏的功能和气血的运行，情志的变化会导致脏腑功能失衡与全身气机的紊乱，久而久之就会对体质产生重大影响，具体表现为喜则气缓，气为血帅，气滞则血瘀，久而导致血瘀质；长期悲伤忧愁，耗伤肺气，可致气虚质；久受惊恐，心神不宁，元阳不固，四肢冰冷，可见阳虚质；急躁易怒，肝气郁结，火邪内生，耗伤阴津，导致气郁质和阴虚质，进而气滞血瘀，日久产生血瘀质；思虑过度，思则气结，脾气壅滞，运化失常，痰湿内生，致痰湿质。

四、饮食与中医体质

孙思邈所著《千金翼方》记载：“安身之本，必资于食……不知食宜者，不足以存生也。”饮食习惯对体质形成有着重要影响，不同膳食具有寒、热、温、凉四气之分和酸、苦、甘、辛、咸五味之别，含有不同的营养成分，五味入五脏，不同性味的食物濡养不同脏腑的气血，增强五脏六腑与十二经脉的生理功能，根据五行学说具体归纳为酸入肝经、苦入心经、甘入脾经、辛入肺经、咸入肾经。

因此，饮食习惯和相对固定的膳食结构均可通过脾胃运化影响脏腑气血阴阳的盛衰偏颇，形成稳定的功能趋向和体质特征，具体表现在喜食煎炸烧烤，嗜好烟酒，久则气阴耗伤，而成气虚质或阴虚质；食物性质生冷，可致久食者寒凝脏腑，而成阳虚质；暴饮暴食，偏嗜油腻，脾胃损伤，运化不及，聚湿生痰，而成痰湿质；喜欢烟酒，偏食肥甘厚味，化热生火，而成湿热质；喜食肥腻，痰湿内蕴，阻遏气机，气郁日久，血运不畅，则瘀血内生，而成瘀血质；过食辛辣和海鲜发物，引起致敏性增强，容易过敏，而成特禀质。

五、运动与中医体质

生命在于运动，运动促进健康。运动是维持和促进人体健康的基本因素，适度的劳动或体育锻炼，可以壮筋骨、强肌肉、通经络、利关节，顺畅气机运行，调和气血阴阳，增强脏腑功能，培育人体正气，抗御病邪侵袭。

不科学的运动和过度的劳心劳力，则会对人体体质产生不良影响：一方面，过度劳倦易损伤筋骨肌肉，消耗气血阴阳，致使脏腑精气不足，功能减退，形成气虚质、阳虚质、阴虚质和特禀质等虚性偏颇体质；另一方面，不当的体育锻炼可致机体肌肉发育过度紧实，阻碍局部和全身的气血运行与经络通畅，久而久之产生气郁质、血瘀质等实性偏颇体质。

因此，运动量要以适度为宜，忌太过与不及；运动时不但要锻炼形体，更应注重对精、气、神的修养；同时，需持之以恒才能达到改善偏颇体质的目的。

第五节　中医体质健康干预方案

一、平和质（A 型）及特禀质（I 型）干预方案

（1）取足太阳膀胱经及督脉背腰部穴位进行闪罐、留罐或灸疗，以调节人体免疫力，主要穴位有肺俞、膏肓、脾俞、胃俞、肾俞。

（2）脾俞、胃俞、肾俞、大肠俞、足三里等穴进行灸疗，以温补先后天，增强体质。

（3）睡前摩腹揉脐 100 次，调节人体气机。

（4）饮食宜多食应季新鲜蔬菜水果，酌以山药、大枣、桑椹、百合、橘皮、芡实等中药，以调养胃气，不宜进食过凉过烫及反季节的食物，以防出现过敏反应。

（5）多进行户外运动，如跑步、登山、打球、旅游等，通过锻炼调高自身抵抗力。

二、气虚质（B 型）干预方案

（1）隔姜灸神阙、气海、足三里等穴，以补气温阳健脾。

（2）睡觉和起床时摩腹揉脐 100 次，调畅气机，平衡阴阳。

（3）作息规律，起居有常，顺应阴阳气机的变化，夜晚早睡以助阳气收藏，晨起适量运动以助阳气升发。

（4）饮食宜清淡易消化，配合人参、茯苓、龙眼肉、黄精、山药、橘皮、大枣和甘草等中药以健脾养胃。

(5)劳逸结合,张弛有道。

三、阳虚质(C型)干预方案

(1)隔附子或隔盐灸神阙穴,或使用艾条直接灸关元、脾俞、肾俞、命门、足三里等穴,以温补脾肾阳气。

(2)根据虚寒体质秋冬季易发作的疾病,利用"冬病夏治"的原理以温阳的药物穴位贴敷脾俞、胃俞、肾俞、中脘、足三里等穴,以温补脾肾阳。

(3)湿度进行自我推拿,以掌擦法脐下关元穴附近,以温下焦元气。

(4)起居有常,早睡早起以顺应天地阴阳气机的变化。

(5)饮食宜食牛羊肉等温性食物以补阳,可配合山药、肉桂、覆盆子、干姜、紫苏、枸杞子和黄精中药以温脾肾阳。

四、阴虚质(D型)干预方案

(1)按摩点按太溪、三阴交、肾俞等滋阴要穴,以滋补肾阴。

(2)早睡早起,晨起多进行户外运动,呼吸新鲜空气,以助阳气的升发。

(3)饮食宜清淡不宜辛辣过烫,避免耗散阳气伤阴血,可以配合服用乌梅、黄精、玉竹、桑椹、百合、桑叶和甘草等中药。

五、痰湿质(E型)干预方案

(1)点按丰隆、太溪、三阴交、阴陵泉、足三里和中脘等健脾祛湿要穴,以助脾胃运化之功,从而化痰湿。

(2)早晚摩腹揉脐100次,调畅气机,以助运化。

(3)饮食宜清淡,忌大量饮酒及进食肥甘厚腻之品以防生痰湿,可配合茯苓、莱菔子、麦芽糊精、紫苏籽、黄芥子、山药、橘皮、桔梗和甘草等中药,以健脾祛湿。

(4)作息规律,养成早睡早起习惯,多进行户外锻炼。

六、湿热质(F型)干预方案

(1)点按丰隆、太溪、三阴交、阴陵泉、曲池、天枢等穴,以祛除体内湿热,酌以按揉足三里、中脘、公孙等穴,健脾胃助运化以祛湿热。

(2)宜进食清淡易消化吸收之品,忌大量饮酒及进食辛辣肥甘厚腻之品,以防生湿热,可配合食用薏苡仁、茯苓、荷叶、淡竹叶和赤小豆等中药,以健脾祛湿热。

(3)多进行户外锻炼,改善饮食及作息习惯,才能更好地改善湿热体质。

七、血瘀质(G型)干预方案

(1)膈俞灸疗拔罐、血海、三阴交、足三里等穴,以活血祛瘀、益气通络。

(2)按揉腹部或摩腹,以通腹部上下之气机,气行则血行。

(3)早睡早起,多做户外运动。

(4)饮食宜清淡不宜进食生冷油腻之品,以防伤胃气,可配合服用茯苓、莱菔子、紫苏籽、黄芥子、山药、桔梗、橘皮和甘草等中药,以活血化瘀。

八、气郁质(H 型)干预方案

(1)在足太阳膀胱经背腰部第一二侧线取穴走罐,或选取肝俞、胆俞等穴位闪罐后留罐,以调畅气机。

(2)点按太冲穴并配合深呼吸,先逆时针摩腹再顺时针摩腹以顺肝气。

(3)早睡早起,晨起多进行户外运动如慢跑步、爬山等,以调畅情志,有时间多参加各种娱乐活动如唱歌、跳舞等以抒发心中的不悦。

(4)饮食宜清淡,做好调饮食、畅情志,配合桑叶、紫苏、菊花、香橼和橘皮混合食用。

【本章小结】

中医体质学说是中医健康养生理论的重要组成部分,是中华优秀传统文化的瑰宝,也是中医体质评估与应用"1+X"职业技能等级证书学习、培训和考试的重要内容。

本章主要介绍了体质的概念,九种中医体质的分型、特征、临床表现和护理要点,以及中医体质的辨识方法和日常调护,提供了 8 种中医偏颇体质的健康干预方案。

通过本章内容的学习,学习者掌握体质的概念、中医体质的分型和辨识方法以及九型体质的护理要点,了解中医体质辨识在健康管理中的应用;通过学思践悟,能够熟练运用八种中医偏颇体质的健康干预方案,强化自然康复观念和整体护理观念,增强对中华优秀传统文化的认同和自信。

(邓尚平)

目标检测

1.体质是指一个生命个体精、气、神的总和,不包括(　　)。

A.身体素质　　B.形体质量　　C.个体特质　　D.心理素质

2.以下不属于阴虚质(D 型)心理特征的是(　　)。

A.性情急躁　　B.外向好动　　C.焦虑　　D.活泼

3.痰湿质(E 型)是痰饮水湿潴留形成的素质特征,以下不属于该型的总体特征的是(　　)。

A.形体肥胖　　B.腹部肥满　　C.口黏苔腻　　D.面黄肌瘦

4.易患脏躁、梅核气、百合病、抑郁症、神经官能症和乳腺增生等疾病的中医体质类型是(　　)。

A.阳虚质　　B.阴虚质　　C.气郁质　　D.血瘀质

5.出现面垢油光、易生痤疮、口苦口臭、皮肤容易瘙痒、身重困倦、大便黏滞不畅或燥结、小便短黄、男性易阴囊潮湿、女性易带下增多等症状的中医体质类型是(　　)。

A.湿热质　　B.阴虚质　　C.特禀质　　D.血瘀质

6.以下不属于特禀质护理要点的是(　　)。

A.注意预防哮喘和皮肤疾病　　B.饮食护理宜清淡

C.少食牛肉、鱼虾蟹及含致敏物质的食物　　D.摩腹揉脐100次

7.特禀质的总体特征不包括是(　　)。

A.先天正常　　B.生理缺陷　　C.过敏反应　　D.禀赋正常

8.以下关于阳虚质的干预方案表述不正确的是(　　)。

A.隔附子或隔盐灸神阙穴

B.中药穴位贴敷脾俞、胃俞、足三里等穴以温补脾肾阳

C.以掌擦法推拿关元穴附近,以温下焦元气

D.晚睡早起,顺应天地阴阳气机的变化

9.有胃下垂、子宫下垂、脱肛等疾病患病倾向的中医体质是(　　)。

A.阳虚质　　B.阴虚质　　C.气郁质　　D.气虚质

10.支气管哮喘多见于中医体质类型的是(　　)。

A.阳虚质和阴虚质　　B.气虚质和特禀质

C.气郁质和特禀质　　D.阳虚质和气虚质

附　录

附录1 《中华人民共和国中医药法》

（2016年12月25日第十二届全国人民代表大会常务委员会第二十五次会议通过）

第一章 总 则

第一条 为了继承和弘扬中医药，保障和促进中医药事业发展，保护人民健康，制定本法。

第二条 本法所称中医药，是包括汉族和少数民族医药在内的我国各民族医药的统称，是反映中华民族对生命、健康和疾病的认识，具有悠久历史传统和独特理论及技术方法的医药学体系。

第三条 中医药事业是我国医药卫生事业的重要组成部分。国家大力发展中医药事业，实行中西医并重的方针，建立符合中医药特点的管理制度，充分发挥中医药在我国医药卫生事业中的作用。

发展中医药事业应当遵循中医药发展规律，坚持继承和创新相结合，保持和发挥中医药特色和优势，运用现代科学技术，促进中医药理论和实践的发展。

国家鼓励中医西医相互学习，相互补充，协调发展，发挥各自优势，促进中西医结合。

第四条 县级以上人民政府应当将中医药事业纳入国民经济和社会发展规划，建立健全中医药管理体系，统筹推进中医药事业发展。

第五条 国务院中医药主管部门负责全国的中医药管理工作。国务院其他有关部门在各自职责范围内负责与中医药管理有关的工作。县级以上地方人民政府中医药主管部门负责本行政区域的中医药管理工作。县级以上地方人民政府其他有关部门在各自职责范围内负责与中医药管理有关的工作。

第六条 国家加强中医药服务体系建设，合理规划和配置中医药服务资源，为公民获得中医药服务提供保障。国家支持社会力量投资中医药事业，支持组织和个人捐赠、资助中医药事业。

第七条 国家发展中医药教育，建立适应中医药事业发展需要、规模适宜、结构合理、形式多样的中医药教育体系，培养中医药人才。

第八条 国家支持中医药科学研究和技术开发，鼓励中医药科学技术创新，推广应用中医药科学技术成果，保护中医药知识产权，提高中医药科学技术水平。

第九条 国家支持中医药对外交流与合作，促进中医药的国际传播和应用。

第十条 对在中医药事业中做出突出贡献的组织和个人，按照国家有关规定给予表彰、奖励。

第二章 中医药服务

第十一条 县级以上人民政府应当将中医医疗机构建设纳入医疗机构设置规划，举办规模适宜的中医医疗机构，扶持有中医药特色和优势的医疗机构发展。合并、撤销政府举办的中医医疗机构或者改变其中医医疗性质，应当征求上一级人民政府中医药主管部门的意见。

第十二条 政府举办的综合医院、妇幼保健机构和有条件的专科医院、社区卫生服务中心、乡镇卫生院，应当设置中医药科室。县级以上人民政府应当采取措施，增强社区卫生服务站和村卫生室提供中医药服务的能力。

第十三条 国家支持社会力量举办中医医疗机构。社会力量举办的中医医疗机构在准入、执业、基本医疗保险、科研教学、医务人员职称评定等方面享有与政府举办的中医医疗机构同等的权利。

第十四条 举办中医医疗机构应当按照国家有关医疗机构管理的规定办理审批手续,并遵守医疗机构管理的有关规定。举办中医诊所的,将诊所的名称、地址、诊疗范围、人员配备情况等报所在地县级人民政府中医药主管部门备案后即可开展执业活动。

中医诊所应当将本诊所的诊疗范围、中医医师的姓名及其执业范围在诊所的明显位置公示,不得超出备案范围开展医疗活动。具体办法由国务院中医药主管部门拟订,报国务院卫生行政部门审核、发布。

第十五条 从事中医医疗活动的人员应当依照《中华人民共和国执业医师法》的规定,通过中医医师资格考试取得中医医师资格,并进行执业注册。中医医师资格考试的内容应当体现中医药特点。

以师承方式学习中医或者经多年实践,医术确有专长的人员,由至少两名中医医师推荐,经省、自治区、直辖市人民政府中医药主管部门组织实践技能和效果考核合格后,即可取得中医医师资格;按照考核内容进行执业注册后,即可在注册的执业范围内,以个人开业的方式或者在医疗机构内从事中医医疗活动。

国务院中医药主管部门应当根据中医药技术方法的安全风险拟订本款规定人员的分类考核办法,报国务院卫生行政部门审核、发布。

第十六条 中医医疗机构配备医务人员应当以中医药专业技术人员为主,主要提供中医药服务;经考试取得医师资格的中医医师按照国家有关规定,经培训、考核合格后,可以在执业活动中采用与其专业相关的现代科学技术方法。在医疗活动中采用现代科学技术方法的,应当有利于保持和发挥中医药特色和优势。

社区卫生服务中心、乡镇卫生院、社区卫生服务站以及有条件的村卫生室应当合理配备中医药专业技术人员,并运用和推广适宜的中医药技术方法。

第十七条 开展中医药服务,应当以中医药理论为指导,运用中医药技术方法,并符合国务院中医药主管部门制定的中医药服务基本要求。

第十八条 县级以上人民政府应当发展中医药预防、保健服务,并按照国家有关规定将其纳入基本公共卫生服务项目统筹实施。县级以上人民政府应当发挥中医药在突发公共卫生事件应急工作中的作用,加强中医药应急物资、设备、设施、技术与人才资源储备。医疗卫生机构应当在疾病预防与控制中积极运用中医药理论和技术方法。

第十九条 医疗机构发布中医医疗广告,应当经所在地省、自治区、直辖市人民政府中医药主管部门审查批准;未经审查批准,不得发布。发布的中医医疗广告内容应当与经审查批准的内容相符合,并符合《中华人民共和国广告法》的有关规定。

第二十条 县级以上人民政府中医药主管部门应当加强对中医药服务的监督检查,并将下列事项作为监督检查的重点:

(一)中医医疗机构、中医医师是否超出规定的范围开展医疗活动;

(二)开展中医药服务是否符合国务院中医药主管部门制定的中医药服务基本要求;

（三）中医医疗广告发布行为是否符合本法的规定。

中医药主管部门依法开展监督检查，有关单位和个人应当予以配合，不得拒绝或者阻挠。

第三章　中药保护与发展

第二十一条　国家制定中药材种植养殖、采集、贮存和初加工的技术规范、标准，加强对中药材生产流通全过程的质量监督管理，保障中药材质量安全。

第二十二条　国家鼓励发展中药材规范化种植养殖，严格管理农药、肥料等农业投入品的使用，禁止在中药材种植过程中使用剧毒、高毒农药，支持中药材良种繁育，提高中药材质量。

第二十三条　国家建立道地中药材评价体系，支持道地中药材品种选育，扶持道地中药材生产基地建设，加强道地中药材生产基地生态环境保护，鼓励采取地理标志产品保护等措施保护道地中药材。

前款所称道地中药材，是指经过中医临床长期应用优选出来的，产在特定地域，与其他地区所产同种中药材相比，品质和疗效更好，且质量稳定，具有较高知名度的中药材。

第二十四条　国务院药品监督管理部门应当组织并加强对中药材质量的监测，定期向社会公布监测结果。国务院有关部门应当协助做好中药材质量监测有关工作。

采集、贮存中药材以及对中药材进行初加工，应当符合国家有关技术规范、标准和管理规定。

国家鼓励发展中药材现代流通体系，提高中药材包装、仓储等技术水平，建立中药材流通追溯体系。

药品生产企业购进中药材应当建立进货查验记录制度。中药材经营者应当建立进货查验和购销记录制度，并标明中药材产地。

第二十五条　国家保护药用野生动植物资源，对药用野生动植物资源实行动态监测和定期普查，建立药用野生动植物资源种质基因库，鼓励发展人工种植养殖，支持依法开展珍贵、濒危药用野生动植物的保护、繁育及其相关研究。

第二十六条　在村医疗机构执业的中医医师、具备中药材知识和识别能力的乡村医生，按照国家有关规定可以自种、自采地产中药材并在其执业活动中使用。

第二十七条　国家保护中药饮片传统炮制技术和工艺，支持应用传统工艺炮制中药饮片，鼓励运用现代科学技术开展中药饮片炮制技术研究。

第二十八条　对市场上没有供应的中药饮片，医疗机构可以根据本医疗机构医师处方的需要，在本医疗机构内炮制、使用。

医疗机构应当遵守中药饮片炮制的有关规定，对其炮制的中药饮片的质量负责，保证药品安全。医疗机构炮制中药饮片，应当向所在地设区的市级人民政府药品监督管理部门备案。根据临床用药需要，医疗机构可以凭本医疗机构医师的处方对中药饮片进行再加工。

第二十九条　国家鼓励和支持中药新药的研制和生产。国家保护传统中药加工技术和工艺，支持传统剂型中成药的生产，鼓励运用现代科学技术研究开发传统中成药。

第三十条　生产符合国家规定条件的来源于古代经典名方的中药复方制剂，在申请药品批准文号时，可以仅提供非临床安全性研究资料。具体管理办法由国务院药品监督管理部门会同中医药主管部门制定。

前款所称古代经典名方，是指至今仍广泛应用、疗效确切、具有明显特色与优势的古代中医典籍所记载的方剂。具体目录由国务院中医药主管部门会同药品监督管理部门制定。

第三十一条　国家鼓励医疗机构根据本医疗机构临床用药需要配制和使用中药制剂，支持应用传统工艺配制中药制剂，支持以中药制剂为基础研制中药新药。医疗机构配制中药制剂，应当依照《中华人民共和国药品管理法》的规定取得医疗机构制剂许可证，或者委托取得药品生产许可证的药品生产企业、取得医疗机构制剂许可证的其他医疗机构配制中药制剂。

委托配制中药制剂，应当向委托方所在地省、自治区、直辖市人民政府药品监督管理部门备案。医疗机构对其配制的中药制剂的质量负责；委托配制中药制剂的，委托方和受托方对所配制的中药制剂的质量分别承担相应责任。

第三十二条　医疗机构配制的中药制剂品种，应当依法取得制剂批准文号。但是，仅应用传统工艺配制的中药制剂品种，向医疗机构所在地省、自治区、直辖市人民政府药品监督管理部门备案后即可配制，不需要取得制剂批准文号。医疗机构应当加强对备案的中药制剂品种的不良反应监测，并按照国家有关规定进行报告。药品监督管理部门应当加强对备案的中药制剂品种配制、使用的监督检查。

第四章　中医药人才培养

第三十三条　中医药教育应当遵循中医药人才成长规律，以中医药内容为主，体现中医药文化特色，注重中医药经典理论和中医药临床实践、现代教育方式和传统教育方式相结合。

第三十四条　国家完善中医药学校教育体系，支持专门实施中医药教育的高等学校、中等职业学校和其他教育机构的发展。

中医药学校教育的培养目标、修业年限、教学形式、教学内容、教学评价及学术水平评价标准等，应当体现中医药学科特色，符合中医药学科发展规律。

第三十五条　国家发展中医药师承教育，支持有丰富临床经验和技术专长的中医医师、中药专业技术人员在执业、业务活动中带徒授业，传授中医药理论和技术方法，培养中医药专业技术人员。

第三十六条　国家加强对中医医师和城乡基层中医药专业技术人员的培养和培训。

国家发展中西医结合教育，培养高层次的中西医结合人才。

第三十七条　县级以上地方人民政府中医药主管部门应当组织开展中医药继续教育，加强对医务人员，特别是城乡基层医务人员中医药基本知识和技能的培训。中医药专业技术人员应当按照规定参加继续教育，所在机构应当为其接受继续教育创造条件。

第五章　中医药科学研究

第三十八条　国家鼓励科研机构、高等学校、医疗机构和药品生产企业等，运用现代科学技术和传统中医药研究方法，开展中医药科学研究，加强中西医结合研究，促进中医药理论和技术方法的继承和创新。

第三十九条　国家采取措施支持对中医药古籍文献、著名中医药专家的学术思想和诊疗经验以及民间中医药技术方法的整理、研究和利用。国家鼓励组织和个人捐献有科学研究和临床应用价值的中医药文献、秘方、验方、诊疗方法和技术。

第四十条　国家建立和完善符合中医药特点的科学技术创新体系、评价体系和管理体制，推动中医药科学技术进步与创新。

第四十一条　国家采取措施，加强对中医药基础理论和辨证论治方法，常见病、多发病、慢性病和重大疑难疾病、重大传染病的中医药防治，以及其他对中医药理论和实践发展有重大促进作用的项目的科学研究。

第六章　中医药传承与文化传播

第四十二条　对具有重要学术价值的中医药理论和技术方法，省级以上人民政府中医药主管部门应当组织遴选本行政区域内的中医药学术传承项目和传承人，并为传承活动提供必要的条件。传承人应当开展传承活动，培养后继人才，收集整理并妥善保存相关的学术资料。属于非物质文化遗产代表性项目的，依照《中华人民共和国非物质文化遗产法》的有关规定开展传承活动。

第四十三条　国家建立中医药传统知识保护数据库、保护名录和保护制度。中医药传统知识持有人对其持有的中医药传统知识享有传承使用的权利，对他人获取、利用其持有的中医药传统知识享有知情同意和利益分享等权利。国家对经依法认定属于国家秘密的传统中药处方组成和生产工艺实行特殊保护。

第四十四条　国家发展中医养生保健服务，支持社会力量举办规范的中医养生保健机构。中医养生保健服务规范、标准由国务院中医药主管部门制定。

第四十五条　县级以上人民政府应当加强中医药文化宣传，普及中医药知识，鼓励组织和个人创作中医药文化和科普作品。

第四十六条　开展中医药文化宣传和知识普及活动，应当遵守国家有关规定。任何组织或者个人不得对中医药作虚假、夸大宣传，不得冒用中医药名义牟取不正当利益。广播、电视、报刊、互联网等媒体开展中医药知识宣传，应当聘请中医药专业技术人员进行。

第七章　保障措施

第四十七条　县级以上人民政府应当为中医药事业发展提供政策支持和条件保障，将中医药事业发展经费纳入本级财政预算。县级以上人民政府及其有关部门制定基本医疗保险支付政策、药物政策等医药卫生政策，应当有中医药主管部门参加，注重发挥中医药的优势，支持提供和利用中医药服务。

第四十八条　县级以上人民政府及其有关部门应当按照法定价格管理权限，合理确定中医医疗服务的收费项目和标准，体现中医医疗服务成本和专业技术价值。

第四十九条　县级以上地方人民政府有关部门应当按照国家规定，将符合条件的中医医疗机构纳入基本医疗保险定点医疗机构范围，将符合条件的中医诊疗项目、中药饮片、中成药和医疗机构中药制剂纳入基本医疗保险基金支付范围。

第五十条　国家加强中医药标准体系建设，根据中医药特点对需要统一的技术要求制定标准并及时修订。中医药国家标准、行业标准由国务院有关部门依据职责制定或者修订，并在其网站上公布，供公众免费查阅。国家推动建立中医药国际标准体系。

第五十一条　开展法律、行政法规规定的与中医药有关的评审、评估、鉴定活动，应当成立中医药评审、评估、鉴定的专门组织，或者有中医药专家参加。

第五十二条　国家采取措施，加大对少数民族医药传承创新、应用发展和人才培养的扶持力度，加强少数民族医疗机构和医师队伍建设，促进和规范少数民族医药事业发展。

第八章　法律责任

第五十三条　县级以上人民政府中医药主管部门及其他有关部门未履行本法规定的职责

的，由本级人民政府或者上级人民政府有关部门责令改正；情节严重的，对直接负责的主管人员和其他直接责任人员，依法给予处分。

第五十四条　违反本法规定，中医诊所超出备案范围开展医疗活动的，由所在地县级人民政府中医药主管部门责令改正，没收违法所得，并处一万元以上三万元以下罚款；情节严重的，责令停止执业活动。中医诊所被责令停止执业活动的，其直接负责的主管人员自处罚决定作出之日起五年内不得在医疗机构内从事管理工作。医疗机构聘用上述不得从事管理工作的人员从事管理工作的，由原发证部门吊销执业许可证或者由原备案部门责令停止执业活动。

第五十五条　违反本法规定，经考核取得医师资格的中医医师超出注册的执业范围从事医疗活动的，由县级以上人民政府中医药主管部门责令暂停六个月以上一年以下执业活动，并处一万元以上三万元以下罚款；情节严重的，吊销执业证书。

第五十六条　违反本法规定，举办中医诊所、炮制中药饮片、委托配制中药制剂应当备案而未备案，或者备案时提供虚假材料的，由中医药主管部门和药品监督管理部门按照各自职责分工责令改正，没收违法所得，并处三万元以下罚款，向社会公告相关信息；拒不改正的，责令停止执业活动或者责令停止炮制中药饮片、委托配制中药制剂活动，其直接责任人员五年内不得从事中医药相关活动。医疗机构应用传统工艺配制中药制剂未依照本法规定备案，或者未按照备案材料载明的要求配制中药制剂的，按生产假药给予处罚。

第五十七条　违反本法规定，发布的中医医疗广告内容与经审查批准的内容不相符的，由原审查部门撤销该广告的审查批准文件，一年内不受理该医疗机构的广告审查申请。违反本法规定，发布中医医疗广告有前款规定以外违法行为的，依照《中华人民共和国广告法》的规定给予处罚。

第五十八条　违反本法规定，在中药材种植过程中使用剧毒、高毒农药的，依照有关法律、法规规定给予处罚；情节严重的，可以由公安机关对其直接负责的主管人员和其他直接责任人员处五日以上十五日以下拘留。

第五十九条　违反本法规定，造成人身、财产损害的，依法承担民事责任；构成犯罪的，依法追究刑事责任。

第九章　附则

第六十条　中医药的管理，本法未作规定的，适用《中华人民共和国执业医师法》《中华人民共和国药品管理法》等相关法律、行政法规的规定。军队的中医药管理，由军队卫生主管部门依照本法和军队有关规定组织实施。

第六十一条　民族自治地方可以根据《中华人民共和国民族区域自治法》和本法的有关规定，结合实际，制定促进和规范本地方少数民族医药事业发展的办法。

第六十二条　盲人按照国家有关规定取得盲人医疗按摩人员资格的，可以以个人开业的方式或者在医疗机构内提供医疗按摩服务。

第六十三条　本法自 2017 年 7 月 1 日起施行。

附录2 《中医医院中医护理工作指南(试行)》

(2010年7月21日)

前 言

中医历来高度重视护理。“三分治疗、七分护理”的理念,突出强调了护理在治疗疾病和维护健康中的重要作用。护理是中医药学的重要组成部分,在中医药理论指导下,已经形成了独具特色的技术方法和服务流程。

中医护理工作,是中医医院工作的重要内容,是体现中医特色优势的重要方面。为推动中医医院中医护理工作扎实开展,提高中医医院中医护理科学管理水平和服务水平,促进中医护理工作健康、可持续发展,国家中医药管理局医政司组织编写了《中医医院中医护理工作指南(试行)》(简称《指南》)。

《指南》适用于各级中医医院,围绕突出中医特点,加强中医护理工作提出要求,常规性的、西医护理的内容以及对中医特色优势发挥影响不大,关系不密切的在本《指南》中不涉及。

《指南》主要针对做好中医护理工作的关键环节,从管理体系与职责、人员管理、临床护理实施、质量评价等四个方面,在总结全国中医医院经验基础并广泛征求意见的基础上,结合中医护理工作的基本要求而制定,以指导各中医医院的中医护理工作。

第一章 管理体系及职责

中医医院的护理组织管理体系,是医院组织管理体系的重要组成部分,是医院中医护理工作目标全面实现和工作计划有效实施的重要保证。

一、管理体系

(一)设置原则

1.因地制宜 应根据医院的实际情况和发展需要,合理设置护理组织体系的结构和布局。

2.精简高效 护理组织管理体系的设置应层级简明清晰,工作流程合理,运行顺畅高效。

3.协调统一 护理组织管理体系的各层级的职责任务明确,协调配合,权责统一。

(二)基本结构

根据中医医院的不同规模,护理组织管理体系主要有两种结构形态。

1.三级结构 实行护理部、科护士长、护士长三级结构。

2.二级结构 实行护理部(总护士长)、护士长二级结构。

各级各类中医医院应确定分管护理工作的院领导,床位在500张以上的医院可配备护理专职副院长。

医院床位在300张以上,或不足300张但医疗、教学、科研任务繁重的,应设护理部;300张床位以下的,可设总护士长。

医院床位在100张以上或设有三个以上护理单元的,可根据医院具体任务情况设科护士长。

每个护理单元或有5名以上护理人员时,应设护士长。

二、职能职责

（一）护理管理部门

负责全院中医护理的临床、教学、科研、预防管理工作；制订全院中医护理工作中长期规划和年度计划，并组织实施；组织制定完善中医护理常规、技术操作规程、护理质量要求，并组织实施和考核；制订各级护理人员中医护理培训计划，并组织实施等。

（二）护理管理人员

1.主管院长（专职副院长） 在院长直接领导下，负责医院中医护理管理工作。指导护理管理部门制订相关中医护理工作计划、规章制度、操作规程等，督促其组织实施和落实；组织护理管理部门提出并实施中医护理人员培养计划，指导开展中医护理科研工作等。

2.护理部主任（总护士长） 在主管院长的领导下，全面负责医院的中医护理行政与业务管理。拟订全院中医护理工作计划，并负责组织、实施、总结；组织制订并完善、中医护理常规、技术操作规程等；定期组织对中医护理质量进行检查，并及时组织研究讨论，制定改进措施；负责拟订全院各级护理人员的中医护理教育工作计划，并开展培训和考核；组织护理人员开展中医护理科研工作；建立护理人员技术档案，建立健全护理信息系统，开展中医护理相关信息的收集和分析等。

3.科护士长 在护理部主任的领导和科主任的业务指导下，负责本科中医护理的行政、业务管理。制订本科中医护理工作计划，报护理部审批后组织实施；组织实施中医护理常规、技术操作规程；定期对本科的中医护理质量进行检查并提出改进措施；参加主任或主治医师查房，指导危重患者中医护理，解决本科中医护理工作中的疑难问题；制订并落实本科中医护理的培训计划等。

4.护士长 在护理部主任（总护士长）或科护士长、科主任领导下负责病区中医护理工作。根据护理部及病区内工作计划，制订本病区工作计划并组织实施；实施中医护理常规、技术操作规程；指导病区护士或亲自操作复杂中医护理技术；定期组织护理查房，参加科主任或主治医师查房，全面掌握本病区中医护理工作情况与患者动态，解决临床实际问题，指导并做好危重患者的中医护理；组织护理人员学习中医护理理论，实施辨证施护；负责病区的护理安全，对中医护理质量进行检查并及时提出改进措施；组织并监督本病区护士完成中医护理继续教育任务等。

第二章 人员管理

一、人员配备

（一）配备依据

1.《中华人民共和国护士条例》（2008 年 5 月 12 日施行）。

2.卫生部《中国护理事业发展规划纲要 2005—2010》。

3.国家中医药管理局的有关规定。

（二）配备要求

1.从事护理工作岗位的人员达到医院卫生技术人员总数的 50%。

2.系统接受中医知识与技能培训（是指毕业于中医药院校或中医护理专业；或毕业于西医药院校，三年内接受中医药知识和技能岗位培训时间≥100 小时）的护士，达到医院护理人员总数的 70%以上。

3.护理管理人员应系统接受中医药知识与技能培训。

4.病区的床位数与在岗护士人数的比例不低于1∶0.4并逐步达到1∶0.5。

5.重症监护室的床位数与在岗护士人数的比例不低于1∶2.5~3。

二、人员培训

护理人员掌握中医药知识与技能，是做好中医医院中医护理工作的重要基础，中医医院应切实加强对全体护理人员的中医药知识与技能培训。

（一）培训目标

1.副主任护师以上人员　熟练掌握并运用中医基础理论和专科专病中医护理常规指导临床护理工作；熟悉中医护理科研方法，具备组织申报护理科研课题、指导护理人员撰写护理论文的能力；具备开展专题讲座（课）和专科教学能力。

2.主管护师　掌握并运用中医基础理论和专科专病中医护理常规从事临床护理工作，提出临床辨证护理措施；能够参与中医护理科研工作；指导下级护士实施中医临床护理；具备中医临床护理理论与技能的教学能力。

3.护师及护士　掌握中医基础理论、基本技能；熟悉并正确应用中医护理常规、技术操作规程。

（二）培训内容与学时要求

1.培训内容

（1）副主任护师以上人员：国家卫生、中医药工作基本方针、政策、法律法规等；中医护理管理基本理论和方法；中医专科专病护理工作进展；国内外护理学科发展概况；中医护理科研方法等。

（2）主管护师：国家卫生、中医药工作基本方针、政策、法律法规等；中医专科专病护理常规、技术操作规程；急、危、重、疑难病基本知识和中医护理技能；中医护理科研基本方法（如科研课题申报和论文撰写）；中医护理教学基本方法与技能。

（3）护师及护士：国家卫生、中医药工作基本方针、政策、法律法规等；中医基础理论、基本技能；中医护理常规、技术操作规程；急、危、重、疑难病基本知识和中医护理技能。

2.学时（分）要求

（1）副主任护师以上人员每两年参加继续教育获得的Ⅰ类学分中，中医护理项目不少于6学分。

（2）主管护师每年参加继续教育获得的学分中，中医护理项目不少于6学分。

（3）西医院校毕业的护士，在中医医院工作三年内完成中医理论与技能培训时间累计不得少于100学时。可参照以下要求分配学时：中医理论知识培训每年不少于15学时，专科专病中医护理常规培训每年不少于15学时，中医护理技术培训和护理记录书写培训每年不少于5学时。

（三）培训计划制订

1.护理部（总护士长）负责制订医院的总体培训计划。科护士长、护士长按照总体计划，结合本科、本护理单元的实际制订具体培训计划。

2.培训应长期目标与短期计划相结合。

3.培训内容应体现护理人员的不同层次,并符合各自的培训目标。

4.培训形式应注重多样性和针对性,强调可行性、实效性。

5.应对培训计划实施情况及时评估,必要时及时作出调整。

(四)培训形式

1.院内培训　是护理培训的主要形式,包括全院培训和科室培训,主要结合实际工作开展中医基本知识与技能方面的培训。培训方法主要包括集中授课、模拟演示、实操训练、小组讨论、参观交流等。

2.脱产或半脱产培训　选派不同层次的护理骨干(以主管护师为主),集中时间参加学习培训,包括参加学习班、培训班、学术交流会等。

3.在职学历培训　中医专业或中医护理专业的高等学历在职继续教育,包括网络教育等。

(五)考核评价

1.内容方法

(1)培训的管理工作:医院成立考核评价小组,全面监督和考核护理培训计划的制订与实施情况。通过查看相关材料(包括制度、计划、原始记录等)方式,评价培训管理工作是否落实到位。

(2)培训效果:通过理论考试、实践技能操作、现场答辩等方式,考核评价不同层级接受培训的护理人员是否达到培训目标。

2.结果应用

(1)反馈:采用书面反馈和沟通反馈两种形式,将考核评价结果反馈给考核评价对象。

(2)建档:医院应建立护理人员技术档案,并将护理人员中医基础理论和技能的培训、考核记录及时记录在技术档案中。技术档案的内容包括:个人基本资料;学历资料;一般专业资料;技术操作及理论考试情况;科研、教学情况;与业务技术相关的情况,如护理科研项目、护理论文、参加学习或培训、获得奖励情况等。

第三章　临床护理实施

一、基本要求

(一)严格遵循医嘱

药物使用和技术操作等护理实施必须严格按照医嘱执行。

(二)执行标准规范

认真执行《中医护理常规 技术操作规程》等技术标准和规范,遵循和贯彻中医学理论整体观、辨证施护,全面体现中医特色和优势。

(三)加强协调配合

在医院统一领导下,明确护理、医疗、药剂、后勤保障等相关部门职责任务,完善机制,相互配合,整体推进。

(四)强化检查评估

加强对医院各相关部门及临床护理岗位职责任务落实情况的检查评估,分析问题,落实措施,坚持持续改进。

二、内容与要点

（一）工作内容

1.生活起居护理　主要包括病室及环境、皮肤护理、口腔护理等。

2.饮食护理　主要包括普通膳食、治疗膳食护理和饮食健康养生指导等。

3.用药护理　主要包括中药内服、灌肠、熏洗、足浴、贴敷、静脉给药等用药护理，药食作用指导及不良反应护理等。

4.情志护理　主要包括情绪调整、心理调护等。

5.康复护理　主要包括语言、肢体功能锻炼的中医保健操、健身操（如太极拳、八段锦）、音乐疗法等。

6.专科护理　主要包括疾病护理、症状（体征）护理等。

（二）工作要点

1.临床护理的实施应尊重患者。充分考虑患者习惯、喜好等。

2.临床护理应符合患者疾病证型的护理要求，同时根据患者病情变化及时调整。

3.饮食护理特别是对患者膳食的具体指导，应加强与医师和营养师的沟通。

4.中药用药护理应正确执行给药方法、时间、剂量，指导患者正确使用药物，密切观察用药反应，发现不良反应及时报告，保证患者用药安全。

5.情志护理应注重多种方法的综合应用，注意与患者家人的密切配合。

6.专科护理应注重解决某种（类）疾病、症状（体征）在临床护理中的突出问题（专科护理常规制定见附件）。

7.临床护理中遵循医嘱积极开展拔罐、刮痧、耳穴压豆、灸法、熨法等中医护理技术操作。

三、职责任务

（一）护理部门和护理人员

1.护理部

（1）负责组织全院各科（病区）规范地实施临床护理。

（2）负责组织、指导各科（病区）研究制定专科护理常规并督促实施。

（3）负责制定临床护理检查评估办法、标准、细则等，并组织实施。

（4）定期与医院相关部门的沟通协调，保障临床护理的实施。

2.科护士长、护士长

（1）负责组织本科（病区）全面、规范地实施临床护理。

（2）负责组织研究制定并实施本科（病区）相关专科护理常规。

（3）负责组织开展本科（病区）临床护理工作检查。

3.病区护士

规范实施各项临床护理。

（二）医疗部门及医师

1.医务管理部门

（1）为临床护理实施提供医疗方面的相关保障和指导。

（2）加强对医师开具医嘱的规范化管理。

2.医师

(1)应当开具中医护理技术相关医嘱。

(2)加强对医嘱执行的指导、督促、检查。

(三)药剂部门

为临床护理实施提供必要的药学服务和专业指导。

(四)后勤保障部门

为临床护理的实施提供后勤服务,特别是膳食等方面的保障和指导。

附:专科护理常规制定

专科护理常规是指针对某种(类)疾病、症状(体征)在临床护理中的突出问题所采取的护理措施。

专科护理常规的制定,应在医院护理部(总护士长)组织指导下,由科护士长或护士长组织护理骨干具体负责。

一、制定的过程

(一)明确问题

1.应针对本科(病区)常见的疾病、症状(体征)。

2.应明确这些疾病、症状(体征)在护理中需解决的突出问题。

3.针对这些疾病、症状(体征)所采取的中医护理措施具有明显的特色和优势。

(二)拟订草案

1.回顾采取的中医护理措施并进行梳理。

2.将汇总的资料进行评估,筛选出具有明显中医特色并能改善临床症状(体征)的措施。

3.按照常规的框架,与本专科及相关专业的医生进行沟通听取意见,形成草案。

(三)征求意见

1.由护理部(总护士长)组织,采取多种方式广泛征求对草案的意见。

2.根据常规草案的内容,全面征求所涉及部门、专业的管理者、专业技术人员的意见。

3.对各方面的意见建议进行全面分析论证,对草案进行修改后定稿。

4.由护理部(总护士长)将定稿报送医院审定。

(四)公布实施

1.专科护理常规经医院审定后发布实施。

2.护理部负责实施的具体组织工作,加强对护士长、护理技术骨干的培训是做好实施的基础。

(五)评价改进

1.护理部负责组织定期对专科护理常规实施情况进行评价。

2.在实施时应同时制订实施评价方案。

3.根据实施评价情况,应对常规及时进行修订。

二、常规框架

(一)疾病护理常规框架

1.疾病名称　疾病名称应以国家中医药管理局 1994-06-28 发布的《中医病证诊断疗效标准》

为依据。

2.临床表现

3.临证护理

4.饮食护理

5.用药护理

6.并发症护理

7.健康指导

（二）症状（体征）护理常规框架

1.症状（体征）名称

2.临床表现

3.症状（体征）护理

通过中医护理方法，能够减轻或缓解的专科疾病症状（体征）。

4.专科用药护理

5.特殊饮食护理

6.情志护理

7.并发症护理

8.健康指导

第四章 质量评价

一、评价依据

（一）中华中医药学会制定发布的中医护理常规和技术操作规程。

（二）其他中医护理工作的相关规定。

（三）各级卫生行政部门或医院制定的中医护理质量标准。

二、评价组织

成立以主管护理副院长为组长、由护理部及护士长（主管护师以上人员）组成的护理质量管理委员会，根据医院实际情况建立护理质量专项考核小组，如护理安全管理考核小组、护理技术操作考核小组等，负责组织开展护理质量评价工作。

三、评价对象

包括各护理单元和护理人员。

四、评价内容

（一）涉及中医护理工作落实的要素质量、过程质量、终末质量。

（二）护理工作核心制度的落实。

（三）中医专科专病的护理质量，包括生活起居、饮食护理、情志护理、用药护理等方面的护理实施情况。

（四）中医护理常规的执行情况和中医护理技术操作情况。

（五）护理文书书写质量，包括体温单、医嘱单、病程记录中的手术清点记录和病危、病重患者护理记录。

五、评价方法

定期检查与不定期抽查相结合,对重点环节进行专项检查,通过查阅相关资料、现场考核、查看患者、问卷调查等方式进行评价。

六、持续改进

(一)护理部应及时汇总,分析中医护理实施中存在的质量问题。

(二)可以通过发放不合格报告、护士长例会、全院护士大会等形式及时反馈检查发现的问题,并提出改进措施。

(三)对检查中发现的突出问题,可召开专题分析会,查找原因,及时整改。

(四)根据评价结果,及时对中医护理质量检查标准进行修订,不断完善。

七、部分中医护理质量评价指标

(一)中医护理技术操作合格率≥90%。

(二)护理文书书写合格率≥90%。

(三)每科室开展中医护理技术不少于2项。

附录3 《健康教育中医药基本内容》

一、中医药基本知识

1.中医对生命的认识　介绍中医学天地生人的观念，即中医学认为人的生命来源于自然，是自然的一种现象，生长壮老死是生命的自然过程的观念。

2.中医对人与自然、社会关系的认识　介绍中医学天人合一的整体观念，即人与自然界的运动变化是息息相应的观念。

3.中医对健康的认识　介绍中医学天人相应、形神合一、脏腑相关、阴阳平衡的健康观念；介绍法于阴阳，和于术数，食饮有节，起居有常，不妄作劳、恬淡虚无、规避虚邪贼风的健康生活方式。

4.中医对疾病的认识　介绍中医学对疾病产生的原因和病理变化的认识；介绍病、证、症的关系及中医学分析疾病的基本方法及特点。

5.中医的诊治手段　介绍中医独特的望、闻、问、切四诊合参的诊断方法和辨证原理，中医治疗疾病的基本原则和方法，中医治未病的思想，中医的内治和外治方法以及中医药在养生保健和疾病防治方面一些具有特色的方法，如针灸、推拿、拔罐、足浴、刮痧、膏方等，着重介绍其使用方法、适用范围、注意事项等。介绍中医学对体质的认识和辨识体质的方法；介绍不同体质（平和、阳虚、阴虚、气虚、痰湿、湿热、血瘀、气郁、特禀等）的特征及其相应的日常养生方法。

二、中医养生保健的理念和方法

1.中医养生保健的理念和基本原则　介绍中医学的顺应自然、阴阳平衡理念和思想；介绍中医养生保健的基本原则。

2.中医养生保健常用方法　介绍中医学常用的养生方法，如时令养生、情志养生、饮食养生、运动养生、经穴养生等。

（1）时令养生：介绍中医学按照春夏秋冬四时变化，采用相应的养生方法。

（2）情志养生：介绍中医学对精神情志活动的认识和情志与脏腑的关系以及产生疾病的道理；介绍常用调控情绪的方法。

（3）饮食养生：介绍中医学饮食养生的常用方法，树立正确的饮食养生理念，采取适宜合理的饮食方式，尤其是适合自己的饮食方式。

（4）运动养生：介绍中医学对运动养生的认识以及动静结合的养生观念；介绍太极拳、八段锦、五禽戏、六字诀等常用的运动养生方法，分别介绍其特点、作用、操作要领及注意事项。

（5）经穴养生：介绍中医学对经络的认识以及经络在人体中的作用；介绍常用穴位的部位、养生保健功效、按压方式以及注意事项。

（6）其他养生：介绍中医学有关起居、房事、气功等养生方法。

三、常见疾病的中医药预防和保健

重点介绍中医药对常见病、多发病如冠心病、高血压、高血脂、糖尿病、恶性肿瘤、慢性支气管炎、哮喘、结核病、肝炎、风湿性关节炎、颈椎病、骨质疏松症、流行性感冒、失眠、便秘等疾病的认识和预防保健方法。

四、重点人群的中医药养生保健

1.老年人的基本特点及中医养生保健　介绍中医学对老年人的生理特点、病理特点、常见疾病的认识，着重介绍中医学针对老年人(尤其是65岁以上)生理、病理特点所采取的养生保健方法和常见疾病的预防保健方法。

2.女性的基本特点及中医养生保健　介绍中医学对女性的生理特点、病理特点、常见疾病的认识，着重介绍中医学针对女性各个生理阶段的生理、病理特点所采取的养生保健方法和常见疾病的预防保健方法，介绍针对孕产妇常用的中医药养生保健方法。

3.儿童的基本特点及中医养生保健　介绍中医学对儿童的生理特点、病理特点、常见疾病的认识，着重介绍中医学针对儿童(尤其是0~3岁儿童)生理、病理特点所采取的养生保健方法和常见疾病的预防保健方法。

五、中医药常识

1.一般常识　介绍中医诊治疾病的基本特点和找中医看病应注意的基本事项。

2.中药常识　介绍中药的基本知识;简要介绍中药炮制方法和目的(炮制减毒增效的知识)，介绍中药简单的加工炮制、中药的煎煮方法，服用中药的注意事项以及常用中药的鉴别知识等。

3.家庭常备中成药　介绍家庭常备中成药的主治、功效、适应证，以及使用方法、注意事项、服用禁忌等。

4.应急知识　介绍在突发公共卫生事件、自然灾害、疾病爆发流行、家庭急救时，中医药应急处置的知识和技能等。

附　篇

1.政策法规　介绍国家有关中医药的法律法规和方针政策、中医药服务体系、中医药工作管理体制以及中医药在国家卫生事业中的地位和作用等。

2.中医药科学内涵、发展简史、代表人物和代表著作　介绍中医药的科学内涵、发展简史以及各个历史发展阶段的代表人物和代表著作。

3.亚健康　介绍中医学对亚健康状态的认识，着重介绍中医学对亚健康状态预防和养生保健方法。

4.民族医药　介绍具有特色、有影响的民族医药。

国家卫生和计划生育委员会　国家中医药管理局

2014年6月5日

附录 4 《中国公民中医养生保健素养》

一、基本理念和知识

1.中医养生保健,是指在中医理论指导下,通过各种方法达到增强体质、预防疾病、延年益寿目的保健活动。

2.中医养生的理念是顺应自然、阴阳平衡、因人而异。

3.情志、饮食、起居、运动是中医养生的四大基石。

4.中医养生保健强调全面保养、调理,从青少年做起,持之以恒。

5.中医治未病思想涵盖健康与疾病的全程,主要包括三个阶段:一是"未病先防",预防疾病的发生;二是"既病防变",防止疾病的发展;三是"瘥后防复",防止疾病的复发。

6.中药保健是利用中药天然的偏性调理人体气血阴阳的盛衰。服用中药应注意年龄、体质、季节的差异。

7.药食同源。常用药食两用中药有:蜂蜜、山药、莲子、大枣、龙眼肉、枸杞子、核桃仁、茯苓、生姜、菊花、绿豆、芝麻、大蒜、花椒、山楂等。

8.中医保健五大要穴是膻中、三阴交、足三里、涌泉、关元。

9.自我穴位按压的基本方法有:点压、按揉、掐按、拿捏、搓擦、叩击、捶打。

10.刮痧可以活血、舒筋、通络、解郁、散邪。

11.拔罐可以散寒湿、除瘀滞、止肿痛、祛毒热。

12.艾灸可以行气活血、温通经络。

13.煎服中药避免使用铝、铁质煎煮容器。

二、健康生活方式与行为

14.保持心态平和,适应社会状态,积极乐观地生活与工作。

15.起居有常,顺应自然界晨昏昼夜和春夏秋冬的变化规律,并持之以恒。

16.四季起居要点:春季、夏季宜晚睡早起,秋季宜早睡早起,冬季宜早睡晚起。

17.饮食要注意谷类、蔬菜、水果、禽肉等营养要素的均衡搭配,不要偏食偏嗜。

18.饮食宜细嚼慢咽,勿暴饮暴食,用餐时应专心,并保持心情愉快。

19.早餐要好,午餐要饱,晚餐要少。

20.饭前洗手,饭后漱口。

21.妇女有月经期、妊娠期、哺乳期和更年期等生理周期,养生保健各有特点。

22.不抽烟,慎饮酒,可减少相关疾病的发生。

23.人老脚先老,足浴有较好的养生保健功效。

24.节制房事,欲不可禁,亦不可纵。

25.体质虚弱者可在冬季适当进补。

26.小儿喂养不要过饱。

三、常用养生保健内容

27.情志养生：通过控制和调节情绪以达到身心安宁、情绪愉快的养生方法。

28.饮食养生：根据个人体质类型，通过改变饮食方式，选择合适的食物，从而获得健康的养生方法。

29.运动养生：通过练习中医传统保健项目的方式来维护健康、增强体质、延长寿命、延缓衰老的养生方法，常见的养生保健项目有太极拳、八段锦、五禽戏、六字诀等。

30.时令养生：按照春夏秋冬四时节令的变化，采用相应的养生方法。

31.经穴养生：根据中医经络理论，按照中医经络和腧穴的功效主治，采取针灸、推拿、按摩、运动等方式，达到疏通经络、调和阴阳的养生方法。

32.体质养生：根据不同体质的特征制订适合自己的日常养生方法，常见的体质类型有平和质、阳虚质、阴虚质、气虚质、痰湿质、湿热质、血瘀质、气郁质、特禀质九种。

四、常用养生保健简易方法

33.叩齿法：每天清晨睡醒之时，把牙齿上下叩合，先叩臼齿 30 次，再叩前齿 30 次。有助于牙齿坚固。

34.闭口调息法：经常闭口调整呼吸，保持呼吸的均匀、和缓。

35.咽津法：每日清晨，用舌头抵住上颚，或用舌尖舔动上颚，等唾液满口时，分数次咽下，有助于消化。

36.搓面法：每天清晨，搓热双手，以中指沿鼻部两侧自下而上，到额部两手向两侧分开，经颊而下，可反复 10 余次，至面部轻轻发热为度，可以使面部红润光泽，消除疲劳。

37.梳发：用双手十指插入发间，用手指梳头，从前到后按搓头部，每次梳头 50~100 次，有助于疏通气血，清醒头脑。

38.运目法：将眼球自左至右转动 10 余次，再自右至左转动 10 余次，然后闭目休息片刻，每日可做 4~5 次，可以清肝明目。

39.凝耳法：两手掩耳，低头、仰头 5~7 次，可使头脑清净，驱除杂念。

40.提气法：在吸气时，稍用力提肛门连同会阴上升，稍后，再缓缓呼气放下，每日可做5~7次，有利于气的运行。

41.摩腹法：每次饭后，用掌心在以肚脐为中心的腹部顺时针方向按摩 30 次左右，可帮助消化，消除腹胀。

42.足心按摩法：每日临睡前，以拇指按摩足心，顺时针方向按摩 100 次，有强腰固肾的作用。

国家卫生和计划生育委员会　　国家中医药管理局

2014 年 6 月 5 日

附录5 《中医药发展战略规划纲要(2016—2030年)》

中医药作为我国独特的卫生资源、潜力巨大的经济资源、具有原创优势的科技资源、优秀的文化资源和重要的生态资源,在经济社会发展中发挥着重要作用。随着我国新型工业化、信息化、城镇化、农业现代化深入发展,人口老龄化进程加快,健康服务业蓬勃发展,人民群众对中医药服务的需求越来越旺盛,迫切需要继承、发展、利用好中医药,充分发挥中医药在深化医药卫生体制改革中的作用,造福人类健康。为明确未来十五年我国中医药发展方向和工作重点,促进中医药事业健康发展,制定本规划纲要。

一、基本形势

新中国成立后特别是改革开放以来,党中央、国务院高度重视中医药工作,制定了一系列政策措施,推动中医药事业发展取得了显著成就。中医药总体规模不断扩大,发展水平和服务能力逐步提高,初步形成了医疗、保健、科研、教育、产业、文化整体发展新格局,对经济社会发展贡献度明显提升。截至2014年底,全国共有中医类医院(包括中医、中西医结合、民族医医院,下同)3 732所,中医类医院床位75.5万张,中医类执业(助理)医师39.8万人,2014年中医类医院总诊疗人次5.31亿。中医药在常见病、多发病、慢性病及疑难病症、重大传染病防治中的作用得到进一步彰显,得到国际社会广泛认可。2014年中药生产企业达到3 813家,中药工业总产值7 302亿元。中医药已经传播到183个国家和地区。

另一方面,我国中医药资源总量仍然不足,中医药服务领域出现萎缩现象,基层中医药服务能力薄弱,发展规模和水平还不能满足人民群众健康需求;中医药高层次人才缺乏,继承不足、创新不够;中药产业集中度低,野生中药材资源破坏严重,部分中药材品质下降,影响中医药可持续发展;适应中医药发展规律的法律政策体系有待健全;中医药走向世界面临制约和壁垒,国际竞争力有待进一步提升;中医药治理体系和治理能力现代化水平亟待提高,迫切需要加强顶层设计和统筹规划。

当前,我国进入全面建成小康社会决胜阶段,满足人民群众对简、便、验、廉的中医药服务需求,迫切需要大力发展健康服务业,拓宽中医药服务领域。深化医药卫生体制改革,加快推进健康中国建设,迫切需要在构建中国特色基本医疗制度中发挥中医药独特作用。适应未来医学从疾病医学向健康医学转变、医学模式从生物医学向生物—心理—社会模式转变的发展趋势,迫切需要继承和发展中医药的绿色健康理念、天人合一的整体观念、辨证施治和综合施治的诊疗模式,运用自然的防治手段和全生命周期的健康服务。促进经济转型升级,培育新的经济增长动能,迫切需要加大对中医药的扶持力度,进一步激发中医药原创优势,促进中医药产业提质增效。传承和弘扬中华优秀传统文化,迫切需要进一步普及和宣传中医药文化知识。实施"走出去"战略,推进"一带一路"建设,迫切需要推动中医药海外创新发展。各地区、各有关部门要正确认识形势,把握机遇,扎实推进中医药事业持续健康发展。

二、指导思想、基本原则和发展目标

（一）指导思想

认真落实党的十八大和十八届二中、三中、四中、五中全会精神，深入贯彻习近平总书记系列重要讲话精神，紧紧围绕"四个全面"战略布局和党中央、国务院决策部署，牢固树立创新、协调、绿色、开放、共享发展理念，坚持中西医并重，从思想认识、法律地位、学术发展与实践运用上落实中医药与西医药的平等地位，充分遵循中医药自身发展规律，以推进继承创新为主题，以提高中医药发展水平为中心，以完善符合中医药特点的管理体制和政策机制为重点，以增进和维护人民群众健康为目标，拓展中医药服务领域，促进中西医结合，发挥中医药在促进卫生、经济、科技、文化和生态文明发展中的独特作用，统筹推进中医药事业振兴发展，为深化医药卫生体制改革、推进健康中国建设、全面建成小康社会和实现"两个一百年"奋斗目标作出贡献。

（二）基本原则

坚持以人为本、服务惠民。以满足人民群众中医药健康需求为出发点和落脚点，坚持中医药发展为了人民、中医药成果惠及人民，增进人民健康福祉，保证人民享有安全、有效、方便的中医药服务。

坚持继承创新、突出特色。把继承创新贯穿中医药发展一切工作，正确把握好继承和创新的关系，坚持和发扬中医药特色优势，坚持中医药原创思维，充分利用现代科学技术和方法，推动中医药理论与实践不断发展，推进中医药现代化，在创新中不断形成新特色、新优势，永葆中医药薪火相传。

坚持深化改革、激发活力。改革完善中医药发展体制机制，充分发挥市场在资源配置中的决定性作用，拉动投资消费，推进产业结构调整，更好地发挥政府在制定规划、出台政策、引导投入、规范市场等方面的作用，积极营造平等参与、公平竞争的市场环境，不断激发中医药发展的潜力和活力。

坚持统筹兼顾、协调发展。坚持中医与西医相互取长补短，发挥各自优势，促进中西医结合，在开放中发展中医药。统筹兼顾中医药发展各领域、各环节，注重城乡、区域、国内国际中医药发展，促进中医药医疗、保健、科研、教育、产业、文化全面发展，促进中医中药协调发展，不断增强中医药发展的整体性和系统性。

（三）发展目标

到2020年，实现人人基本享有中医药服务，中医医疗、保健、科研、教育、产业、文化各领域得到全面协调发展，中医药标准化、信息化、产业化、现代化水平不断提高。中医药健康服务能力明显增强，服务领域进一步拓宽，中医医疗服务体系进一步完善，每千人公立中医类医院床位数达到0.55张，中医药服务可得性、可及性明显改善，有效减轻群众医疗负担，进一步放大医改惠民效果；中医基础理论研究及重大疾病攻关取得明显进展，中医药防治水平大幅度提高；中医药人才教育培养体系基本建立，凝聚一批学术领先、医术精湛、医德高尚的中医药人才，每千人卫生机构中医执业类（助理）医师数达到0.4人；中医药产业现代化水平显著提高，中药工业总产值占医药工业总产值30%以上，中医药产业成为国民经济重要支柱之一；中医药对外交流合作更加广泛；符合中医药发展规律的法律体系、标准体系、监督体系和政策体系基本建立，中医药管理体制更加健全。

到2030年，中医药治理体系和治理能力现代化水平显著提升，中医药服务领域实现全覆盖，中医药健康服务能力显著增强，在治未病中的主导作用、在重大疾病治疗中的协同作用、在疾病康复中的核心作用得到充分发挥；中医药科技水平显著提高，基本形成一支由百名国医大师、万名中医名师、百万中医师、千万职业技能人员组成的中医药人才队伍；公民中医健康文化素养大幅度提升；中医药工业智能化水平迈上新台阶，对经济社会发展的贡献率进一步提高，我国在世界传统医药发展中的引领地位更加巩固，实现中医药继承创新发展、统筹协调发展、生态绿色发展、包容开放发展和人民共享发展，为健康中国建设奠定坚实基础。

三、重点任务

（一）切实提高中医医疗服务能力

1.完善覆盖城乡的中医医疗服务网络　全面建成以中医类医院为主体、综合医院等其他类别医院中医药科室为骨干、基层医疗卫生机构为基础、中医门诊部和诊所为补充、覆盖城乡的中医医疗服务网络。县级以上地方人民政府要在区域卫生规划中合理配置中医医疗资源，原则上在每个地市级区域、县级区域设置1个市办中医类医院、1个县办中医类医院，在综合医院、妇幼保健机构等非中医类医疗机构设置中医药科室。在乡镇卫生院和社区卫生服务中心建立中医馆、国医堂等中医综合服务区，加强中医药设备配置和中医药人员配备。加强中医医院康复科室建设，支持康复医院设置中医药科室，加强中医康复专业技术人员的配备。

2.提高中医药防病治病能力　实施中医临床优势培育工程，加强在区域内有影响力、科研实力强的省级或地市级中医医院能力建设。建立中医药参与突发公共事件应急网络和应急救治工作协调机制，提高中医药应急救治和重大传染病防治能力。持续实施基层中医药服务能力提升工程，提高县级中医医院和基层医疗卫生机构中医优势病种诊疗能力、中医药综合服务能力。建立慢性病中医药监测与信息管理制度，推动建立融入中医药内容的社区健康管理模式，开展高危人群中医药健康干预，提升基层中医药健康管理水平。大力发展中医非药物疗法，充分发挥其在常见病、多发病和慢性病防治中的独特作用。建立中医医院与基层医疗卫生机构、疾病预防控制机构分工合作的慢性病综合防治网络和工作机制，加快形成急慢分治的分级诊疗秩序。

3.促进中西医结合　运用现代科学技术，推进中西医资源整合、优势互补、协同创新。加强中西医结合创新研究平台建设，强化中西医临床协作，开展重大疑难疾病中西医联合攻关，形成独具特色的中西医结合诊疗方案，提高重大疑难疾病、急危重症的临床疗效。探索建立和完善国家重大疑难疾病中西医协作工作机制与模式，提升中西医结合服务能力。积极创造条件建设中西医结合医院。完善中西医结合人才培养政策措施，建立更加完善的西医学习中医制度，鼓励西医离职学习中医，加强高层次中西医结合人才培养。

4.促进民族医药发展　将民族医药发展纳入民族地区和民族自治地方经济社会发展规划，加强民族医疗机构建设，支持有条件的民族自治地方举办民族医院，鼓励民族地区各类医疗卫生机构设立民族医药科，鼓励社会力量举办民族医院和诊所。加强民族医药传承保护、理论研究和文献的抢救与整理。推进民族药标准建设，提高民族药质量，加大开发推广力度，促进民族药产业发展。

5.放宽中医药服务准入　改革中医医疗执业人员资格准入、执业范围和执业管理制度，根据执业技能探索实行分类管理，对举办中医诊所的，将依法实施备案制管理。改革传统医学师承和确有专长人员执业资格准入制度，允许取得乡村医生执业证书的中医药一技之长人员在乡镇和村开办中医诊所。鼓励社会力量举办连锁中医医疗机构，对社会资本举办的只提供传统中医药服务的中医门诊部、诊所，医疗机构设置规划和区域卫生发展规划不作布局限制，支持有资质的中医专业技术人员特别是名老中医开办中医门诊部、诊所，鼓励药品经营企业举办中医坐堂医诊所。保证社会办和政府办中医医疗机构在准入、执业等方面享有同等权利。

6.推动“互联网+”中医医疗　大力发展中医远程医疗、移动医疗、智慧医疗等新型医疗服务模式。构建集医学影像、检验报告等健康档案于一体的医疗信息共享服务体系，逐步建立跨医院的中医医疗数据共享交换标准体系。探索互联网延伸医嘱、电子处方等网络中医医疗服务应用。利用移动互联网等信息技术提供在线预约诊疗、候诊提醒、划价缴费、诊疗报告查询、药品配送等便捷服务。

（二）大力发展中医养生保健服务

7.加快中医养生保健服务体系建设　研究制定促进中医养生保健服务发展的政策措施，支持社会力量举办中医养生保健机构，实现集团化发展或连锁化经营。实施中医治未病健康工程，加强中医医院治未病科室建设，为群众提供中医健康咨询评估、干预调理、随访管理等治未病服务，探索融健康文化、健康管理、健康保险于一体的中医健康保障模式。鼓励中医医院、中医医师为中医养生保健机构提供保健咨询、调理和药膳等技术支持。

8.提升中医养生保健服务能力　鼓励中医医疗机构、养生保健机构走进机关、学校、企业、社区、乡村和家庭，推广普及中医养生保健知识和易于掌握的理疗、推拿等中医养生保健技术与方法。鼓励中医药机构充分利用生物、仿生、智能等现代科学技术，研发一批保健食品、保健用品和保健器械器材。加快中医治未病技术体系与产业体系建设。推广融入中医治未病理念的健康工作和生活方式。

9.发展中医药健康养老服务　推动中医药与养老融合发展，促进中医医疗资源进入养老机构、社区和居民家庭。支持养老机构与中医医疗机构合作，建立快速就诊绿色通道，鼓励中医医疗机构面向老年人群开展上门诊视、健康查体、保健咨询等服务。鼓励中医医师在养老机构提供保健咨询和调理服务。鼓励社会资本新建以中医药健康养老为主的护理院、疗养院，探索设立中医药特色医养结合机构，建设一批医养结合示范基地。

10.发展中医药健康旅游服务　推动中医药健康服务与旅游产业有机融合，发展以中医药文化传播和体验为主题，融中医疗养、康复、养生、文化传播、商务会展、中药材科考与旅游于一体的中医药健康旅游。开发具有地域特色的中医药健康旅游产品和线路，建设一批国家中医药健康旅游示范基地和中医药健康旅游综合体。加强中医药文化旅游商品的开发生产。建立中医药健康旅游标准化体系，推进中医药健康旅游服务标准化和专业化。举办“中国中医药健康旅游年”，支持举办国际性的中医药健康旅游展览、会议和论坛。

（三）扎实推进中医药继承

11.加强中医药理论方法继承　实施中医药传承工程，全面系统继承历代各家学术理论、流派及学说，全面系统继承当代名老中医药专家学术思想和临床诊疗经验，总结中医优势病种临床基本诊疗规律。将中医古籍文献的整理纳入国家中华典籍整理工程，开展中医古籍文献资源普查，抢救濒临失传的珍稀与珍贵古籍文献，推动中医古籍数字化，编撰出版《中华医藏》，加强海外中医古籍影印和回归工作。

12.加强中医药传统知识保护与技术挖掘　建立中医药传统知识保护数据库、保护名录和保护制度。加强中医临床诊疗技术、养生保健技术、康复技术筛选，完善中医医疗技术目录及技术操作规范。加强对传统制药、鉴定、炮制技术及老药工经验的继承应用。开展对中医药民间特色诊疗技术的调查、挖掘整理、研究评价及推广应用。加强对中医药百年老字号的保护。

13.强化中医药师承教育　建立中医药师承教育培养体系，将师承教育全面融入院校教育、毕业后教育和继续教育。鼓励医疗机构发展师承教育，实现师承教育常态化和制度化。建立传统中医师管理制度。加强名老中医药专家传承工作室建设，吸引、鼓励名老中医药专家和长期服务基层的中医药专家通过师承模式培养多层次的中医药骨干人才。

（四）着力推进中医药创新

14.健全中医药协同创新体系　健全以国家和省级中医药科研机构为核心，以高等院校、医疗机构和企业为主体，以中医科学研究基地（平台）为支撑，多学科、跨部门共同参与的中医药协同创新体制机制，完善中医药领域科技布局。统筹利用相关科技计划（专项、基金等），支持中医药相关科技创新工作，促进中医药科技创新能力提升，加快形成自主知识产权，促进创新成果的知识产权化、商品化和产业化。

15.加强中医药科学研究　运用现代科学技术和传统中医药研究方法，深化中医基础理论、辨证论治方法研究，开展经穴特异性及针灸治疗机理、中药药性理论、方剂配伍理论、中药复方药效物质基础和作用机理等研究，建立概念明确、结构合理的理论框架体系。加强对重大疑难疾病、重大传染病防治的联合攻关和对常见病、多发病、慢性病的中医药防治研究，形成一批防治重大疾病和治未病的重大产品和技术成果。综合运用现代科技手段，开发一批基于中医理论的诊疗仪器与设备。探索适合中药特点的新药开发新模式，推动重大新药创制。鼓励基于经典名方、医疗机构中药制剂等的中药新药研发。针对疾病新的药物靶标，在中药资源中寻找新的候选药物。

16.完善中医药科研评价体系　建立和完善符合中医药特点的科研评价标准和体系，研究完善有利于中医药创新的激励政策。通过同行评议和引进第三方评估，提高项目管理效率和研究水平。不断提高中医药科研成果转化效率。开展中医临床疗效评价与转化应用研究，建立符合中医药特点的疗效评价体系。

（五）全面提升中药产业发展水平

17.加强中药资源保护利用　实施野生中药材资源保护工程，完善中药材资源分级保护、野生中药材物种分级保护制度，建立濒危野生药用动植物保护区、野生中药材资源培育基地和濒危稀缺中药材种植养殖基地，加强珍稀濒危野生药用动植物保护、繁育研究。建立国家级药用动植物种质资源库。建立普查和动态监测相结合的中药材资源调查制度。在国家医药储备中，进一步完善中药材及中药饮片储备。鼓励社会力量投资建立中药材科技园、博物馆和药用动植物园等保育基地。探索荒漠化地区中药材种植生态经济示范区建设。

18.推进中药材规范化种植养殖　制定中药材主产区种植区域规划。制定国家道地药材目录，加强道地药材良种繁育基地和规范化种植养殖基地建设。促进中药材种植养殖业绿色发展，制定中药材种植养殖、采集、储藏技术标准，加强对中药材种植养殖的科学引导，大力发展中药材种植养殖专业合作社和合作联社，提高规模化、规范化水平。支持发展中药材生产保险。建立完善中药材原产地标记制度。实施贫困地区中药材产业推进行动，引导贫困户以多种方式参与中药材生产，推进精准扶贫。

19.促进中药工业转型升级　推进中药工业数字化、网络化、智能化建设，加强技术集成和工艺创新,提升中药装备制造水平,加速中药生产工艺、流程的标准化、现代化,提升中药工业知识产权运用能力,逐步形成大型中药企业集团和产业集群。以中药现代化科技产业基地为依托,实施中医药大健康产业科技创业者行动,促进中药一、二、三产业融合发展。开展中成药上市后再评价,加大中成药二次开发力度,开展大规模、规范化临床试验,培育一批具有国际竞争力的名方大药。开发一批中药制造机械与设备,提高中药制造业技术水平与规模效益。推进实施中药标准化行动计划,构建中药产业全链条的优质产品标准体系。实施中药绿色制造工程,形成门类丰富的新兴绿色产业体系,逐步减少重金属及其化合物等物质的使用量,严格执行《中药类制药工业水污染物排放标准》(GB 21906—2008),建立中药绿色制造体系。

20.构建现代中药材流通体系　制定中药材流通体系建设规划,建设一批道地药材标准化、集约化、规模化和可追溯的初加工与仓储物流中心,与生产企业供应商管理和质量追溯体系紧密相连。发展中药材电子商务。利用大数据加强中药材生产信息搜集、价格动态监测分析和预测预警。实施中药材质量保障工程,建立中药材生产流通全过程质量管理和质量追溯体系,加强第三方检测平台建设。

(六)大力弘扬中医药文化

21.繁荣发展中医药文化　大力倡导“大医精诚”理念,强化职业道德建设,形成良好行业风尚。实施中医药健康文化素养提升工程,加强中医药文物设施保护和非物质文化遗产传承,推动更多非药物中医诊疗技术列入联合国教科文组织非物质文化遗产名录和国家级非物质文化遗产目录,使更多古代中医典籍进入世界记忆名录。推动中医药文化国际传播,展示中华文化独特魅力,提升我国文化软实力。

22.发展中医药文化产业　推动中医药与文化产业融合发展,探索将中医药文化纳入文化产业发展规划。创作一批承载中医药文化的创意产品和文化精品。促进中医药与广播影视、新闻出版、数字出版、动漫游戏、旅游餐饮、体育演艺等有效融合,发展新型文化产品和服务。培育一批知名品牌和企业,提升中医药与文化产业融合发展水平。

(七)积极推动中医药海外发展

23.加强中医药对外交流合作　深化与各国政府和世界卫生组织、国际标准化组织等的交流与合作,积极参与国际规则、标准的研究与制定,营造有利于中医药海外发展的国际环境。实施中医药海外发展工程,推动中医药技术、药物、标准和服务走出去,促进国际社会广泛接受中医药。本着政府支持、民间运作、服务当地、互利共赢的原则,探索建设一批中医药海外中心。支持中医药机构全面参与全球中医药各领域合作与竞争,发挥中医药社会组织的作用。在国家援外医疗中进一步增加中医药服务内容。推进多层次的中医药国际教育交流合作,吸引更多的海外留学生来华接受学历教育、非学历教育、短期培训和临床实习,把中医药打造成中外人文交流、民心相通的亮丽名片。

24.扩大中医药国际贸易　将中医药国际贸易纳入国家对外贸易发展总体战略,构建政策支持体系,突破海外制约中医药对外贸易发展的法律、政策障碍和技术壁垒,加强中医药知识产权国际保护,扩大中医药服务贸易国际市场准入。支持中医药机构参与“一带一路”建设,扩大中医药对外投资和贸易。为中医药服务贸易发展提供全方位公共资源保障。鼓励中医药机构到海外开办中医医院、连锁诊所和中医养生保健机构。扶持中药材海外资源开拓,加强海外中药材生产流通质量管理。鼓励中医药企业走出去,加快打造全产业链服务的跨国公司和知名国际品牌。

积极发展入境中医健康旅游,承接中医医疗服务外包,加强中医药服务贸易对外整体宣传和推介。

四、保障措施

（一）健全中医药法律体系

推动颁布并实施中医药法,研究制定配套政策法规和部门规章,推动修订执业医师法、药品管理法和医疗机构管理条例、中药品种保护条例等法律法规,进一步完善中医类别执业医师、中医医疗机构分类和管理、中药审批管理、中医药传统知识保护等领域相关法律规定,构建适应中医药发展需要的法律法规体系。指导地方加强中医药立法工作。

（二）完善中医药标准体系

为保障中医药服务质量安全,实施中医药标准化工程,重点开展中医临床诊疗指南、技术操作规范和疗效评价标准的制定、推广与应用。系统开展中医治未病标准、药膳制作标准和中医药保健品标准等研究制定。健全完善中药质量标准体系,加强中药质量管理,重点强化中药炮制、中药鉴定、中药制剂、中药配方颗粒以及道地药材的标准制定与质量管理。加快中药数字化标准及中药材标本建设。加快国内标准向国际标准转化。加强中医药监督体系建设,建立中医药监督信息数据平台。推进中医药认证管理,发挥社会力量的监督作用。

（三）加大中医药政策扶持力度

落实政府对中医药事业的投入政策。改革中医药价格形成机制,合理确定中医医疗服务收费项目和价格,降低中成药虚高药价,破除以药补医机制。继续实施不取消中药饮片加成政策。在国家基本药物目录中进一步增加中成药品种数量,不断提高国家基本药物中成药质量。地方各级政府要在土地利用总体规划和城乡规划中统筹考虑中医药发展需要,扩大中医医疗、养生保健、中医药健康养老服务等用地供给。

（四）加强中医药人才队伍建设

建立健全院校教育、毕业后教育、继续教育有机衔接以及师承教育贯穿始终的中医药人才培养体系。重点培养中医重点学科、重点专科及中医药临床科研领军人才。加强全科医生人才、基层中医药人才,以及民族医药、中西医结合等各类专业技能人才培养。开展临床类别医师和乡村医生中医药知识与技能培训。建立中医药职业技能人员系列,合理设置中医药健康服务技能岗位。深化中医药教育改革,建立中医学专业认证制度,探索适应中医医师执业分类管理的人才培养模式,加强一批中医药重点学科建设,鼓励有条件的民族地区和高等院校开办民族医药专业,开展民族医药研究生教育,打造一批世界一流的中医药名校和学科。健全国医大师评选表彰制度,完善中医药人才评价机制。建立吸引、稳定基层中医药人才的保障和长效激励机制。

（五）推进中医药信息化建设

按照健康医疗大数据应用工作部署,在健康中国云服务计划中,加强中医药大数据应用。加强中医医院信息基础设施建设,完善中医医院信息系统。建立对患者处方真实有效性的网络核查机制,实现与人口健康信息纵向贯通、横向互通。完善中医药信息统计制度建设,建立全国中医药综合统计网络直报体系。

五、组织实施

（一）加强规划组织实施

进一步完善国家中医药工作部际联席会议制度,由国务院领导同志担任召集人。国家中医药工作部际联席会议办公室要强化统筹协调，研究提出中医药发展具体政策措施，协调解决重大问题，加强对政策落实的指导、督促和检查；要会同相关部门抓紧研究制订本规划纲要实施分工方案，规划建设一批国家中医药综合改革试验区，确保各项措施落到实处。地方各级政府要将中医药工作纳入经济社会发展规划，加强组织领导，健全中医药发展统筹协调机制和工作机制，结合实际制订本规划纲要具体实施方案，完善考核评估和监督检查机制。

（二）健全中医药管理体制

按照中医药治理体系和治理能力现代化要求，创新管理模式，建立健全国家、省、市、县级中医药管理体系，进一步完善领导机制，切实加强中医药管理工作。各相关部门要在职责范围内，加强沟通交流、协调配合，形成共同推进中医药发展的工作合力。

（三）营造良好社会氛围

综合运用广播电视、报刊等传统媒体和数字智能终端、移动终端等新型载体，大力弘扬中医药文化知识，宣传中医药在经济社会发展中的重要地位和作用。推动中医药进校园、进社区、进乡村、进家庭，将中医药基础知识纳入中小学传统文化、生理卫生课程，同时充分发挥社会组织作用，形成全社会“信中医、爱中医、用中医”的浓厚氛围和共同发展中医药的良好格局。

附录6 中医护理病历的书写

病历一 入院首次评估单

病人入院评估单

一、一般资料

1.包括科别、姓名、性别、年龄、住院号、联系地址、联系人、电话；

2.入院时间、入院方式(步行、扶行、抬入、担架、轮椅)、入院诊断、入院原因(主诉+现病史)；

3.既往史、过敏史(红笔包括药物、食物)等。

二、生理评估

1.护理检查 T、P、R、BP。

神志、精神状态:清醒、模糊、嗜睡、昏睡、谵妄、昏迷；

表情自如、淡漠;面色红润、潮红、苍白、萎黄；

饮食:正常、减退、多食易饥、饥不欲食；

睡眠:正常、入睡困难、易醒、多梦、失眠；

舌质:暗红、淡红、青紫；

排便:大便:正常、便秘、腹泻;小便:正常、失禁、尿潴留。

2.病情 病情观察,包括功能障碍、疼痛、肿胀、感觉、活动。

三、心理社会评估

情志:开朗、忧虑、易怒；

思维:正常、混乱；

适应能力:能独力解决问题、寻求别人的帮助；

自理能力:独立、需要帮助、完全依赖；

婚姻家庭状态:和睦;对治疗信心:有、无信心。

住院评估要每周评估一次,评估项目如下:

1.呼吸 规则、困难。

2.舌象 质稍红、苔薄黄。

3.脉象 平脉、浮脉、沉脉、迟脉、洪脉、细脉、结脉。

4.神志 清醒、恍惚、嗜睡、昏迷。

5.面色 红润、潮红、苍白、萎黄。

6.情志 开朗、忧虑、易怒。

7.体位 自主、被迫。

8.睡眠 正常、入睡困难、易醒、多梦、失眠。

9.皮肤 皮肤润泽、皮色枯槁、肌肤麻木。

10.大便　正常、便秘、腹泻；

尿　正常、失禁、尿潴留。

专病主症可根据病种不同填写各科内容。

四、护理记录(注明日期、时间)

PIO 形式记录，记录护理诊断/问题(P)、相关因素、护理措施(I)、结果评价(O)。

病历二　护理记录单

护理记录单

一、书写者

护理记录由责任护士书写，另立专页。

二、护理记录内容

1.病人及家属对护理的需求(包括生物、心理、社会等方面的健康需求)。

2.护理措施的主要理论依据：

(1)病程中出现的新的护理问题(须反映家庭、社会、环境对病人身心健康的影响)和修订护理计划的依据。

(2)值班护士在观察病情和执行护理措施中需要交代有关内容。

(3)护理措施实施后，医师、病人、家属对护理效果的反馈。

(4)其他各项记录，如交班小结、接班记录、转科小结、接收记录和死亡记录等。

(5)护理部主任、护士长、总责任护士查房时对病情和护理问题或护理诊断的分析，以及护理措施意见，应详细记录，记录时应写明查房者的职务及全名。

三、记录次数

一般病人每周记录 1~2 次，但护理问题或护理诊断发生变化应随时记录，危重病人应连续记录。

护理记录就是护士记录对病人施与的护理措施，这些护理措施一定是基于病人出现了相应的护理问题而作出的，同时要记录你施予护理措施后的效果，也就是说病人的护理问题有无改善。

例：

(一)护理诊断/问题(P)1：皮肤完整性受损

相关因素：与卧床局部组织受压，血瘀气滞有关。

护理措施(Ⅰ)：

Ⅰ1.保持被褥柔软、整洁、无碎屑；

Ⅰ2.每 2 h 翻身 1 次，轻轻按摩受压部位，促进局部血液循环；

Ⅰ3.正确搬动病人，避免拖拉病人皮肤。

评价结果(O)：病人皮肤完整、无损伤。

(二)护理诊断(P)2：疼痛

相关因素：

(1)与髓核突出压迫神经及肌肉痉挛有关；

(2)与气滞血瘀或风寒湿邪凝滞有关。

护理措施(Ⅰ):

Ⅰ1.记录疼痛的性质、部位、程度、持续时间和发作次数;

Ⅰ2.置病人于舒适的体位,鼓励病人经常翻身;

Ⅰ3.根据需要给予热敷;

Ⅰ4.支持并抬高疼痛的肢体;

Ⅰ5.在疼痛变严重之前,嘱病人使用止痛药物;

Ⅰ6.记录病人对疼痛缓解措施或止痛剂的反应。

评价结果(O):病人自诉疼痛消失或减轻;病人/家属能采取相应措施缓解疼痛。

(三)护理诊断(P)3:躯体移动障碍

护理措施(Ⅰ):

Ⅰ1.必要时给予止痛剂,并观察疗效;

Ⅰ2.病人卧床期间协助生活护理;

Ⅰ3.把经常使用的物品放在病人能伸手拿到的地方。

评价结果(O):

1.尽管疾病限制躯体活动,病人仍显示出独自活动后的满足感;

2.能进行良好的躯体运动,无肌肉萎缩,活动好。

(四)护理诊断(P)4:排便方式改变

相关因素:饮食改变、活动减少、摄入液体减少、排便疼痛。

护理措施(Ⅰ):

Ⅰ1.观察和记录大便的次数、性质、颜色和量;

Ⅰ2.观察并记录腹胀、腹痛情况;

Ⅰ3.根据遗嘱给予缓泻剂,灌肠并记录作用效果;

Ⅰ4.根据病人耐受程度逐渐增加活动量;

Ⅰ5.如病人不能自行如厕,提供便器,养成定时排便习惯;

Ⅰ6.给予清淡易消化饮食。

评价结果(O):

1.病人排便正常;

2.排便时疼痛减轻;

3.病人排便失禁程度逐渐减轻。

(五)护理诊断(P)5:有受伤的危险

相关因素:头晕、眩晕、晕厥、骨质疏松、疲乏无力。

护理措施(Ⅰ):

Ⅰ1.检测生命体征,了解病人有无高血压、心脏病、低血糖病史;

Ⅰ2.避免突然改变体位,如厕或外出有人陪伴;

Ⅰ3.头晕/眩晕发生时,嘱病人卧床休息;

Ⅰ4.将日常用品放于伸手可及之处,以便拿取;

Ⅰ5.为病人准备行动辅助工具,以防跌倒;

Ⅰ6.采取不同方式向病人及家属讲解有关危险因素及预防措施。

评价结果(O):

1.病人主诉不适症状减轻或消失;

2.病人没有受伤;

3.病人能够自诉相关危险因素及预防因素。

(六)护理诊断(P)6:焦虑

相关因素:对疾病的诊断、检查、治疗、预后等缺乏理解,运动功能改变,经济困难,环境陌生等。

护理措施(Ⅰ):

Ⅰ1.识别引起焦虑的因素;

Ⅰ2.鼓励病人提出问题,表达出自己的感受,对病人表示理解;

Ⅰ3.经常巡视病房,了解病人的需要,帮助病人解决问题,使病人感到安全;

Ⅰ4.帮助病人结识病友,增加相互交流的机会,缓解焦虑程度;

Ⅰ5.嘱病人家属不要在病人面前表现悲伤,焦虑情绪,不增加病人心理负担;

Ⅰ6.鼓励病人多与家人朋友沟通交流;

Ⅰ7.提供安静的休息环境;

Ⅰ8.介绍治疗成功的病例,增加病人治愈的信心。

评价结果(O):

1.病人能自述焦虑的原因;

2.病人能说出减轻焦虑的方法;

3.人能正确对待所患疾病;

4.人情绪稳定,夜间睡眠安好。

(七)护理诊断(P)7:自理缺陷

相关因素:肢体运动障碍。

护理措施(Ⅰ):

Ⅰ1.病人于正常进食体位,并考虑限制因素;

Ⅰ2.据需要帮助病人进食;

Ⅰ3.估病人的如厕自理能力和所需要的帮助程度;

Ⅰ4.解病人大小便规律,以解决排便方式;

Ⅰ5.人无法如厕时,及时给予便器,并提供方便的条件和隐蔽的环境;

Ⅰ6.小便不能控制的病人使用尿布并及时更换,便后启用温水清洗肛周,保持臀部皮肤的清洁干燥。

评价结果(O):

1.病人能够自己进食;

2.病人能自行如厕;

3.病人能适应无法如厕的情况。

病历三　健康教育单

病人标准教育计划、病人满意度调查。教育内容包括让病人熟悉环境,住院注意事项,牵引、用药、锻炼等标准教育。教育对象为病人、家属。对病人进行满意度调查。

出院指导记录。简要进行出院小结,并对病人认真做好出院教育包括:营养、药物、活动与休息、注意事项等。针对病人病情做好康复指导。

以胃脘痛为例:

患者张某,男,43岁,大专文化,商人。有胃脘痛病史十余年,每因受凉、劳累而复发,曾做纤维胃镜检查提示"浅表性胃炎"。近几天由于工作紧张连续熬夜、饮酒而出现胃脘部疼痛,隐隐作痛,喜暖喜按,空腹加重,食后痛减,纳呆,偶有腹胀,二便调,夜寐尚安,舌淡、苔白,脉虚弱。证属脾胃虚寒型。

一、治疗方案

中药:黄芪建中汤;

西药:口服药(奥美拉唑、铝镁加混悬液、吗丁啉、复方丙谷氨酰胺颗粒);

输液:兰索拉唑、维生素 C、维生素 B_6。

二、生活起居护理

(一)注意腹部保暖,寒虚病人住朝阳房间。保持室内适宜的温、湿度。

(二)胃痛持续不已,疼痛较剧烈,应卧床休息,缓解后始方可下床活动,避免疲劳。

(三)保持乐观情绪,生活有规律。

三、饮食护理

(一)以质软、少渣、易消化、少食多餐为原则。

(二)戒烟酒、浓茶、咖啡。

(三)忌辛辣肥甘和壅阻气机的南瓜、甘薯、土豆等品。

(四)可食生姜粥、红枣粥。食积者可食萝卜粥。

(五)饮食宜偏温热服,胃痛时可用各种温热疗法止痛。

(六)空腹胃痛时可进少许糕点,以缓解疼痛。

(七)可多食有补中益气温胃作用的食品,如桂圆、莲子、大枣、南瓜、扁豆、番茄、牛奶、鸡蛋、瘦肉、黄鱼、鳝鱼、河虾、胡桃等,并适当用葱、姜、芥末、胡椒、大蒜、韭菜作调料,有温胃散寒的作用。

(八)忌食寒性的食物

猕猴桃:性寒,味甘酸凡胃寒痛者当忌。

甘蔗:性寒,味甘。虽有清热生津作用,但胃寒之人则不宜食。

莼菜:性寒,味甘。凡胃寒疼痛者应忌食之。

西瓜:性大凉,能清胃火。寒性胃痛之人切勿食之。

茭白:茭白寒,性滑,发冷气,滑中,不可多食。寒性胃痛者宜忌之。

(九)忌食寒性的食物

蚌肉:性凉,味甘咸。寒性胃痛之人,尤当忌食。

苦瓜:苦寒食品,胃寒疼痛之人法当忌食。

梨:性凉水果,胃寒疼痛者,切忌多食。

麦门冬:性寒,故寒性胃痛者忌食。

螺蛳:性大凉,寒性胃痛者切忌。

柿子:性大凉,味甘涩,寒性胃痛之人切忌服食。尤其不得与螃蟹一同食用。

香蕉:性凉,味甘。有寒性胃痛之人,均不宜服食,否则食后即感胃冷不适,甚则立即引起胃痛发作,故当忌之。

荸荠:甘寒之物,能清胃热,但寒性胃痛者则当忌食。

甜瓜:性寒,味甘。平素胃寒之病者,切不可食,否则容易引起胃痛发作。

蟹:性寒,味咸,亦属大凉之物,寒性胃痛以及气虚胃痛之人,皆不宜食。

四、用药护理

(一)中药汤剂宜在饭后半小时热服,服用后注意腹部保暖,避免受凉。

(二)中和胃酸药

1.氧化镁、氢氧化镁、三硅酸镁等碱性药物,可起到中和胃酸的作用,宜在饭后1~3 h服用。

2.注意不要久服或用量过大,以免引起镁中毒。

3.肾功能不全者禁用此类药物。

(三)抑制胃酸分泌药

替丁类、拉唑类药物,能抑制胃酸分泌,促使溃疡愈合;急性期患者早晚各服1次,病情缓解或痊愈后,改为每晚临睡前服维持量,巩固疗效,防止复发。

(四)保护胃黏膜药

1.胃必治(复方铝酸铋)、乐得胃、复方丙谷胺酰胺等保护胃黏膜的药物,应在两顿饭之间服用。

2.硫糖铝片剂需嚼服,不宜与乳制品、豆制品等含高蛋白的食物一并服用,以免降低疗效。

(五)促胃动力药

胃复安(甲氧氯普胺)、吗丁啉(多潘立酮片)、莫沙必利等促胃动力药需空腹饭前半小时服用,这样才能发挥最佳药效。

五、情志护理

消除紧张、焦虑情绪,保持情绪乐观,心情愉悦。

六、中医保健

(一)穴位按摩

1.揉内关　内关穴位于手腕正中,距离腕横纹约三横指(三个手指并拢的宽度)处,在两筋之间取穴。用拇指揉按,定位转圈36次,两手交替进行,疼痛发作时可增至200次。

2.点按足三里　足三里穴位于膝盖边际下三寸(相当于四个手指并拢的宽度),在胫骨和腓骨之间。以两手拇指端部点按足三里穴,平时36次,疼痛发作时可增至200次,手法可略重。

3.揉按腹部　两手交叉,男右手在上,左手在下;女左手在上,右手在下。以肚脐为中心揉按腹部画太极图,顺时针36圈,逆时针36圈;此法可止痛消胀,增进食欲。

（二）艾灸

以艾绒为主要材料制成艾炷或艾条，点燃后熏熨或温灼体表腧穴的灸法。

1.温和灸　施灸时将艾条点燃，对准腧穴部位或疼痛部位，距皮肤 2~3 厘米，进行熏烤。熏烤使患者局部有温热感而无灼痛为宜，一般每处灸 5~7 分钟，至皮肤红晕为度。

2.雀啄灸　施灸时，将艾条点燃，距施灸部位皮肤 2~5 厘米，像鸟雀啄食一样，一上一下活动地施灸。一般每次灸 5~10 分钟。

3.回旋灸　将燃着的艾条在穴区上方作往复回旋的移动，距皮肤 3 厘米，每次灸 20~30 分钟。

七、常用艾灸穴位

（一）中脘穴

腹部正中线，脐上 4 寸处。

主治：胃痛，反胃吞酸，呕吐，消化不良。

（二）足三里穴

犊鼻穴下 3 寸，距胫骨前缘一横指处。

主治：胃痛，腹痛，腹胀，消化不良。

八、康复指导

（一）注意营养平衡

日常饮食应选择富含维生素、蛋白质的食物，以利于保护胃黏膜，增强自身免疫力，促进局部病变的修复。

（二）饮食定时定量

1.长期胃痛的病人每日三餐或加餐均应定时，间隔时间要合理。

2.急性胃痛的病人应尽量少食多餐，平时应少食或不食零食，以减轻胃的负担。

（三）戒除不良饮食习惯

1.多食清淡，少食肥甘及各种刺激性食物，如含酒精及香料的食物。

2.谨防食物过酸、过甜、过咸、过苦、过辛，不可使五味有所偏嗜。

3.有吸烟嗜好的病人，应戒烟。

（何　琼）

参考答案 CANKAO DAAN

绪论

1.A　2.B　3.D　4.C　5.A

第一章

1.B　2.A　3.D　4.A　5.A

第二章

1.E　2.D　3.E　4.E　5.A　6.C　7.C　8.D　9.C　10.D　11.D

第三章

1.C　2.B　3.C　4.D　5.A　6.B　7.B　8.B　9.ADE　10.ABC

11.ABCD　12.BC　13.ACDE　14.ACDE　15.ABD　16.DE

第四章

1.C　2.D　3.D　4.D　5.A

第五章

1.A　2.D　3.B　4.C　5.A　6.D　7.C　8.C　9.B　10.A

11.B　12.B　13.E　14.B　15.D　16.D　17.E　18.A　19.C　20.B

第六章

1.D　2.D　3.B　4.C　5.B　6.C　7.D　8.C　9.B　10.B

11.C　12.D　13.C　14.A　15.D　16.E　17.E　18.D　19.C

第七章

1.E　2.A　3.E　4.A　5.B　6.B　7.D

第八章

1.B　2.A　3.A　4.A　5.C　6.C

第九章

1.E　2.E　3.C　4.B　5.A　6.D　7.B　8.C　9.B　10.C

11.C　12.E　13.B　14.A　15.BCDE　16.AB

第十章

1.D　2.A　3.D　4.A　5.E　6.C　7.B　8.B　9.C　10.B　11.D　12.D

第十一章

1.A　2.C　3.B　4.A　5.B　6.D　7.E　8.D　9.D　10.E　11.D　12.C

第十二章

1.D　2.C　3.D　4.C　5.A　6.D　7.D　8.D　9.D　10.B

参考文献 CANKAO WENXIAN

[1] 孙治安,李兵.中医药学基础[M].北京:人民卫生出版社,2015.

[2] 刘恩钊.实用中医中药入门[M].北京:人民卫生出版社,2015.

[3] 周琦.中医护理基础[M].2 版.北京:科学出版社,2007.

[4] 贾春华.中医护理[M].北京:人民卫生出版社,2006.

[5] 刘革新.中医护理学[M].2 版.北京:人民卫生出版社,2006.

[6] 王新华.中医基础理论[M].北京:人民卫生出版社,2005.

[7] 范俊德,徐迎涛.中医学基础概要[M].4 版.北京:人民卫生出版社,2018.

[8] 伍利民,郝志红.中医学基础[M].4 版.北京:科学出版社,2017.

[9] 宋传荣,何正显.中医学基础概要[M].3 版.北京:人民卫生出版社,2014.

[10] 孙秋华.中医护理学[M].4 版.北京:人民卫生出版社,2017.

[11] 赵唯贤,郑宇东.中医护理学[M].郑州:郑州大学出版社,2017.

[12] 刘虹.中医护理学基础[M].北京:中国中医药出版社,2005.

[13] 刘桂瑛,马秋平.中医护理学[M].3 版.北京:科学出版社,2020.

[14] 陈文松,中医护理学[M].2 版.北京:人民卫生出版社,2011.

[15] 姚军汉.中医护理基础[M].北京:科学出版社,2004.

[16] 周仲瑛.中医内科学[M].北京:中国中医药出版社,2017.

[17] 韩丽莎.中医护理学基础[M].北京:北京大学医学出版社,2007.

[18] 马宝璋,杜惠兰.中医妇科学[M].3 版.上海:上海科学技术出版社,2017.

[19] 陈金水.中医学[M].9 版.北京:人民卫生出版社,2018.